Kleine Orthopädie

Grundriß für Unterricht und Praxis

Von Gerhard Exner
8., neubearbeitete Auflage
130 Abbildungen

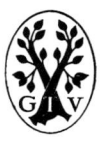 Georg Thieme Verlag Stuttgart 1973

Prof. Dr. med. G. EXNER
Direktor der Orthopädischen Klinik und Poliklinik
der Universität Marburg/Lahn, Schützenstraße 49

1. Auflage 1955
2. Auflage 1958
1. italienische Auflage 1960
3. Auflage 1962

4. Auflage 1963
5. Auflage 1965
6. Auflage 1968
2. italienische Auflage 1969
7. Auflage 1971

Diejenigen Bezeichnungen, die zugleich eingetragene Warenzeichen sind, wurden *nicht* besonders kenntlich gemacht. Es kann also aus der Bezeichnung einer Ware mit dem für diese eingetragenen Warenzeichen nicht geschlossen werden, daß die Bezeichnung ein freier Warenname ist. Ebensowenig ist zu entnehmen, ob Patente oder Gebrauchsmuster vorliegen.

Alle Rechte, insbesondere das Recht der Vervielfältigung und Verbreitung sowie der Übersetzung, vorbehalten. Kein Teil des Werkes darf in irgendeiner Form (durch Photokopie, Mikrofilm oder ein anderes Verfahren) ohne schriftliche Genehmigung des Verlages reproduziert oder unter Verwendung elektronischer Systeme verarbeitet, vervielfältigt oder verbreitet werden.

© Georg Thieme Verlag, Stuttgart 1955, 1973 – Printed in Germany – Satz und Druck: Gulde-Druck, Tübingen

ISBN 3 13 329508 X

Dem Andenken meines verehrten Lehrers
Georg Hohmann 1880–1970

Vorwort zur achten Auflage

Die 8. Auflage wurde wiederum inhaltlich und textlich sorgfältig durchgearbeitet, wobei Wünsche und Kritik aus dem Leserkreise Berücksichtigung gefunden haben. Neugefaßt und erweitert wurden die Kapitel über Muskeldystrophie, Zerebralparese und Rehabilitation. Ergänzt worden ist auch das Verzeichnis der Literaturempfehlungen, welches dem Interessierten den Zugang zu grundlegenden Arbeiten und ausführlicheren Darstellungen erleichtern soll. Die Zahl der Abbildungen ist weiter vermehrt worden.

Marburg a. d. Lahn, September 1973 G. Exner

Vorwort zur ersten Auflage

Das vorliegende Büchlein will eine Einführung in das Arbeitsgebiet der Orthopädie sein und dabei in erster Linie den Studierenden der Medizin und der Krankengymnastik dienen. Bei aller notwendigen Kürze, die der Zweck erforderte, bestand das Bemühen, pathogenetische Zusammenhänge über die Schilderung klinischer Tatsachen einzelner Krankheitsbilder zu stellen und Verständnis für die Besonderheiten orthopädischer Arbeitsmethoden zu wecken. Die für die praktische ärztliche und krankengymnastische Tätigkeit wichtigen Krankheiten und Probleme sind in den Vordergrund gerückt, während auf seltene orthopädische »Spezialitäten« verzichtet wurde.

Dem Verlag Georg Thieme, Stuttgart, bin ich für die tätige Unterstützung und für die großzügige Ausstattung besonders dankbar.

Marburg a. d. Lahn, Oktober 1955 G. Exner

Inhaltsverzeichnis

Vorworte IV

Allgemeines

Wesen und Aufgaben der Orthopädie 1
Krankheitsursachen 2
Untersuchungstechnik 3
Röntgenuntersuchung 8
Behandlungsmethoden 10
   Konservative Methoden (10) – Operative Methoden (13) – Grundformen orthopädischer Apparate (14)
Amputationen und Prothesen 15

Allgemeine Pathologie und Orthopädie des Haltungs- und Bewegungsapparates

Erkrankungen des Knochens 19
   Kongenitale Entwicklungsstörungen (19) – Enchondrale Dysostosen – Erbliche Skelettentwicklungsstörungen (19) – Osteogenesis imperfecta (22) – Knochenverletzungen (22) – Strukturveränderungen des Knochens (Atrophie, Osteoporose) (23) – Knochenzysten (24) – Osteodystrophia fibrosa cystica generalisata Recklinghausen (Hyperparathyreoidismus) (25) – Entzündliche Knochenerkrankungen (26) – Ostitis deformans Paget (26) – Osteofibrosis deformans juvenilis (polyostotische fibröse Dysplasie) (29) – Rachitis (29) – Osteomalazie (31) – Aseptische Knochennekrosen (31) – Knochengeschwülste (35) – Exostosen (37) – Enchondrom (Dyschondroplasie – Chondromatose (38)
Erkrankungen der Gelenke 40
   Angeborene Gelenkfehler (40) – Gelenkverletzungen (40) – Entzündliche Gelenkprozesse (41) – Gelenktuberkulose (41) – Gelenkrheumatismus (42) – Neuropathische Gelenkerkrankungen (45) – Blutergelenke (45) – Gicht (46) – Arthrosis deformans (46) – Freie Gelenkkörper (47)
Erkrankungen der Sehnen, Sehnenscheiden und Schleimbeutel 48
   Verletzungen der Sehne (48) – Entzündliche Sehnenerkrankungen (48) – Erkrankungen der Schleimbeutel (50) – Ganglien – Überbeine (51)
Erkrankungen des Muskels 51
   Angeborene Muskeldefekte (51) – Verletzungen des Muskels (52) – Myositis ossificans (52) – Muskelrheuma (53) – Erbliche Myopathien – Progressive Muskeldystrophie (54) – Myasthenia gravis pseudoparalytica (56) – Myotonien (56)
Erkrankungen der Gefäße 57
   Arterielle Durchblutungsstörungen (57)
Erkrankungen des Nervensystems 58
   Schlaffe Lähmungen (58) – Geburtslähmungen (59) – Periphere Nervenlähmungen (59) – Spinale Kinderlähmung (Morbus Heine-Medin) (61)
Zerebralparese (C. P.) – Frühkindlicher Hirnschaden – Little'sche Krankheit 65

Querschnittslähmung 68
Sudecksches Syndrom 69

Spezielle Orthopädie nach Körperregionen
Rumpfskelett

Schiefhals 71
Thoraxdeformierungen 71
Erkrankungen der Wirbelsäule 72
    Mißbildungen (72) – Kyphose – Rundrücken (74) – Scheuermannsche Krankheit (75)
    Senile Kyphose (77) – Spondylitis ankylopoetica (Strümpell-Marie-Bechterew) (77)
Skoliose 78
Degenerative Wirbelsäulenveränderungen 83
Lumbaler Bandscheibenschaden – Lumbalsyndrom 84
Osteochondrose der Halswirbelsäule – Zervikalsyndrom 86
Spondylolisthesis – Wirbelgleiten 92
Spondylitis 94
Wirbelbrüche 96
Beckenerkrankungen 97

Extremitäten

Hüftgelenk 99
    Angeborene Hüftverrenkung (99) – Perthessche Krankheit (107) – Coxa vara (109) – Epiphysenlösung der Hüfte (110) – Hüftgelenksentzündung (112) – Protrusio acetabuli (114) – Coxarthrose (115) – Schenkelhalsbruch und -pseudarthrose (117) – Kongenitaler Femurdefekt (119)
Erkrankungen des Kniegelenks 120
    Kniegelenkserguß (120) – Wackelknie (121) – Kniebandschaden (121) – Meniskus (123) – X-Bein – Genu valgum (124) – Genu varum (125) – Genu recurvatum (126) – Kniegelenksentzündung (126) – Kniearthrose (128) – Chondropathia patellae (129) – Osteochondrosis dissecans (130) – Habituelle Patellaluxation (130) – Hoffascher Fettkörper (131)
Unterschenkel 132
    O-Bein (132) – Crus varum congenitum (133) Beinlängendifferenzen (134) – Beinleiden (Krampfadern – Venenentzündung – Unterschenkelgeschwüre) (135)
Fuß 138
    Plattfuß (138) – Spreizfuß – Hallux valgus – Hammerzehe (139) – Hallux rigidus (141) – Hackenfuß (141) – Spitzfuß (141) – Hohlfuß (142) – Klumpfuß (143) – Fersensporn – Haglundferse (144)
Erkrankungen am Schultergürtel und Oberarm 146
    Schmerzhafte Schultersteife – Periarthritis humeroscapularis (146) – Supraspinatussehnenerkrankung und -ruptur (148) – Bizepssehnenriß (148) – Habituelle Schulterverrenkung (149) – Schultereckgelenkverrenkung (149) – Sternoklavikulargelenk (149) – Schulterkrachen (150) – Schulterblatthochstand (150) – Epiphysenstörungen am Oberarm (150)
Erkrankungen des Ellbogengelenks 152
    Entzündliche Prozesse (152) – Osteochondrosis dissecans (152) – Epicondylitis humeri (153) – Suprakondyläre Humerusfraktur – Ischämische Kontraktur (154)
Hand und Finger 155
    Deformierungen und Funktionsstörungen der Hand (155) – Fingerkontrakturen (159)

Literaturempfehlungen 161

Sachverzeichnis 162

Allgemeines

Wesen und Aufgaben der Orthopädie

Die Orthopädie ist nach einer Formulierung von HANS VON BAEYER (1875–1941) die Lehre von der »Behandlung, Verhütung und Erforschung der dauernden Leistungsstörungen des Bewegungsapparates«. Den Störungen des Haltungs- und Bewegungsapparates kommt für die allgemeine Heilkunde große praktische Bedeutung zu, da sie immer auch Rückwirkungen auf den Gesamtorganismus haben. Andererseits entstehen Funktionsstörungen des Skeletts und seiner haltenden und bewegenden Kräfte auch aus inneren und zentralnervösen oder dermatologischen Ursachen. Daraus ergibt sich, daß das Fach der Orthopädie keine fest abgesteckten Grenzen hat. Es hat seine Hauptwurzeln in der Chirurgie, bezieht aber nicht weniger wichtige Quellen aus der inneren Medizin, der Neurologie und der Kinderheilkunde. – Der Name »Orthopädie« geht auf den französischen Arzt NICOLAS ANDRY (1740) zurück (ὀρθὸς παιδεύειν) und bedeutet aus dem Griechischen übersetzt soviel wie »Erziehung zu aufrechter Haltung«.

Zu den ärztlichen Aufgaben der Verhütung und Behandlung orthopädischer Leiden, für deren Erfüllung die Mithilfe der Krankengymnastik, der Beschäftigungstherapie, des Orthopädiemechanikers, des Bandagisten und des orthopädischen Schuhmachers unentbehrlich ist, tritt die *Körperbehindertenfürsorge*. Ihre wirkungsvollen Anfänge reichen in die erste Hälfte des vorigen Jahrhunderts zurück, als die ersten Krüppelheil- und -lehranstalten entstanden. Diese waren entweder Stiftungen oder wurden von konfessionellen oder privaten karitativen Verbänden getragen. Ihr Ziel ist es, dem Behinderten eine ihm gemäße gesellschaftliche Stellung zu verschaffen und zu sichern, notwendige Heilmaßnahmen zu finanzieren, Schul- und Berufsausbildung zu ermöglichen, evtl. Umschulungen durchzuführen und für die Asylierung der schwersten Siechenfälle zu sorgen.

Die Körperbehindertenfürsorge ist wesentlicher Bestandteil der allgemeinen *Rehabilitation Behinderter,* welche auch noch die Blinden, die Sprach- und Hörgestörten, die geistig Behinderten und Kranke mit chronischen Schäden innerer Organe umfaßt. Rehabilitation ist heute eine weltweite Aufgabe.

Die gesetzlichen Grundlagen für die Rehabilitation sind durch die *Sozialversicherung* (Rentenversicherung, Unfallversicherung), das *Bundesversorgungsgesetz* und das *Bundessozialhilfegesetz* gegeben.

Zuständige Behörden für Einleitung, Planung, Durchführung und Finanzierung aller erforderlichen Maßnahmen sind die *Bundesversicherungsanstalt* (BVA) und die *Landesversicherungsanstalten* (LVA) für den Kreis der pflichtversicherten Angestellten und Arbeiter, die *Berufsgenossenschaften* (BG) und die staatlichen und kommunalen *Ausführungsbehörden* für Unfallversicherung für die pflichtversicherten Betriebsunfälle; die *Versorgungsämter* für Wehrdienstbeschädigte und deren Hinterbliebene und die *Sozialhilfeträger* für den Kreis der der gesetzlichen Versicherungspflicht nicht unterliegenden Personen, besonders Kinder und Jugendliche. – Für die schulische Ausbildung und berufliche Förderung Körperbehinderter ist heute die Arbeitsverwaltung (Bundesanstalt für Arbeit – BA) zuständig. – Auskunfts-, Beratungs- und Antragsstellen sind die *Sozialämter* und die *Arbeitsämter*. Die für die verschiedenen Versicherungsbereiche zuständigen Behörden kooperieren miteinander.

Krankheitsursachen

Bei den Ursachen *orthopädischer Krankheiten* müssen *angeborene* und während des Lebens *erworbene* unterschieden werden. Die *angeborenen Leiden* beruhen zum Teil auf *erblichen Keimfehlern,* zum Teil auf *Entwicklungsstörungen in der Embryonalperiode.* Diese können mannigfaltig sein. Ihre sichere Bestimmung ist meist sehr schwierig. Es kommen in Frage: Ernährungsstörungen der Frucht infolge mangelhafter Blutsauerstoffversorgung, Entzündungsprozesse der Gebärmutter, Viruserkrankungen der Mutter in den ersten Schwangerschaftsmonaten (z. B. Röteln), Strahlenschädigung, Avitaminose der Mutter oder intrauterine Raumbeengung, z. B. durch Fruchtwassermangel, Mehrlingsschwangerschaft, Eihautverwachsungen u. ä. Neuerdings sind auch chemische Schädigungen der Frucht durch Medikamente bekannt geworden, z. B. Thalidomidembryopathien (Contergan).
Manche Krankheiten sind Geburtsschädigungen, wie die angeborene Lähmung des Armes (ERB und KLUMPKE) oder gewisse zentrale Lähmungen (Littlesche Krankheit) infolge Hirnverletzung, Blutung oder Anoxämie. Die pränatal einwirkenden Ursachen sind von weittragender Bedeutung, weil sie empfindliche Entwicklungsvorgänge der Frucht irreversibel stören. Der Einfluß äußerer Gewalteinwirkungen auf die Schwangere als Ursache von Mißbildungen ist gering. Andererseits sind Schädigungsmöglichkeiten der Frucht durch mißlungenen künstlichen Abort groß. Ein Teil der pränatal entstandenen Schäden tritt erst nach der Geburt in Erscheinung, meist nach Belastung, wie die Coxa vara congenita und die sogenannte angeborene Hüftverrenkung. Die wichtigsten kongenitalen orthopädischen Krankheiten sind die Hüftverrenkung und der Klumpfuß; ferner Skelettmißbildungen, Verknöcherungsstörungen, Gliederdefekte, Gelenksteifen, Krampflähmung, Spaltbildungen und Schiefhals.
Ursachen orthopädischer Krankheiten im *postnatalen Leben* sind Frakturen und Luxationen, Verletzungen der Sehnen, Bänder, Kapseln und Nerven, Entzündungen der Knochen, Gelenke und Weichteile, besonders die Tuberkulose und der Gelenkrheumatismus; ferner Lähmungen, hormonelle Verknöcherungsstörungen, Geschwülste, eine Reihe von Systemerkrankungen wie Rachitis, Osteogenesis imperfecta, kartilaginäre Exostosen und multiple Enchondrome. Im *Erwachsenenalter* treten besonders degenerative Gewebeveränderungen an der Wirbelsäule und den Gelenken (Osteochondrose, Arthrosis deformans), Entkalkung der Knochen (Osteomalazie, Osteoporose) und Durchblutungsstörungen (variköser Komplex, Endangitis) hervor. – Die Bedeutung der im *Kindesalter* einwirkenden Störungen liegt darin, daß sie das Wachstum richtunggebend beeinflussen.

Untersuchungstechnik

Jede ärztliche Untersuchung beginnt mit der Erhebung der *Vorgeschichte*. Eine gute Anamnese ist die halbe Diagnose. Die Befragung des Kranken muß mit Takt und Geschick erfolgen. Gerade bei orthopädischen Leiden, besonders, wenn es sich um sichtbare Entstellungen handelt, besteht beim Patienten oft das begreifliche Bestreben zur Vertuschung und Bemäntelung. Erbliche Zusammenhänge werden gern übergangen. Bei angeborenen Leiden wird immer nach einer äußeren Ursache gesucht. Aber gerade die Familienanamnese ist für viele orthopädische Krankheiten von Wichtigkeit, z. B. kongenitale Hüftluxation, angeborener Klumpfuß, spastische Lähmungen usw. Bei angeborenen Störungen ist auch der Schwangerschaftsverlauf der Mutter zu erfragen: Erkrankungen während der Gravidität, Art der Geburt, ob Kopf- oder Steißlage, Zwillingsgeburt, Zangenentbindung, Wendung usw. Bedeutungsvoll ist auch die Art des Blasensprunges und die Fruchtwassermenge. Weiter fragen wir nach der Entwicklung im Säuglings- und Kindesalter, besonders nach Rachitis (Vitamin-D-Prophylaxe, Zahnung, Laufbeginn). Da viele orthopädische Leiden während der Pubertät entstehen, ist den Erkrankungen oder Verletzungen in den Wachstumsjahren erhöhte Aufmerksamkeit zu schenken. Unfälle und überstandene Operationen können wertvolle Hinweise geben. Ebenso interessieren uns entzündliche Erkrankungen, besonders Tuberkulose und Gelenkrheumatismus.

Die *klinische Untersuchung* umfaßt die Inspektion, die Palpation, die Messung sowie die aktive und passive Bewegungsprüfung. Bei allen Haltungs- und Bewegungsstörungen ist es notwendig, den Kranken unbekleidet zu untersuchen. Die *Inspektion* stellt äußere Formveränderungen am Skelett- und Weichteilprofil, Stellungsanomalien der Gliedmaßen, Asymmetrien, Muskelschwund oder Hautveränderungen wie Verfärbungen, Schwielen, Narben, Fisteln usw. fest.

Die *Palpation* gibt Auskunft über Hauttemperatur, über die Konsistenz von Schwellungen, über Gelenkergüsse, Knochenformen, Muskeltonus und Muskelkraft, über den Zustand von Sehnen, Sehnenscheiden und Schleimbeuteln sowie über Sensibilität und Schmerzhaftigkeit.

Messungen geben objektive Anhaltspunkte über Längendifferenz der Gliedmaßen, über Muskelschwund oder auch über die Ausdehnung des Brustkorbes bei der Atmung. Das Bandmaß ist ein wichtiges Untersuchungsinstrument in der Hand des Arztes.

Die *aktive und passive Bewegungsprüfung* gibt Auskunft über den Funktionsgrad der Wirbelsäule und der Gelenke sowie über den Zustand der Muskulatur. Das Gangbild muß genau beobachtet werden.

Bei der Häufigkeit neurologischer Ursachen für die Entstehung orthopädischer Leiden oder neurologischer Störungen im Gefolge derselben ist die sorgfältige Prüfung von *Motorik*, *Sensibilität*, *Reflexen* und *Sinnesfunktionen* für die Diagnose oft entscheidend.

Wir beginnen die klinische Untersuchung nach Möglichkeit am stehenden Kranken, indem wir uns einen Gesamteindruck vom Körper und seinen Proportionen machen. Nach dem Körperbau werden 3 Grundtypen unterschieden: Der schlanke, hagere *asthenische Typ*, der gedrungene, muskulöse *athletische Typ* und der untersetzte, adipöse *pyknische Typ*. — Rumpf und Gliedmaßen stehen in harmonischem

Allgemeines

Größenverhältnis zueinander. Zu kurze Extremitäten kommen vor bei Chondrodystrophie und Rachitis. Überlange Gliedmaßen werden bei bestimmten Störungen der Hypophyse oder der Keimdrüsen im Pubertätsalter beobachtet. Einseitige Verkürzungen sind entweder angeboren oder beruhen auf Wachstumsstörungen nach Lähmungen, Entzündungen, Verletzungen oder Geschwülsten. Einseitige Gliedmaßenverlängerung kann auf anlagebedingter Hyperplasie (sogen. partieller Riesenwuchs), auf Gefäßmißbildungen bei Klippel-Trénaunay-Syndrom oder traumatischer bzw. entzündlicher Stimulation der Wachstumszonen beruhen.

Am Rumpf sind die Krümmungen der Wirbelsäule zu beachten. Hals- und Lendenwirbelsäule sind normalerweise lordotisch, Brustwirbelsäule und Kreuzbein kyphotisch gebogen. Beim Neugeborenen bildet die ganze Wirbelsäule noch eine große Kyphose, die sich in den ersten Lebenswochen streckt. Die physiologischen Krümmungen entwickeln sich, wenn der Säugling beginnt, aus der Bauchlage den Kopf zu heben. Sie verstärken sich im Kindesalter und erreichen ihren Höhepunkt mit dem Abschluß des Wachstums. Von hinten betrachtet bilden die Dornfortsätze am aufrechten Menschen normalerweise eine gerade Linie. Dabei springt der 7. Halswirbeldorn als Vertebra prominens stärker vor. Über dem Kreuzbein und der unteren Lendenwirbelsäule markiert sich eine rhombische, auf der Spitze stehende Einsenkung, die Michaelissche Raute. Diese ist am Gesunden symmetrisch gestaltet. Bei Beckenschiefstand und Lendenskoliose verzieht sie sich. – Am Nacken ist das seitliche, durch den Trapezmuskel gebildete Profil zu beachten. An den Schulterblättern interessiert die Stellung und die Muskelbedeckung, kenntlich am mehr oder weniger starken **Vorspringen der Spina scapulae.**

Die Symmetrie des Brustkorbes wird geprüft, indem man bei gebeugtem Rumpf von hinten flach über den Rücken visiert, wobei Niveauunterschiede sofort ins Auge fallen. Die Prominenz einer Thoraxhälfte wird als Rippenbuckel bezeichnet. Analog spricht man vom Lendenbuckel oder -wulst. Das Gegenteil sind Rippen- und Lendental. Diese Abweichungen werden regelmäßig bei Skoliose beobachtet.

Bei Betrachtung des aufrecht stehenden Kranken von vorn wird Haltung und Stellung des Kopfes, Profilierung der Halsmuskeln, Form der Schulterregion, besonders des Deltamuskels und der Schlüsselbeine, festgestellt. – Am Brustkorb interessiert das Verhalten des Sternums und des Rippenbogens, speziell im Hinblick auf Trichterbrust, Hühnerbrust oder sonstige rachitische Veränderungen. Man tastet die Rippenknorpel ab, ob ein sogenannter »rachitischer Rosenkranz« besteht. – Am Bauch sind das Verhalten der Bauchmuskeln, etwaige Narben und Bauchbrüche sowie die Leistengegend zu beobachten. Hier wird nach Drüsenschwellungen, Abszessen oder alten Thrombosen gefahndet. – Am Becken soll die Verbindungslinie der beiden vorderen Darmbeinstachel (Spina iliaca ventr.) in der Waagerechten liegen. Beckenasymmetrien kommen u. a. vor bei Luxationshüfte, nach Lähmungen, Frakturen, frühkindlichen Wachstumsstörungen und bei Tumoren. Beckenschiefstand ist die Folge von Beinverkürzung, Hüftkontraktur, Skoliose oder Beckenasymmetrie.

Die normalen Bewegungen der Wirbelsäule sind in den einzelnen Abschnitten verschieden. Im Halsteil erfolgt die ausgiebigste Bewegung in der Sagittalebene als Flexion und Extension, von der Berührung des Kinns mit der Brust bis zur Horizontalstellung der Stirn. Die Lateralflexion ist nach jeder Seite um etwa 30° möglich. Die

Rotation beträgt aus Mittelstellung jeweils ca. 80°. Die starken sagittalflexorischen und rotatorischen Bewegungen in der Halswirbelsäule sind durch die besonderen gelenkigen Verbindungen des Hinterhaupts mit dem Atlas und des Atlas mit dem Epistropheus möglich.

Die Bewegungen der *Brustwirbelsäule* sind durch den Thorax eingeschränkt. Hauptbewegungen sind die sagittale Flexion und die Seitneigung. Die Extension gelingt höchstens bis zum Ausgleich der natürlichen Kyphose. Ziemlich ausgiebig sind auch Rotationsbewegungen ausführbar.

Im *Lendenabschnitt,* als dem zweiten freitragenden Teil der Wirbelsäule, sind wieder ausgiebige Bewegungen möglich. Beim Rumpfbeugen geht die lumbale Lordose in leichte Kyphose über. Bei der sagittalen Extension wird die Lordose ganz erheblich verstärkt. An zweiter Stelle steht die Rotation. Weniger ausgiebig ist die Seitneigung. Bei allen Bewegungen der Wirbelsäule und beim Gehen wird das *Muskelspiel* aufmerksam beobachtet. Verspannungen prüft man durch Palpation. Örtliche Verkrampfungen oder schmerzhafte Stränge und Myogelosen werden in entspannter Bauch- und Rückenlage kontrolliert. Diese bleiben bestehen, während der sogen. Hartspann verschwindet. Ein äußerer Anhaltspunkt für die Gesamtflexion der Wirbelsäule ist die Berührung des Bodens mit den Fingerspitzen. Hierbei erfolgt aber die Hauptbewegung in den Hüften. Trainierte Personen erreichen den Boden unter Umständen bei fixierter Lendenwirbelsäule nur durch Hüftbeugung und Frauen durchschnittlich leichter als Männer. Einen Hinweis auf die Beweglichkeit der Lendenwirbelsäule gibt auch die Differenz der Abstände der Lendendorne bei maximaler Beugung und Streckung (Schobersches Zeichen); sie soll nicht unter 4 cm liegen.

Untersuchung der oberen Extremität: Die Bewegungen in der Schulter erfolgen erstens zwischen Schultergürtel und Thorax und zweitens im eigentlichen Gelenk zwischen Humerus und Scapula (Humeroskapulargelenk). – Die normale Abduktion des Armes im Humeroskapulargelenk ist um 90° bis zum Anschlag des Oberarmhalses an das Akromion möglich. – Die Elevation nach vorn gelingt um etwa 150°, nach hinten um ca. 40°. Die Drehbewegungen werden aus Horizontalstellung des im Ellbogen rechtwinkelig gebeugten Unterarms geprüft. Die normale Außenrotation beträgt 90°, die Innenrotation ist etwas geringer. – Alle über diese Maße hinausgehenden Bewegungen der Schulter erfolgen mit dem Schultergürtel. Die Bewegungen des Schultergürtels, die im wesentlichen durch die am Schulterblatt ansetzenden Muskeln ausgeführt werden, gewinnen bei Versteifungen oder Lähmungen des Humeroskapulargelenkes große Bedeutung. Die Beweglichkeit des Schultergürtels gegenüber dem Thorax hängt von der Funktion des Akromioklavikulargelenkes und des Sternoklavikulargelenkes ab. Zur raschen Orientierung über die Gesamtbeweglichkeit der Schulter fordert man den Patienten auf, die Hände hinter dem Nacken und hinter dem Rücken zu falten!

Das *Ellenbogengelenk* gestattet normalerweise nur Flexion und Extension zwischen 30° und 180°. Bei der Beugung bestehen je nach Entwicklung der Muskulatur des Oberarmes (Bizeps) individuelle Unterschiede. Auch geringe Überstreckbarkeit ist noch physiologisch, besonders beim weiblichen Geschlecht, wo auch ein leichter Cubitus valgus (= Abweichen des Unterarms gegen den Oberarm nach radial) die Regel ist. – Bei den *Drehbewegungen des Unterarms* kreist die Speiche um die Elle.

Voraussetzung ist die Unversehrtheit des proximalen und distalen Radioulnargelenks. Die Gesamtdrehung von maximaler Außenrollung (Supination) bis zu maximaler Innenrollung (Pronation) beträgt 180°.

Beim *Handgelenk* unterscheiden wir Dorsalflexion (70–80°), Volarflexion (ca. 80°), radiale Abduktion (ca. 20°) und ulnare Abduktion (ca. 45°). – Die *Finger* vollführen eine Beugung bis zum Faustschluß und vollständige Streckung bis zu leichter Hyperextension. Außerdem lassen sie sich spreizen und schließen. Der Bewegungsumfang in den einzelnen Fingergelenken beträgt im Grundgelenk etwa 110° (im Daumengrundgelenk nur 50°), im Mittelgelenk etwa 120° und im Endgelenk etwa 70°. Eine Sonderstellung nimmt der Daumen ein, der durch zusätzliche Bewegungen im 1. Karpometakarpalgelenk (sog. Daumensattelgelenk) abduziert, adduziert und opponiert werden kann, wodurch er den vier übrigen Fingern gegenübergestellt und damit zum Greifdaumen wird.

Wichtige Punkte für die Palpation der oberen Extremität sind der vordere und hintere Rand des Deltamuskels, das Akromion und der Rabenschnabelfortsatz (Proc. coracoideus), der Ellbogen (Olekranon), der Epicondylus radialis und ulnaris, das distale Ende von Speiche und Elle sowie die dorsalen und volaren Strecksehnen über dem Handgelenk.

Die *Untersuchung der unteren Extremität* beginnen wir am Hüftgelenk. Man palpiert die Spitze des großen Rollhügels, die an der Verbindungslinie zwischen vorderem Darmbeinstachel und Sitzhöcker (Roser-Nélatonsche Linie) liegt. Der Hüftkopf ist in der Tiefe der Weichteile vorn unter der Kreuzungsstelle der A. femoralis (Pulsation!) mit dem Leistenband zu tasten. Hernien sind zu beachten! – Das Hüftgelenk, welches funktionell einem Kugelgelenk entspricht, gestattet Bewegungen in der Sagittal-, Frontal- und Transversalebene. Die Bewegungswinkel werden von der Rumpf- und Oberschenkelachse gebildet. Sie betragen normalerweise bei Flexion 50–60°, bei Extension ca. 200°, bei Abduktion 45°, bei Adduktion 40°, bei Innenrotation 30° und bei Außenrotation 40°. Prüft man die Drehbewegungen aus rechtwinkliger Beugestellung des Oberschenkels, so sind die Ausschläge etwas geringer als bei Streckung. Es empfiehlt sich aber das erste zu tun, um genauere Meßwerte zu erhalten. Bei der Bewegungsprüfung der Hüfte muß das Becken mit einer Hand fixiert werden. Eine *Beugekontraktur* kann leicht durch vermehrte Lendenlordose verdeckt sein. Zur Prüfung wird das andere Bein in der Hüfte so weit gebeugt, bis sich die Lendenlordose vollkommen ausgleicht. Bei Bestehen einer Beugekontraktur steigt dann der Oberschenkel in entsprechendem Winkel von der Unterlage hoch. – Ein wichtiges Symptom bei verschiedenen Hüfterkrankungen ist das Trendelenburgsche Phänomen: Beim Stand auf dem kranken Bein sinkt das Becken auf der Gegenseite herab, als Ausdruck einer Insuffizienz der seitlichen Glutäalmuskulatur, also der Abduktoren des belasteten Beins. Diese kann durch Lähmung, reflektorische Erschlaffung oder durch Verkürzung bzw. Änderung ihrer Zugrichtung bedingt sein (Abb. 1).

Am *Kniegelenk* ist bei der *Inspektion* auf die Stellung des Unterschenkels (Genu valgum oder varum, Genu recurvatum oder Beugekontraktur) zu achten. Eine Schwellung oberhalb der Kniescheibe spricht für Gelenkerguß, wobei sich die Flüssigkeit im oberen Recessus, einer bis unter den M. quadriceps femoris reichenden großen Gelenktasche, ansammelt. Die *Palpation* des Knies konstatiert Hauttemperaturunter-

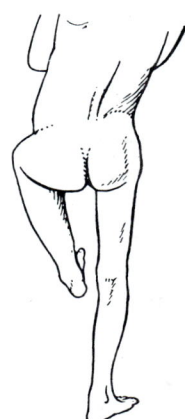

Abb. 1: *Trendelenburgsches Phänomen.* – Herabsinken der unbelasteten Beckenhälfte durch Insuffizienz der seitlichen Glutäalmuskeln (Abduktoren) auf der Standbeinseite.

schiede, Reiben oder Krachen, Schmerzpunkte, Ergüsse im Gelenk oder in der Bursa praepatellaris und die Konsistenz der Gewebe. Verdickungen des Knies können durch Flüssigkeitsansammlung im Gelenkraum oder in den Schleimbeuteln, durch Schwellung der Gelenkkapsel oder durch Auftreibungen des Knochens begründet sein. Je nachdem ergibt der Tastbefund Fluktuation, teigige, zähe oder derbe Weichteilverdickung oder harte Resistenz.

Am *Knie* erfolgen die Hauptbewegungen in der Sagittalebene zwischen etwa 40° Beugung und 180° Streckung. Die Beugefähigkeit ist wie beim Unterarm individuell je nach Ausbildung der Beinmuskulatur verschieden. In tiefer Hocke berühren sich Gesäß und Fersen! Die Überstreckbarkeit (Rekurvation) ist pathologisch und Folge epiphysärer Wachstumsstörung, deform verheilter Knochenbrüche oder abnormer Lockerung von Kapsel und Bändern; häufig nach Lähmungen. Der Spannungszustand des Kniehalteapparates ist bei Streckung und Beugung verschieden. Im ersten Falle ist er vollkommen gestrafft, so daß seitliche Kantbewegungen des Unterschenkels und Drehbewegungen nicht möglich sind. Dagegen lassen sich bei Flexion des Knies Innen- und Außenrotation und in geringem Maße auch Abduktion und Adduktion ausführen. Die Festigkeit der Kreuzbänder prüft man, indem bei Muskelentspannung der rechtwinklig gebeugte Unterschenkel gegen das Femur wie eine Schublade vorwärts- und rückwärts bewegt wird. Dies ist nur bei Zerreißung oder Überdehnung der Kreuzbänder möglich und wird als *Schubladenphänomen* bezeichnet.

Am *Unterschenkel* sind Verbiegungen, Hautfärbung, Konsistenz der Weichteile und besonders der Zustand der Venen (Krampfadern, Beingeschwüre!) von Bedeutung.

Am *Fuß* achtet man zunächst auf Form- und Haltungsänderungen bei hängendem Unterschenkel und bei Belastung. Farbe und Temperatur der Haut, Beschwielung, Stellung der Zehen und Form der Nägel werden festgestellt. Mit dem Finger tastet man Druckpunkte, Schwellungen, Krepitation über den Sehnenscheiden bei aktiver und passiver Bewegung. Nie sollte die Prüfung der *Fußpulse* am Dorsum und hinter dem inneren Knöchel unterlassen werden, da Fußbeschwerden häufig von arteriellen Durchblutungsstörungen ausgehen. – Bei der Funktionsprüfung des Fußes müssen die Einzelbewegungen analysiert werden. Im oberen *Sprunggelenk* (Knöchelgelenk) erfolgt die Dorsal- und Plantarflexion des Fußes. Unter normalen Bedingungen sind andere Bewegungen nicht möglich. Die Sprungbeinrolle ist vorn etwas breiter als hinten. Daher muß sich die Knöchelgabel beim Heben der Fußspitze erweitern und beim Senken mehr schließen. Das Heben der Fußspitze aus Mittelstellung ist um etwa 20°möglich, das Senken um 30–40°. Die Hauptbewegung im *unteren Sprunggelenk* ist das Heben und Senken des äußeren Fußrandes (= Pronation und Supination). Sie erfolgt zwischen Talus und Calcaneus und hat große Bedeutung für die elastische Anpassung des Fußes an Bodenunebenheiten. Die Abduktion und Adduktion des Vorfußes erfolgt hauptsächlich im vorderen unteren Sprunggelenk zwischen Talus und Naviculare sowie zwischen Calcaneus und Cuboid. Ferner werden die passiven Bewegungen des Mittelfußes geprüft, die am ausgiebigsten am ersten Strahl sind. Wichtig sind auch die aktiven und passiven Zehenbewegungen.

Zusätzliche Untersuchungsmethoden wie Blutbild, Senkung, Serumanalyse, Urinbefund, Probepunktion, Probeexzision und histologische Untersuchung müssen, je nach Erfordernis, den klinischen Befund ergänzen und die Diagnose sichern.

Röntgenuntersuchung

Die *Röntgenuntersuchung* ist Ergänzung und Abschluß der anamnestisch-klinischen Befunderhebung. Röntgenaufnahmen sind wichtige Dokumente über Zustand und Verlauf orthopädischer Erkrankungen. – Das Röntgenbild des Skeletts gibt Auskunft über Form, Stellung, Struktur, Mineralgehalt und Entwicklungszustand seiner knöchernen Bestandteile. Über Gelenkknorpel, Menisken oder Bandscheiben lassen sich nur indirekte Aussagen aufgrund des Abstandes und der Stellung der angrenzenden Knochen machen. Gelenkkapseln und Bänder sind normalerweise nicht sichtbar. Bei chronischen Gelenkentzündungen können die Gelenkweichteile infolge starker Infiltration kontrastreicher werden und als diffuse spindelförmige Verdichtung in Erscheinung treten. Gelenkergüsse werden an dem abnorm weiten Abstand der Gelenkkörper voneinander erkannt. Die Distanz kann bis zur vollständigen Luxationsstellung gehen.

Das Röntgenbild beruht auf der unterschiedlichen Strahlenabsorption der Körpergewebe und der dadurch bedingten unterschiedlichen Schwärzung des photographischen Films. Die stärkste Strahlenabsorption besitzen der mineralisierte Knochen oder sonstige verkalkte Gewebe. Die entsprechenden Partien des Films bleiben »unbelichtet«. Sie werden als Verdichtungen bezeichnet und erscheinen im Filmnegativ hell. – Die geringste Strahlenabsorption besitzen lufthaltige Organe (Lunge, Magen, Darm). Sie sind strahlendurchlässig und erscheinen auf dem Film als Aufhellungen (im Filmnegativ dunkel). – Luft, bzw. Sauerstoff ist ein gutes Kontrastmittel, welches bei Myelographien und Arthrographien oft verwendet wird. – Die Strahlenabsorption der Körpergewebe hängt von verschiedenen Faktoren ab, u. a. von der gewählten Strahlenenergie. Harte Röntgenstrahlen (hohe Röhrenspannung) haben größere Durchdringungsfähigkeit; sie ergeben weniger Kontraste als Aufnahmen mit weichen Strahlen, da sie die Weichteilschatten »wegstrahlen«.

Zur Erlangung beurteilungsfähiger und untereinander vergleichbarer Röntgenbilder ist eine einheitliche Röntgenaufnahmetechnik erforderlich. Als *Standardaufnah-*

men des Schädels, der Wirbelsäule und der Gliedmaßen gelten Aufnahmen in zwei zueinander senkrecht stehenden Ebenen, und zwar in sagittalem (a. p. = anterior-posteriorem) und in frontalem (seitlichem) Strahlengang. Sie ergeben fast immer einen umfassenden Überblick über die wesentlichen Röntgenbefunde am Skelett. *Spezialeinstellungen,* z. B. Schrägaufnahmen, kommen bei der Darstellung der kleinen Wirbelgelenke, der Ileosakralfugen, der Zwischenwirbellöcher an der Halswirbelsäule, also an Gebilden in Betracht, welche nicht in einer der beiden Standardebenen liegen. Bei paarigen Skelettabschnitten sollten immer auch Aufnahmen der nicht erkrankten Gegenseite angefertigt werden, um vergleichen zu können. – *Funktionsaufnahmen* sind Röntgenaufnahmen unter Gewichtsbelastung oder in verschiedenen Bewegungsphasen. Bewegungsabläufe lassen sich heute auch unter Durchleuchtung mit Bildverstärkergeräten und Fernsehprojektion studieren. – Die *Röntgenschichtuntersuchung* (Tomographie) erlaubt die Darstellung einer gewählten Gewebsschicht. Nur in dieser Schicht werden die Strukturen scharf abgebildet. Die Methode eignet sich daher besonders zur Abbildung und Lokalisation zirkumskripter Knochenherde und von Regionen, die im gewöhnlichen Summationsbild infolge Überlagerung durch andere Skeletteile oder lufthaltige Organe schwierig darzustellen sind; z. B. Sternum, Brustwirbel seitlich oder Kreuz-Darmbeinfuge. – Das Tomogramm kann das Summationsbild nicht ersetzen, sondern soll nur im Zusammenhang mit diesem beurteilt werden. Spezielle Untersuchungsmethoden mit Kontrastmitteln, welche für die orthopädische Diagnostik Bedeutung haben, sind die Arteriographie, die Phlebographie, die Lymphographie, die Myelographie, die Diskographie und die Arthrographie.
Bei der Häufigkeit der Anwendung von Röntgenstrahlen in der orthopädischen Diagnostik müssen Patient, Arzt und technisches Hilfspersonal durch sorgfältige Einhaltung der Schutzvorschriften und durch disziplinierte Arbeitsweise vor *Strahlenschäden* bewahrt werden[1]. Die meisten Fehler werden aus Unkenntnis oder Nachlässigkeit gemacht. Besonders gefährdet sind natürlich Personen, die der Einwirkung der ionisierenden Strahlen häufig ausgesetzt sind, so daß es zur Summation zahlreicher kleiner Einzelbestrahlungen kommt. Während auch bei wiederholten Röntgenaufnahmen des Skeletts wegen der kurzen Expositionszeiten Gewebeschädigungen der Haut und der blutbildenden Organe nicht zu erwarten sind, da die gesamte Strahlenmenge die Toleranzgrenze nicht überschreitet, muß möglichen genetischen Schäden grundsätzlich vorgebeugt werden. Bei Frauen im generationsfähigen Alter soll vor Röntgenaufnahmen der Wirbelsäule und des Beckens der letzte Menstruationstermin erfragt werden. Bei etwaiger Frühschwangerschaft müssen derartige Aufnahmen unterbleiben, da schwere Entwicklungsstörungen des Embryos durch Röntgenstrahlen gerade in den ersten Wochen der Gravidität entstehen können. – Bei Röntgenaufnahmen des kindlichen Beckens sind die Keimdrüsen durch Abdeckung mit Bleigummi gegen direkte Strahleneinwirkung zu schützen. Dies gilt besonders für die häufigen Kontrolluntersuchungen bei kongenitaler Hüftgelenkdysplasie, Morbus Perthes oder juveniler Kopfkappenlösung. Hierfür sind geeignete Abdeckschürzen für Mädchen und Hodenkapseln für Knaben im Handel für Röntgenzubehör.

---

[1] Der Umgang mit Röntgenstrahlen ist seit dem 1. März 1973 durch die Röntgenverordnung – RöV – gesetzlich geregelt.

2 Exner, Kleine Orthopädie, 8. Aufl.

Behandlungsmethoden

Orthopädische Behandlungsmethoden können in *konservative* und *operative* unterteilt werden. Dabei kommt der konservativen, besonders der funktionellen Übungsbehandlung hervorragende Bedeutung zu; denn die orthopädische Therapie ist ihrem ursprünglichen Sinne nach konservativ und dazu bestimmt, Fehlform zu verhüten und gestörte Funktionen wieder herzustellen oder zu verbessern. Der operative Eingriff schafft allerdings in vielen Fällen erst die notwendigen Voraussetzungen für eine erfolgreiche funktionelle Behandlung, welche er niemals ersetzen kann.

Konservative Methoden

Unblutiges Redressement und *Mobilisation* bezwecken die Korrektur weichteilbedingter Fehlhaltungen und Fehlstellungen bzw. die Lösung von Bewegungssperren. Sie können in einer Sitzung oder in Etappen vorgenommen werden. Die Ausführung in Narkose oder örtlicher Betäubung, welche den Vorteil der Schmerzfreiheit für den Kranken und der völligen Muskelentspannung hat, verlangt besondere Vorsicht, um Gewebsverletzungen zu vermeiden. Die notwendige Muskelerschlaffung kann durch Anwendung von Curare oder synthetischen Muskelrelaxantien erreicht werden.
Verbände finden weiteste Anwendung als:
Stützverbände (Elastoplast, Klebrobinde, elastische Binde, Zinkleim[1]) verhindern Weichteilschwellungen durch Stauungen und Ergüsse. Sie normalisieren den Blutumlauf bei varikös veränderten Venen und wirken schmerzlindernd bei Reizzuständen der Fußgewölbesenkung. Sie werden außerdem zur vorübergehenden halbstarren Fixation gereizter Gelenke verwandt.
Fixierende Verbände haben die Aufgabe, erreichte Korrekturergebnisse zu erhalten, Rückfälle (Rezidive) zu vermeiden, schmerzhafte Gelenkprozesse und Knochenverletzungen ruhigzustellen. An oberster Stelle steht der *Gipsverband*. Er garantiert die beste Fixation. Schienen aus plastischen Kunststoffen, Metall, Holz oder Pappe können ebenfalls zu fixierenden Verbänden verwandt werden, sind aber gegenüber dem Gips nur Provisorien.
Redressierende Verbände beruhen auf dem Prinzip, durch kleine Dauerkräfte große Widerstände zu überwinden. Sie dienen der Lösung harter Weichteilkontrakturen an Gelenken oder der Korrektur noch nachgiebiger Knochenverbiegungen im Kindesalter. Der redressierende Verband wirkt durch den Quengelzug, durch Feder oder Gummibinde oder als »Umstellgips« durch schrittweise Winkelvergrößerung. Letzterer entfaltet die größte Wirkung (Abb. 2, 3, 4).
Streckverbände werden zur Entlastung erkrankter Gelenke, zur stetigen Lockerung von Kontrakturen und zur Beseitigung von Gliedmaßenverkürzungen bei Verrenkungen und Knochenbrüchen benutzt. Die Extension kann angreifen an der Haut durch Manschette, Heftpflasterzug oder Gipsverband auf einer Zinkleimlage; am Knochen durch gespannten Draht (Kirschner), Steinmann-Nagel oder Schraube.

---

[1] Zinkoxyd, Gelatine, Glycerin, Wasser.

Behandlungsmethoden

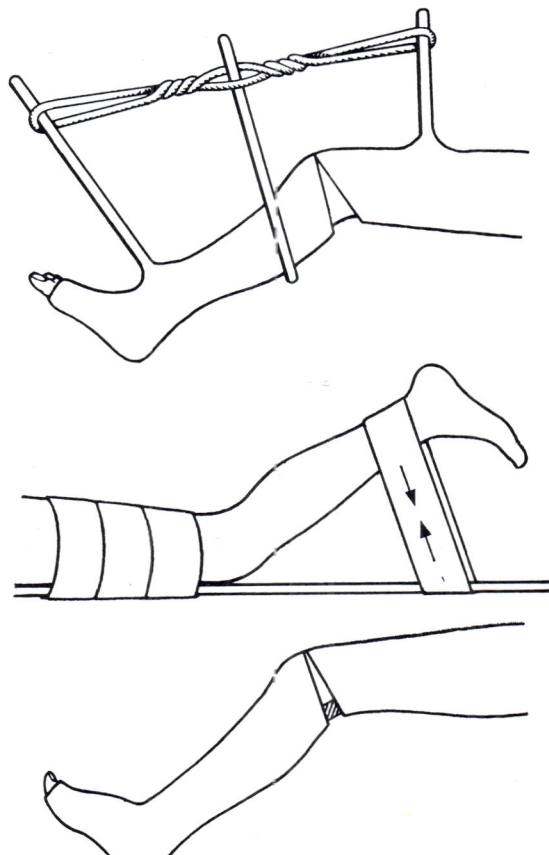

Abb. 2: Das *Quengelprinzip* zur Beseitigung einer Gelenkkontraktur.

Abb. 3: *Redressionsverband mit der Gummibinde.*

Abb. 4: Der *Umstellgips* zur schrittweisen Korrektur von Gelenkkontrakturen oder Achsenknickungen. – Der Gips wird quer eingesägt, der Spalt etwas zum Klaffen gebracht und mit einem Holzklötzchen gesperrt.

Gipsbett und Lagerungsschienen aus Gips, Metall oder Kunststoffen erlauben schmerzfreie Lagerung bei gleichzeitiger Haltungskorrektur. Sie sind unentbehrlich bei Wirbelsäulenerkrankungen und Lähmungen und erleichtern die Pflege Schwerkranker ganz außerordentlich.

Modellverbände aus Gips dienen als Negative zur Anfertigung von Gipsausgüssen für die Herstellung der orthopädischen Apparate.

Orthopädische Apparate, Korsette, Bandagen, Prothesen sind vorübergehende oder dauernde mechanische Hilfen. Sie dienen als Stütze gelähmter Gelenke, zur Korrektur von Fehlstellungen, zur Vorbeugung von Deformierungen, zur Ruhigstellung bei chronischen schmerzhaften Prozessen oder als Gliedersatz. Richtig angewandt ist der orthopädische Apparat ein therapeutisches Mittel, welches im Heilplan einen bedeutungsvollen Platz einnimmt, wenn z. B. ein Gelähmter in der Rückbildungsphase wieder stehen und gehen lernen soll. Die oft kostpieligen Apparate dürfen nur unter sorgfältiger Indikationsstellung verordnet werden. Für den Bau orthopädischer Hilfsmittel gibt es keine festen Normen, sondern nur Richtlinien. In der Kunst der Improvisation und Variation nach den Bedürfnissen des Einzelfalles zeigt sich der erfahrene Orthopäde.

Orthopädische Schuhe haben die Aufgabe, bei Fußdeformitäten die Auftrittfläche zu normalisieren, Beinlängendifferenzen auszugleichen, schmerzhafte Belastungspunkte zu entlasten oder die Abwicklung bewegungseingeschränkter Füße zu verbessern. Außerdem dienen sie als notwendige Überkleidung von Beinapparaten. Eine echte korrigierende Wirkung kommt dem orthopädischen Schuh nicht zu. Es ist z. B. nicht möglich, einen kindlichen Klumpfuß durch den orthopädischen Schuh zu heilen.

Einlagen dienen der Stützung des Fußgewölbes. Sie spielen bei den verschiedenen Haltungsschäden des Fußes eine große Rolle, manchmal leider nur die einzige. Die orthopädische Einlage soll individuell dem Fuß angepaßt sein. Sie kann daher kein Serienartikel sein, sondern muß jeweils nach dem Gipsmodell angefertigt werden. Als Material werden Leichtmetall, Holz, Kork, Leder, Plexidur und andere Kunststoffe verwandt. Eine Einlage paßt dann richtig, wenn der Patient mit ihr ausdauernd beschwerdefrei ist, und wenn die Einlage einen gleichmäßigen Fußabdruck zeigt.

Krankengymnastische Maßnahmen sind ein Kernstück der konservativen orthopädischen Therapie. Sie haben eine allgemeine Wirkung auf den Gesamtorganismus durch Beeinflussung von Atmung und Kreislauf. Durch Übungen wird die Muskulatur gekräftigt und tonisiert. Der Stoffwechsel wird angeregt. Fehlhaltungen lassen sich ausgleichen, Verkrampfungen lösen, Gelenksperren lockern. Die krankengymnastische Übungsbehandlung ist die stets notwendige Ergänzung jeder operativen Maßnahme.

Massage als Streichung, Knetung, Hackung oder Vibration wirkt auf Haut, Unterhaut und Muskulatur. Sie erzeugt örtliche Mehrdurchblutung (Hyperämie) und beseitigt dadurch Stoffwechselprodukte und Flüssigkeitsansammlungen im Gewebe. Tonus und Eigenerregbarkeit des Muskels werden erhöht. Mit Massage werden gymnastische Übungen eingeleitet und beendet. Die *Bindegewebsmassage* hat besonderen Einfluß auf das Nervensystem über die sogenannten Reflexzonen. In der *Unterwassermassage* vereinigt sich die lokale Wirkung des kräftigen Wasserstrahls mit der allgemeinen thermischen und hydrostatischen des warmen Bades.

Der *elektrische Strom* als Galvanisation oder Faradisation hat große Bedeutung in der Behandlung gelähmter Nerven und Muskeln. Unter elektrischer Reizung wird die Erregbarkeit der Muskelfaser erhalten bzw. wieder erweckt, so daß die gefürchtete Degeneration und Atrophie der Muskelzelle aufgehalten wird.

Bestrahlungen kommen als Wärme in Form von Rotlicht, Infrarotstrahlung, Kurzwellendurchflutung oder als Ultraviolettstrahlen und Röntgenstrahlen zur Anwendung. Die große Gruppe der sogenannten rheumatischen Erkrankungen und der Arthrosen ist ihr wichtigstes Anwendungsgebiet.

Bäder als Überwärmungsbad, Mineralbad, Moorpackung, Wechselbad, Blitzguß, Wechseldusche eignen sich vorzüglich zur Behandlung von statischen Beschwerden, Bandscheibenschäden usw. Bei Lähmungsfolgen und Bewegungsstörungen wird mit Vorliebe das Bewegungsbad angewandt.

Ultraschall hat sich bei manchen Arthrosen, Neuralgien und Durchblutungsstörungen bewährt.

Medikamente kommen im Rahmen orthopädischer Therapie vorwiegend bei der

Behandlung entzündlicher und rheumatischer Erkrankungen zur Anwendung, sowie bei lokalen Durchblutungsstörungen. Groß ist die Verwendbarkeit der *Lokalanästhesie* zu therapeutischen Zwecken.

Operative Methoden

Am *Knochen:*
Osteotomie ist die Durchtrennung des Knochens mit Meißel oder Säge zum Zwecke einer Stellungsänderung (s. Abb. 99b!).
Osteoklase heißt die unblutige Einknickung des Knochens im frühen Kindesalter. Sie wird unter Blutleere entweder manuell über dem Gummikeil oder maschinell mit dem Osteoklasten ausgeführt.
Die Knochenspanung zur Überbrückung von Defekten oder Ausheilung von Pseudarthrosen geschieht mit körpereigenem Knochen (Autoplastik), körperfremden Menschenknochen (Homoioplastik) aus der Knochenbank oder immunologisch inaktivem Tierknochen (Heteroplastik, sog. Kieler Span).
Knochenfixation kann mit Draht, Nagel, Schraube oder Lasche (= Osteosynthese) erfolgen.
Am *Gelenk:*
Resektion ist die teilweise oder vollständige Entfernung der Gelenkkörper mit dem Ziel einer vermehrten Beweglichkeit (Pseudarthrose) oder einer endgültigen Versteifung durch Verknöcherung (Ankylose).
Arthrodese heißt die operative Versteifung eines Gelenks.
Arthrorise ist die teilweise Sperrung eines Gelenks.
Gelenkplastik ist die Schaffung eines Ersatzgelenkes entweder durch Resektion und neue Modellierung der Gelenkflächen oder durch Verwendung eines künstlichen Gelenkkörpers aus Metall oder Kunstharz (Endoprothesen).
An *Weichteilen* (Sehnen, Muskeln, Nerven, Haut):
Tenotomie = Sehnendurchtrennung, gedeckt subkutan oder offen nach Freilegung (s. Abb. 112!).
Tenodese nennt man die Gelenksperrung mit Hilfe der Sehne eines gelähmten Muskels, welche unter Spannung mit dem Knochen vernäht wird, z. B. bei Fallhand oder Spitzfuß.
Sehnenplastik ist der operative Ersatz einer zerstörten Sehne, meist unter Verwendung homologen Materials entbehrlicher Sehnen. (Wichtig an Fingern!)
Sehnen- oder Muskelverpflanzung ist die Verlagerung des Sehnenansatzes eines intakten Muskels mit dem Ziele einer aktiven Korrektur einer Fehlhaltung oder des Ersatzes eines gelähmten Muskels, in erster Linie bei Poliomyelitisfolgen verwandt.
Myotomie = Muskeldurchtrennung.
Neurotomie = Nervendurchschneidung, z. B. bei spastischer Lähmung.
Nervennaht.
Narbenkorrektur.
Hautplastik zum Ersatz von Hautdefekten durch gestielte Hautlappen oder frei verpflanzte Hautstücke (Thiersch, Reverdin, Krause-Wolfe, Dermatomtechnik).

Grundformen orthopädischer Apparate

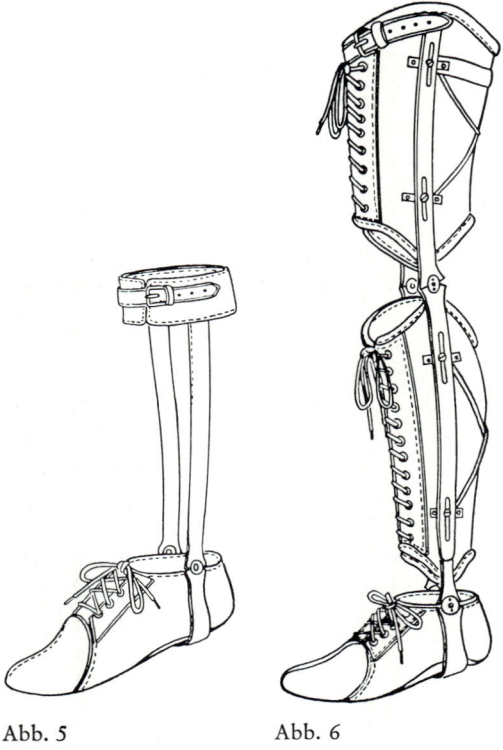

Abb. 5   Abb. 6

Abb. 5: *Schieneneinlage.* – Besteht aus einer getriebenen Sohlenplatte, Walkledersandale, U-förmigem Fußbügel und seitlichen Unterschenkelschienen mit Knöchelgelenk. – Anwendung: Zur Erhaltung redressierter und rezidivgefährdeter Fußdeformitäten und bei Fußlähmungen. – Das Prinzip kann durch Gelenksperrung, Unterschenkelhülse, Spitzfußzügel u. a. den individuellen Erfordernissen angepaßt werden.

Abb. 6: *Sützapparat* für das Bein mit gewalkter Ober- und Unterschenkelhülse, Knie- und Knöchelgelenk. – Anwendung: Belastungsfähigkeit des Unterschenkels (z. B. Pseudarthrose), Schlotterknie, X-Bein usw. Bei Muskellähmungen müssen die entsprechenden Gelenke teilweise oder ganz gesperrt werden. Der Apparat wird bei Hüftlähmung durch Hüftbügel, Beckenring oder Beckenkorb mit Führungsgelenk ergänzt.

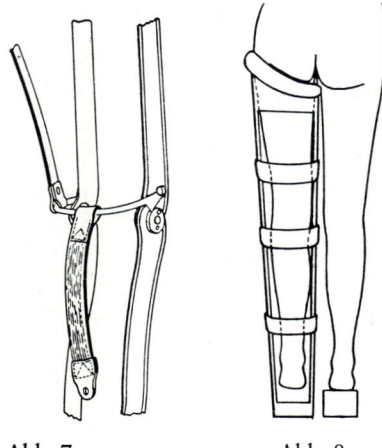

Abb. 7   Abb. 8

Abb. 7: *Sperrvorrichtung* (sogenannte *Schweizer-Sperre*) zur Feststellung des Kniegelenk in Streckstellung bei Stand und Gang. – Der Zapfen am Bügel rastet bei Streckstellung in eine Nute des Apparatgelenkes ein und blockiert dieses.

Abb. 8: *Thomasschiene zur Entlastung des Hüftgelenks.* – Das Körpergewicht wird am Sitzbeinhöcker durch sogenannten Tubersitz aufgefangen; das Bein schwebt frei. Der Schuh der Gegenseite muß entsprechend erhöht werden.

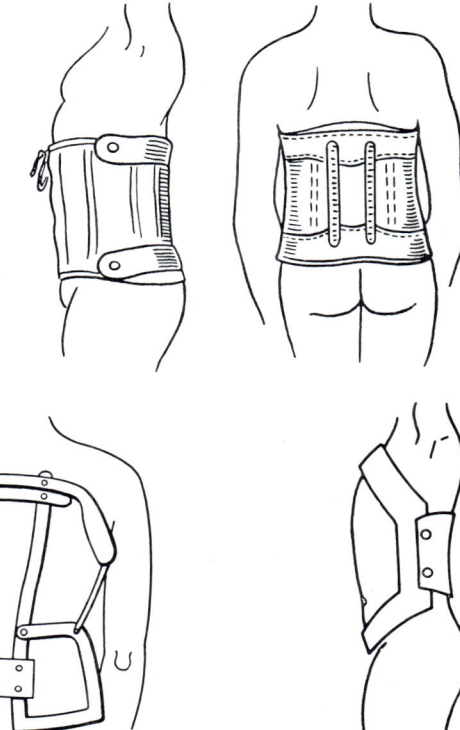

Abb. 9: *Überbrückungsmieder* nach Hohmann zur Stützung der Lendenwirbelsäule und Entlastung der Lumbosakralregion. Besteht aus einem Leichtmetallgerüst mit Drellmieder.

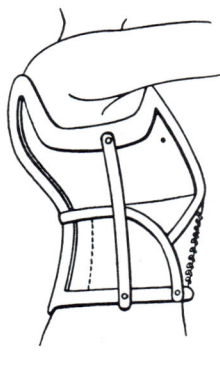
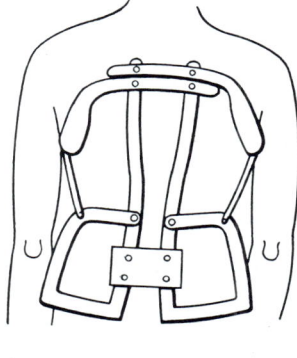

a   b   c

Abb. 10 a–b: *Reklinierendes Stützkorsett,* bestehend aus Beckenkorb, Achselstützen und weichem Leibmieder. – Anwendung: Destruierende Prozesse der Wirbelsäule (Spondylitis u. ä.).

Abb. 10 c: Dreipelottenmieder; leichte Konstruktion zur Reklination der Wirbelsäule bei Haltungsfehlern und Schmerzzuständen.

Amputationen und Prothesen

Die operative und prothetische Versorgung sowie die laufende Beratung und Betreuung Amputierter ist eines der wichtigsten Aufgabengebiete der Orthopädie. Die Zahl der Amputierten in Deutschland beträgt z. Z. etwa 400 000. Amputationen können notwendig werden wegen Gliedmaßenverlust oder schwerer Zertrümmerungen von Knochen und Weichteilen, wegen lebensbedrohlicher Wundinfektion wie Gasbrand, wegen bösartiger Geschwülste und wegen Durchblutungsstörungen. Nur bei günstigen Wund- und Durchblutungsverhältnissen kann bereits bei der ersten operativen Versorgung der endgültige Stumpf geschaffen werden; sehr oft sind Stumpfkorrekturen erforderlich. – Das Ziel jeder operativen Stumpfversorgung ist ein schmerzfreier, gut durchbluteter, aktiv frei beweglicher und prothesenfähiger Amputationsstumpf.

Wichtige Grundsätze für die Stumpfversorgung sind: Spannungsfreier, doch nicht zu schlaffer Weichteilschluß über dem Knochen; verschiebliche Narbe; möglichst weite Kürzung der großen Nervenstämme zur Vermeidung der Neurombildung; nach distal konische Stumpfform. Die Muskulatur wird so über dem Knochenstumpf vernäht, daß ihre natürlichen Funktionen möglichst erhalten bleiben. Die Wahl des günstigsten Ortes für die endgültige Absetzung erfolgt heute allgemein nach den Richtlinien des Amputationsschemas von Zur Verth und M. Lange.

Typische Amputationen:

Fuß: Mittelfußstumpf (Zehenexartikulation, Metatarsalamputation)
   Lisfrancstumpf (Tarsometatarsalgelenke)
   Chopartstumpf (vorderes unteres Sprunggelenk)
   Pirogoff-Syme-Stumpf (Resektion des Fußes unter Erhaltung der Ferse)
Unterschenkel: Amputation in Schaftmitte bis oberes Drittel. – Kurzstümpfe über 5 cm Länge sind wertvoll und müssen erhalten werden. Dagegen sind überlange Stümpfe auf Dauer schlecht, weil sie meist ungenügend durchblutet sind.
Oberschenkel: Optimal zweidrittellanger Schaftstumpf. – Kurzstümpfe sind unbedingt zu erhalten. Überlange Stümpfe (Kondylen, Gritti) sind ungünstig, weil Prothesenversorgung schwierig.
Hand und Finger: Jeder bewegliche Finger soll erhalten bleiben, besonders der Daumen. Hier ist der kleinste Stummel noch wichtig. Plastische Operationen ermöglichen Ersatz oder Schaffung einer aktiven Greifzange. – Grundsätzlich wird an der Hand so viel wie möglich erhalten.
Unterarm: Zweidrittellanger Schaftstumpf, Drehbewegung wichtig.
   Kurzstümpfe müssen erhalten werden.
Oberarm: Möglichst lang!

Stumpfbeschwerden können entstehen durch mangelhafte Weichteildeckung, durch Narbenverwachsungen, durch Amputationsneurome und durch Zirkulationsstörungen. Diese führen zu Stumpfekzem und Geschwürsbildung. Falscher Bau und Sitz der Prothese verursachen Druckstellen, Wundscheuern, Stauungen und Durchblutungsstörungen. Sehr lästig und hinderlich sind Gelenkkontrakturen, am Bein hauptsächlich als Beugefehlstellungen von Hüfte und Knie. Am häufigsten treten sie bei Kurzstümpfen auf. Ihnen ist von vornherein durch richtige Lagerung und intensive Übungsbehandlung zuvorzukommen. Sehr schädlich ist die langdauernde Sitzhaltung der Amputierten vor der prothetischen Versorgung. Veraltete Kontrakturen müssen u. U. operativ durch Lösung der verkürzten Weichteile oder durch gelenknahe Osteotomie beseitigt werden. – Sehr schwer zu beeinflussen sind Kausalgien und *Phantomschmerzen,* bei denen der Amputierte das abgesetzte Glied ständig schmerzhaft empfindet. Sie beruhen auf vegetativen und neuropathischen Störungen und greifen immer auch auf die psychische Sphäre des Kranken über, so daß hier die Therapie mit einsetzen muß.

Die wichtigsten Erkrankungen des knöchernen Stumpfes sind Exostosen und Osteo-

myelitis mit Sequestration und Fisteln. Sie erfordern eine entsprechende operative Behandlung. Regelmäßig entwickelt sich am Knochen eine mehr oder weniger ausgeprägte Atrophie.
Jeder Amputationsstumpf bedarf ständig sorgfältiger *Pflege*. Durch regelmäßige kalte Waschungen, Selbstmassagen, Bürstungen und intensive Bewegungsübungen der erhaltenen Gelenke wird einmal die Haut abgehärtet und gegen die Prothese unempfindlich gemacht; zum anderen fördert man damit die Durchblutung, die immer mehr oder minder gestört ist.
Für Oberschenkelamputierte, doppelt Unterschenkelamputierte und generell alle älteren Kranken empfiehlt sich eine *Gehschulung* in einer dafür speziell eingerichteten klinischen Abteilung (Gehschule, Sonderstation). Unter Leitung erfahrener Gehschullehrer, die meist selbst Amputierte sind, erlernt der Versehrte in Kursen richtig mit der Prothese zu gehen, unter systematischer Gewöhnung an verschiedenes Gelände und die Überwindung von Hindernissen. Bleiben die Amputierten sich selbst überlassen, so gewöhnen sie sich meist Fehler an, die schwer wieder abzuerziehen sind und sich nachteilig auf die Gesamtfunktion auswirken. Sie erlangen auch nur langsamer die notwendige Sicherheit als der richtig geschulte Prothesengänger.
Die Konstruktion und der Bau von *Kunstgliedern und Prothesen* erfordern großes Können und reiche Erfahrungen, vor allem gute Zusammenarbeit zwischen dem Facharzt und dem Orthopädiemechaniker. Eine gute Prothese ist immer ein individuelles Kunstwerk. Über dieses wichtige und schwierige Gebiet können hier nur einige allgemeine Punkte erörtert werden.
Der Beinamputierte ist auf die Prothese angewiesen, um wieder gehen zu können. Bei Absetzungen im Bereich des Fußes genügt meist ein orthopädischer Schuh, der mit sogen. Ersatzstücken versehen ist, die das Abrollen oder Abfedern erleichtern sollen. Die *Unterschenkelprothese* besteht aus einem gefrästen Holzschaft, der den Stumpf aufnimmt. Die Befestigung erfolgt durch eine am Oberschenkel zu schnürende Lederhülse, die durch seitliche Schienen und ein Kniescharnier mit dem Holzschaft verbunden ist. Als Prothesenfuß finden serienmäßig hergestellte Paßteile Verwendung. Bei der Unterschenkelprothese wird die Last am Schienbeinkopf abgefangen. Für Kurzstümpfe kommen Sonderkonstruktionen in Betracht. – Die *Oberschenkelprothese* wird heute meist als Saugprothese gearbeitet. Der gefräste Holzschaft haftet infolge des in ihm entstehenden Unterdruckes am Oberschenkelstumpf. Die Körperlast wird in der Hauptsache durch den Tubersitz am hinteren inneren Schaftrand abgefangen. Prothesenknie, -unterschenkel und -fuß werden wiederum als Paßteile angebaut. Es gibt zahlreiche Kniekonstruktionen, die den Gang mit dem nur passiv bewegten Gelenk sicherer gestalten sollen. Am gebräuchlichsten sind jedoch einachsige Pendelknie. – Kurzstümpfe verlangen besondere Aufhängevorrichtungen für das Kunstbein. Die alte Lederprothese findet kaum noch Verwendung. Für Schwerarbeiter und Landwirte kann die einfache Stelze neben einem Kunstbein von Nutzen sein. Sogen. *Badeprothesen* sind aus leichten wasserbeständigen Kunststoffen hergestellt, die dem Amputierten das Gehen am Strand ohne Krücken ermöglichen. Zum Baden selbst werden sie erfahrungsgemäß nicht benutzt, da sie beim Schwimmen hinderlich sind.
Die prothetische Versorgung *Armamputierter* ist nur bei doppelseitigem Glied-

maßenverlust zwingend. Von größerem funktionellem Wert ist immer der gut bewegliche, fühlende Amputationsstumpf selbst. Daher gebührt den plastischen Operationen, z. B. der Krukenbergschen Unterarmgreifzange, soweit sie möglich sind, der Vorrang.

Der Bau von Hand- und Armprothesen ist in den letzten Jahren, besonders auch im Ausland, vervollkommnet worden. Außer reinen *Schmuckarmen* gibt es *Arbeitsprothesen* mit Haken, Klauen und Faßzangen, die den jeweiligen funktionellen Bedürfnissen angepaßt werden (sog. Hooks). Das Öffnen und Schließen der Greifzangen erfolgt durch Drehbewegungen der Unterarmstümpfe oder durch Transmission von Schulterbewegungen. Die sogen. Heidelberger Prothese verwendet als Kraftquelle komprimierte Kohlensäure aus einer kleinen eingebauten Hochdruckflasche. Besondere Bedeutung kommt dieser pneumatischen Prothese bei der Versorgung doppelseitiger angeborener Armdefekte (Phokomelie, Amelie) zu.

Neuere Entwicklungen versuchen die bei der Innervation der Muskeln des Amputationsstumpfes auftretenden *Aktionsströme* zur elektronischen Steuerung der Prothese auszunutzen (myoelektrische Prothese).

Besondere Konstruktionen ermöglichen auch, die erhaltene Muskulatur für einfache Greifbewegungen der Kunsthand nutzbar zu machen (z. B. Sauerbruchhand). Die Anwendbarkeit solcher kinetischer Prothesen ist jedoch begrenzt.

Allgemeine Pathologie und Orthopädie des Haltungs- und Bewegungsapparates

Erkrankungen des Knochens

Pathologische Veränderungen des Knochens als Ursache orthopädischer Leiden beruhen entweder auf kongenitalen Mißbildungen und Entwicklungsstörungen, oder sie entstehen intra vitam durch Verletzungen, ungenügende Gliederfunktion, mangelhafte Blutversorgung, hormonelle und andere Stoffwechselstörungen, bakterielle Entzündungen und Tumoren.

Kongenitale Entwicklungsstörungen

Kongenitale Entwicklungsstörungen treten systematisiert oder an einzelnen Knochen auf. Örtlich zeigen sie sich als vollständiges oder teilweises Fehlen von Knochen (Defekte), wie z. B. des Schienbeins, des Wadenbeins, der Speiche, der Elle oder des Schlüsselbeins. Bei partiellen Defekten sind meist die Gelenkenden der Röhrenknochen betroffen. Dem Defekt entsprechend sind die Gliedmaßen verkürzt oder verkrümmt. Man unterscheidet Hypoplasie oder Mikromelie, Phokomelie (Robbengliedrigkeit), Peromelie (Stummelgliedrigkeit) und Amelie (Gliedmaßenlosigkeit). Alle Gliedmaßenmißbildungen werden heute unter dem Oberbegriff *Dysmeliesyndrom* zusammengefaßt.

Ferner treten Verwachsungen von Knochen als Ausdruck unvollständiger Differenzierung frühembryonaler Stadien auf; am häufigsten beobachtet werden *Synostosen* von Rippen, Wirbeln, Fingern und Zehen.

Überschußbildungen sind der sog. partielle Riesenwuchs einer Körperhälfte und die Polydaktylie (Vielfingrigkeit).

Besonders vielseitig sind Mißbildungen der Wirbelsäule, wo Defekte, Verschmelzungen oder Spaltbildungen am Wirbelkörper oder am Wirbelbogen auftreten können (Vgl. S. 72 f.!).

Mangelhafte und verzögerte Ossifikation der knorpeligen Knochenvorstufe führt zu Gliedverkürzungen und Verbiegungen (sogen. Femurdefekt, Coxa vara congenita). Derartige Verknöcherungsstörungen setzen im Embryonalleben ein, wirken aber noch auf die weitere Entwicklung fort.

Enchondrale Dysostosen — Erbliche Skelettentwicklungsstörungen

Diese Gruppe umfaßt alle erblichen konstitutionellen Skelettentwicklungsstörungen, die auf Störungen der »enchondralen Ossifikation«, der Verknöcherung des embryonalen Knorpelskeletts beruhen. Klinische Erscheinungen sind Minderwuchs,

Gliedmaßenverbiegungen, Thoraxdeformierungen, Gelenkauftreibungen, Gelenkbewegungsstörungen, Deformierungen an Händen und Füßen, am Schädel und zahlreiche Übergangsformen. Man kann 4 Hauptgruppen unterscheiden: a) generalisierte kongenital-manifeste Formen, b) polyepiphysäre Dysostosen, c) metaphysäre Dysostosen, d) meta-epiphysäre Dysostosen.

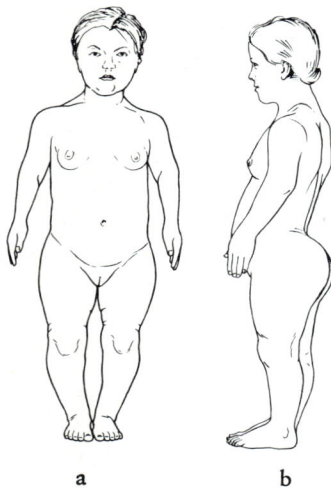

a   b

Abb. 11: *Chondrodystrophie.* – Zwergwuchs mit kurzen, plumpen Gliedmaßen, Varusverbiegung der Beine, Hohlkreuz durch Beckenkippung.

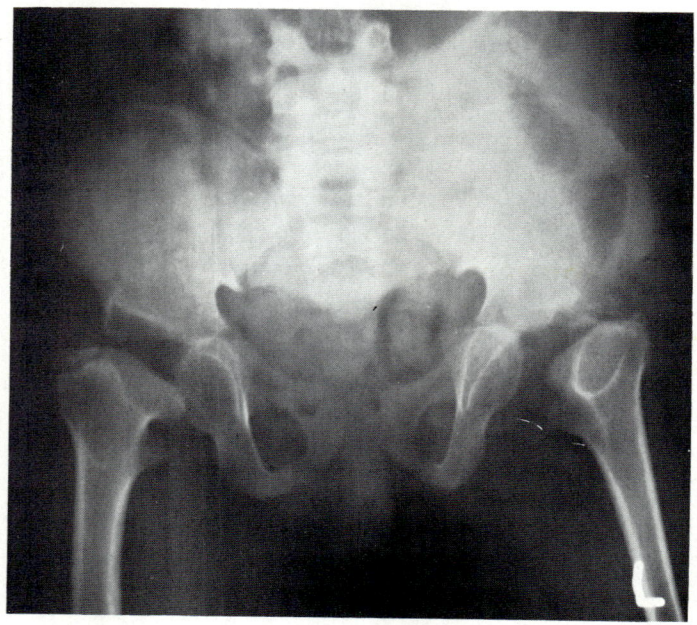

Abb. 12: *Chondrodystrophie.* – Charakteristische Wachstumsstörung der Epiphysen, Pfannendeformierung, plumpe Diaphysen (weibl. 9 J.).

Wichtigste Vertreter der systematisierten Form sind die *Chondrodystrophie* und der *Diastrophische Zwergwuchs*. Charakteristische Merkmale der Chondrodystrophie sind der Zwergwuchs – unter 150 cm beim Erwachsenen – infolge starker Gliedmaßenverkürzung bei relativ normaler Rumpflänge (Sitzriese!), übergroßer Kopf, Schädelbasisverkürzung, Sattelnase, plattes Becken, Hohlkreuz, Coxa vara, O-Beine (Abb. 11 u. 12). Die Gliedmaßenverkürzung betrifft besonders Humerus und Femur. – Beim *Diastrophischen Zwergwuchs* (Lamy-Maroteaux) ist der Zwergwuchs mit schweren Klumpfüßen, Skoliose, Ohrmuschelhämatomen und Gaumenspalte kombiniert. Die Gelenke sind stark deformiert und aufgerieben.

Bei den Gruppen b) bis d) manifestieren sich die Veränderungen multizentrisch im Bereich der Wachstumszonen in den ersten Lebensjahren, entweder an den *Epiphysen* der großen Gelenke (polyepiphysäre Dysostose Ribbing-Müller), an den Metaphysen (Dysostosis enchondralis metaphysaria Murk Jansen) oder metaepiphysär. Vertreter der letzten Gruppe sind die Pfaundler-Hurlersche Erkrankung und der Morbus Morquio-Brailsford. Diesen beiden liegen erbliche Stoffwechselstörungen zugrunde.
Die von enchondralen Dysostosen betroffenen Skeletteile sind minderwertig und werden unter der Belastung frühzeitig deformiert. Die wesentlichen Folgen sind schwere Arthrosen an den belasteten Gelenken, Wirbelsäulenverbiegungen und Spondylosen. Eine kausale Therapie gibt es nicht. Die symptomatische orthopädische Behandlung umfaßt prophylaktische Maßnahmen, funktionelle Therapie, Schienen und Stützapparate sowie Korrekturoperationen.

Die Osteogenesis imperfecta

Die *Osteogenesis imperfecta* = Osteopsathyrose) ist eine angeborene, manchmal familiär auftretende Systemerkrankung, die sich durch außerordentliche *Knochenbrüchigkeit* auszeichnet (Glasknochenkrankheit!). Man unterscheidet eine schwere kongenitale Form, bei der die Frakturen schon intrauterin auftreten. Diese Fälle sind meist nicht lebensfähig. Günstiger ist die Prognose bei der erst später manifest werdenden Form (Osteogenesis imp. tarda); doch sind auch hier 20 und mehr Spontanfrakturen keine Ausnahme. Die Frakturneigung nimmt mit Erreichen der Wachstumsgrenze meist ab. Die Knochen sind im Röntgenbild glasartig durchsichtig und haben eine papierdünne Rindenschicht. Ein auffälliges klinisches Symptom sind die *»blauen Skleren«*, welche durch mangelhafte Verkalkung der Lederhaut des Auges mit Transparenz der Aderhautgefäße bedingt sind. Häufig besteht auch *Innenohrschwerhörigkeit*. Die pathologische Weichheit der Knochen und die zahlreichen Brüche, die gelegentlich in Pseudarthrosen übergehen, können extreme Verkrümmungen und schwerste Wachstumsstörungen verursachen (Abb. 13 u. 14). – Die Behandlung ist meist konservativ symptomatisch. In Einzelfällen kommen Osteosyntheseverfahren in Betracht. Zur Prophylaxe der Frakturen sind Stützapparate und Schienen meist unentbehrlich.

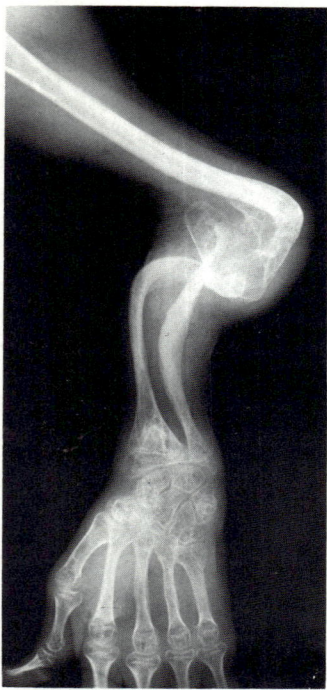
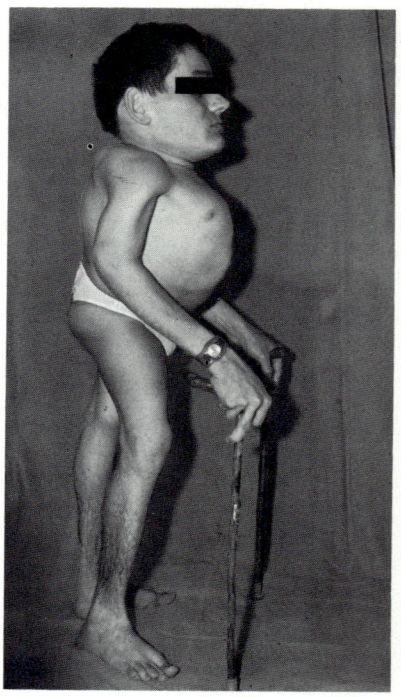

Abb. 13: *Osteogenesis imperfecta* (Osteopsathyrose). – Groteske Knochenverbiegungen infolge pathologischer Brüchigkeit, sehr dünne Rindenschicht, allgemeine Entkalkung (Glasknochenkrankheit).

Abb. 14: Osteogenesis imperfecta. – Hochgradige Wachstumsstörung infolge zahlreicher Spontanfrakturen mit charakteristischer Rumpfverkürzung und Thoraxdeformität (männlich, 19 Jahre).

Knochenverletzungen

Die typische *Verletzung* des Knochens ist der Bruch = Fraktur. Nach der Richtung der einwirkenden Gewalt werden Biegungs-, Abscherungs-, Torsions-, Riß- und Stauchungsbrüche unterschieden. Klinische Frakturzeichen sind abnorme Beweglichkeit, Knochenreiben (Krepitation), Bruchschmerz und Dislokation. Die Dislokation der Fragmente kann als Achsenknickung, Seitsverschiebung, Verdrehung, Verkürzung oder Distraktion in Erscheinung treten. Es werden geschlossene und offene, d. h. durch eine Wunde »komplizierte« Brüche unterschieden. Die normale Bruchheilung erfolgt über ein Kittgewebe, den Kallus, der teils von der Markhöhle, teils von der Knochenhaut gebildet wird. Unterbleibt die Kallusbildung oder wird sie gestört, so entsteht ein Falschgelenk = *Pseudarthrose*. – Mit Dislokation verheilte Knochenbrüche verursachen Gelenkfehlstellungen, beeinträchtigen die Gesamtstatik und führen zu dauernden Funktionsstörungen. Fehlstellungen leichten Grades können im Kindesalter durch funktionellen Umbau oder durch Selbstkorrektur der Epiphysen noch ausgeglichen werden. Folgenschwer sind dagegen stärkere Deformheilungen und be-

sonders *Verletzungen des kindlichen Epiphysenknorpels* wegen der hieraus entstehenden Wachstumsstörungen. Ungleichmäßig belastete oder direkt geschädigte Epiphysen erzeugen progressive Knochen- und Gelenkdeformitäten; meist als Knickung oder Verkürzung (s. Abb. 125).
Epiphysäre Wachstumsstörungen treten auch auf, wenn der physiologische Reiz des wechselnden Muskelzuges und der Belastung aufgehoben oder stark abgeschwächt wird; besonders bei Lähmungen, Pseudarthrosen und Amputationen im Kindesalter. Eine einfache Knochenprellung kann zu einer umschriebenen Blutung in der Markhöhle oder Spongiosa führen, aus der sich durch Resorption eine sogenannte »traumatische Knochenzyste« entwickelt. Das chronische Trauma in Form eines ständig wirkenden Druckes erzeugt durch Druckatrophie umschriebene Defekte. Beispiele sind Wirbeldefekte bei Aortenaneurysma und Knochenusuren bei benachbarten Geschwülsten.
Gegen Prellung besonders empfindlich sind der Hüftgelenkskopf und das Mondbein der Hand. Hier kann es zur Störung der arteriellen Durchblutung und damit zur Knochennekrose kommen.

Strukturveränderungen des Knochens (Atrophie, Osteoporose)

Strukturveränderungen des Knochens treten destruktiv als Entkalkung, Bälkchenabbau, Einschmelzungsherde und Zystenbildung oder konstruktiv als Verkalkung und Verdichtung in Erscheinung. – Die einfache Entkalkung, der sich eine Verminderung der Substanz anschließt, wird als Knochenatrophie bezeichnet. Sie tritt bei Inaktivität auf, z. B. nach längerer Ruhigstellung im Gips, bei Amputationen oder nach Lähmungen. Anderenfalls ist sie Ausdruck einer allgemeinen oder örtlichen Stoffwechselstörung des Knochens. Regelmäßig wird Knochenatrophie in der Nachbarschaft akuter und chronischer Entzündungen oder als deren Folge angetroffen. Besonders stark ist der Abbau bei rheumatischen Prozessen, Tuberkulose und beim Sudeck-Syndrom (s. Abb. 49!).
Eine schwere allgemeine Knochenatrophie des ganzen Skeletts wird als Osteoporose bezeichnet. Diese beruht meist auf hormonellen Stoffwechselstörungen. Im Röntgenbild ist der Knochen glasartig durchsichtig (Abb. 15). Bei Jugendlichen kommen entzündliche Erkrankungen oder Geschwülste der Hypophyse und der Nebenniere in Betracht (Cushing-Syndrom). Lang anhaltender Gebrauch von Nebennierenrindenpräparaten (Kortikosteroide, Cortison) z. B. bei chron. Gelenkrheumatismus kann zu einer medikamentösen Osteoporose vom Cushing-Typ führen. Im Greisenalter ist die Osteoporose eine regelmäßige Erscheinung. Bei Frauen in der Menopause entwickelt sich die Osteoporose oft schnell und führt zu allgemeinem Haltungsverfall und Arthrosis deformans. Der osteoporotische Knochen ist außerordentlich nachgiebig und brüchig. Typisch sind »Fischwirbel« durch Deckplattenimpression (s. auch senile Kyphose!). Spontanfrakturen oder Infraktionen der Wirbelkörper sind keine Seltenheit. Die Häufung der Schenkelhalsbrüche bei alten Menschen ist ebenfalls eine Folge der Altersosteoporose.
Die Therapie der Osteoporose richtet sich nach ihrer Ursache. Bei der senilen

24 Allgemeine Pathologie und Orthopädie des Haltungs- und Bewegungsapparates

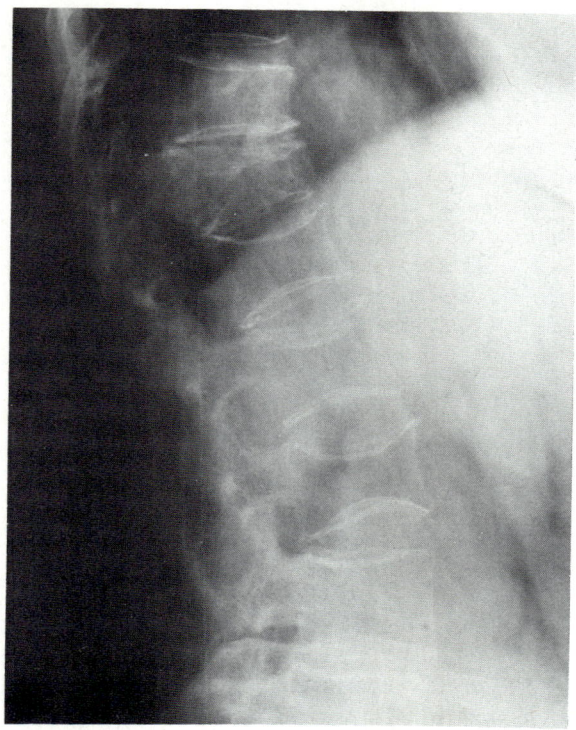

Abb. 15: Osteoporose der Wirbelsäule; charakteristische Fischwirbelform, ältere Spontanfrakturen, hochgradige Entkalkung. 65 Jahre, weiblich.

Osteoporose lassen sich Besserungen der statisch-funktionellen Beschwerden durch anaboles Hormon, Vitamin-D-Stoß und hohe Gaben von ionisiertem Kalzium erzielen, ohne daß sich der Röntgenbefund objektiv ändert.

Knochenzysten

Solitäre Knochenzysten treten hauptsächlich im kindlichen und jugendlichem Alter in der Nähe der Epiphysen langer Röhrenknochen auf. Es handelt sich um gutartige Riesenzellgeschwülste, die wegen ihres Inhaltes von braunem Blutpigment (Blutungsreste!) auch als »braune Tumoren« bezeichnet werden. – Früher war der Name »Ostitis fibrosa localisata« gebräuchlich. – Der Knochen ist in Gelenknähe kolbig aufgetrieben und hat eine sehr dünne Rindenschicht. Besondere Beschwerden bestehen meist nicht; erst, wenn es zur Spontanfraktur kommt (Abb. 16).
Durch die unmittelbare Nachbarschaft der Epiphysenknorpel können Wachstumsstörungen auftreten. Die Behandlung ist ausschließlich operativ durch radikale Ausräumung oder Resektion der Zysten und Knochenspanung.
Riesenzellgeschwülste sind nicht grundsätzlich gutartig, sondern gelten als *semimaligne*. Sie können bösartig werden. Verdacht besteht besonders bei Kranken über 30 Jahre und bei gehäuften Rezidiven.

Erkrankungen des Knochens 25

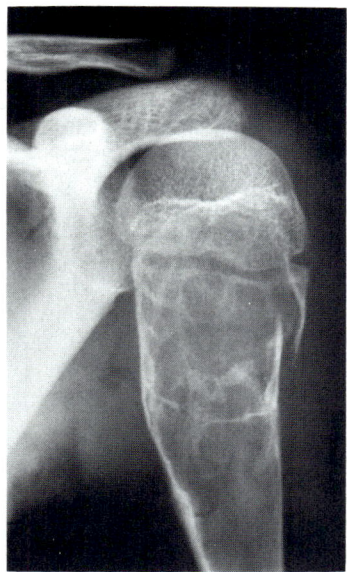

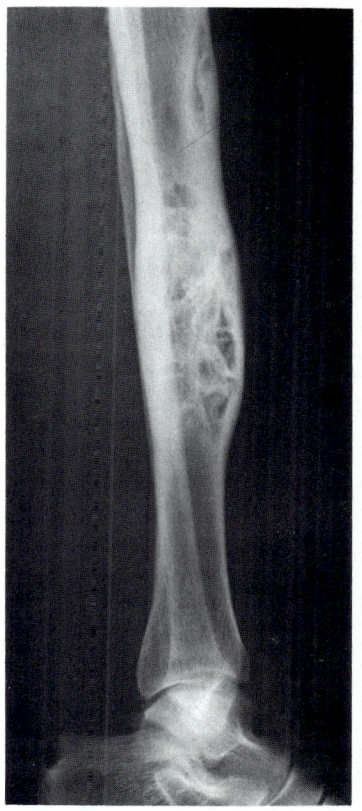

Abb. 16: *Jugendliche Knochenzyste* im linken Oberarm mit Spontanfraktur; 11 Jahre, männlich. – Charakteristischer Sitz im gelenknahen Schaftteil.

Abb. 17: Osteodystrophia fibrosa generalisata *Recklinghausen;* multiple Zysten in der Tibiadiaphyse. 52 Jahre, weiblich.

Die Osteodystrophia fibrosa cystica generalisata Recklinghausen (Hyperparathyreoidismus)

Die *Osteodystrophia (Ostitis) fibrosa cystia generalisata Recklinghausen* ist durch das Auftreten zahlreicher zystischer Entkalkungsherde des ganzen Skeletts oder auch durch eine diffuse Osteoporose ausgezeichnet. Die schwere Krankheit, die mit allgemeiner Schwäche, Muskelschmerzen und Verstimmungen einhergeht, befällt das mittlere Erwachsenenalter – vorzugsweise Frauen – und beruht auf einer Kalk-Phosphorstoffwechselstörung durch Überfunktion der Epithelkörper (Hyperparathyreoidismus), meist durch Epithelkörpertumoren (Adenome) verursacht. Der Kalziumspiegel des Blutes ist erhöht, der Phosphatspiegel vermindert. Große Kalk- und Phosphormengen werden durch die Nieren ausgeschieden. Dabei kommt es oft zur Steinbildung. Die Prognose ist ungünstig wegen der Gefahr der Nephrose und Niereninsuffizienz.
Umgekehrt muß bei gehäuften Nierensteinen an Hyperparathyreoidismus gedacht und der Mineralstoffwechsel überprüft werden.
An den abnorm weichen Knochen treten Deformierungen und Spontanfrakturen

auf. Zu ihrer Prophylaxe können Stützapparate notwendig sein. Stillstand der Skelettveränderungen und klinische Ausheilung ist nur durch die operative Entfernung der Epithelkörpertumoren zu erreichen (s. Abb. 17!).

Entzündliche Knochenerkrankungen

Die häufigste entzündliche Erkrankung des Knochens ist die Osteomyelitis. Sie ist eine bakterielle Infektion. Die Erreger, in der Hauptsache Staphylokokken, gelangen, abgesehen von der direkten Einschleppung durch offene Wunden, als sogenannte septische Metastase auf dem Blutwege in den Knochen, wo sie sich mit Vorliebe in Epiphysennähe absiedeln. Die Entzündung führt zu Knochennekrose, eitriger Einschmelzung und Abszeßbildung mit Neigung zum Durchbruch nach außen mit Fistelung. Nekrotische Knochenteile werden als Sequester bezeichnet, welche allmählich ausgestoßen werden. Die Osteomyelitis kann zur Zerstörung ausgedehnter Knochenbezirke führen. In extremen Fällen wird die ganze Markhöhle eines Röhrenknochens ergriffen. Häufig sind Durchbrüche in benachbarte Gelenke. Die Osteomyelitis kann akut und chronisch verlaufen. Rezidive sind nicht selten. Vorzugsweise erkranken Kinder und Jugendliche (Abb. 18). Die Osteomyelitis des frühen *Säuglingsalters* ergreift regelmäßig die Epiphysen der langen Röhrenknochen und führt oft zu vollständiger Einschmelzung des ganzen Gelenkkörpers, so daß Destruktionsluxationen und schwere Wachstumsstörungen entstehen (Abb. 19). Bevorzugt sind die großen Körpergelenke Hüfte, Knie, Ellbogen und Schulter.

Neben der Knochenzerstörung vollzieht sich bei der Osteomyelitis eine intensive Knochenneubildung, wodurch besonders die Kortikalis verdickt wird und stark verkalkt: Der Knochen eburnisiert. Bei der akuten Form können Spontanfrakturen und Verbiegungen auftreten.

Die sogenannte *lokale Osteomyelitis* entsteht durch direkte Infektion bei Knochenverletzungen (offene Fraktur, Schußbruch).

Die Behandlung der eiternden Knochenmarkentzündung ist operativ (Abszeßspaltung, Sequestrotomie) in Verbindung mit Chemotherapie und antibiotischen Mitteln. Die Orthopädie befaßt sich mit den vielfältigen Folgeerscheinungen. Operative Stellungskorrekturen dürfen erst nach sicherem Abklingen der Entzündungserscheinungen ausgeführt werden, wobei nach Möglichkeit außerhalb des Herdes operiert werden soll.

Eine Sonderform der chronischen Osteomyelitis der langen Röhrenknochen ist die Knochentuberkulose. Gegenüber der Gelenktuberkulose tritt sie aber an Häufigkeit zurück. – Auch die Lues macht eine chronische Osteomyelitis resp. Ostitis.

Ostitis deformans Paget

Die *Ostitis deformans Paget* ist eine extrem chronisch verlaufende Knochenerkrankung, deren Ursache bisher nicht sicher geklärt ist. Das Leiden beginnt im mittleren Erwachsenenalter und befällt meist mehrere Knochen, vorwiegend Becken, Wirbel-

Erkrankungen des Knochens 27

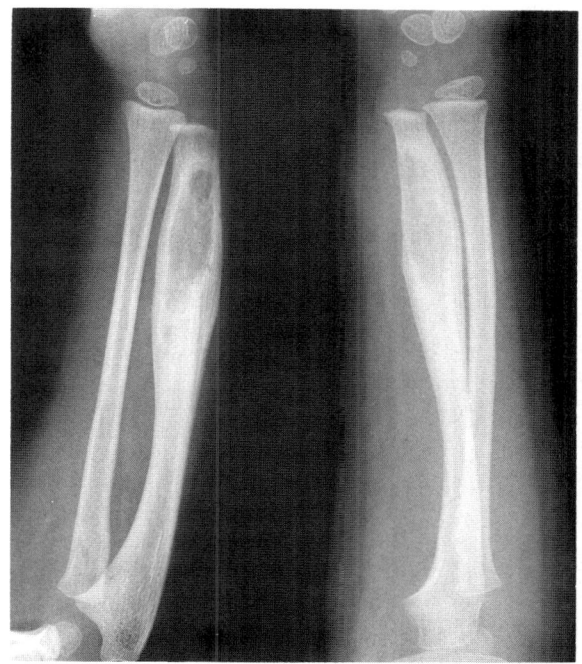

Abb. 18: Osteomyelitis der Elle, ♀ 3 9/12 J. Große Höhle in der Diaphyse mit zentralem Sequester; periostale überschüssige Knochenneubildung (sog. Totenlade!).

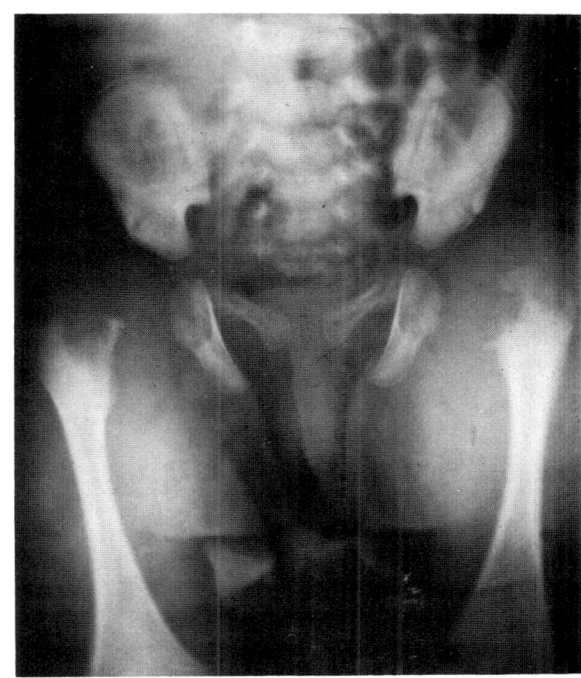

Abb. 19: Säuglingsosteomyelitis – multiple septische Gelenkmetastasen, partielle Epiphyseneinschmelzungen, bilaterale Destruktionsluxation der Hüfte.

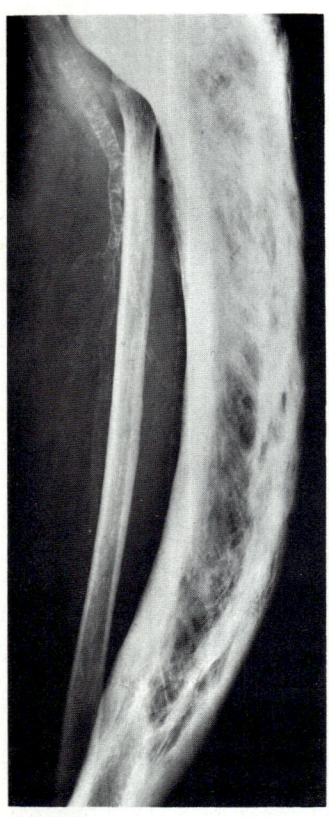

Abb. 20: *Ostitis deformans Paget* der Tibia; 67 Jahre, männlich. – Säbelscheidenförmige Krümmung, Verbreiterung der Rindenschicht, grobsträhnige Zeichnung der Markhöhlenstruktur. – Nebenbefund: Schwere Arteriosklerose als oft beobachtete Begleiterscheinung.

säule und Schädel. Es kann aber auch jahrelang auf einen Knochen, meist die Tibia, beschränkt bleiben. Im Beginn steht häufig eine herdförmige Osteoporose des Schädels. Auf voller Höhe erscheint der Pagetknochen im Röntgenbild teils aufgelockert, teils stark verdichtet, mit Umfangsvermehrung und Verbreiterung der Kortikalis. Die Struktur ist grobsträhnig und streifig (Abb. 20). Klassisches Syndrom: Hut wird zu eng, da Kopfumfang zunimmt! Die Tragfähigkeit des Pagetknochens ist verringert, so daß regelmäßig *Verbiegungen* (Säbelscheidentibia) auftreten und *Spontanfrakturen* nicht selten sind. Über den erkrankten Bezirken ist die Hauttemperatur erhöht. Der Knochen ist sehr blutreich und blutet stark bei chirurgischen Eingriffen. Die Kalzium- und Phosphorwerte im Blut sind normal. Die alkalische Serumphosphatase ist meist deutlich erhöht. Die Prognose ist ungünstig. In etwa 2 Prozent entwickelt sich aus dem »Paget« ein Sarkom. Eine kausale Therapie gibt es nicht. Die konservative Behandlung ist bestrebt, durch Schienen und Stützapparate Verbiegungen und Frakturen zu verhüten.

Osteofibrosis deformans juvenilis

Die O. d. j., auch *polyostotische fibröse Dysplasie* (Jaffé-Lichtenstein-Uehlinger-Krankheit) genannt, beruht auf einer Umwandlung von Knochenmark in zellarmes Fasermark. Die Erkrankung befällt Kinder zwischen 5 und 15 Jahren und verläuft chronisch in Schüben. Hauptlokalisation sind die Dia- und Metaphysen der langen Röhrenknochen, besonders der Oberschenkel (Abb. 21). Infolge der reduzierten Tragfähigkeit der befallenen Knochenabschnitte können erhebliche Verbiegungen und Spontanfrakturen auftreten. Die Aktivität des Prozesses läßt nach der Pubertät nach. Die Ursache des Leidens ist noch nicht geklärt. Familiäres Vorkommen deutet auf einen Anlagefaktor. Auffällige Frühreife bei erkrankten Mädchen – Pubertas praecox u. U. schon in den ersten Lebensjahren – weist auf endokrine Störungen hin. Der Mineralstoffwechsel ist unauffällig. Die alkalische Phosphatase kann leicht erhöht sein. – Die Behandlung ist im allgemeinen konservativ. Bei Gefahr von Belastungsdeformitäten oder Spontanfrakturen sind Schienen oder Stützapparate erforderlich.
Klinisch verwandt mit der polyostotischen fibrösen Dysplasie ist das Albright-Syndrom, bei welchem neben den Skelettveränderungen charakteristische Pigmentverschiebungen bestehen.

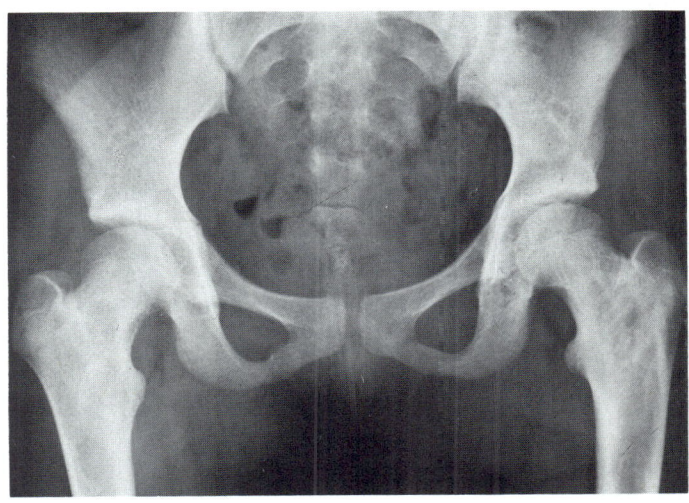

Abb. 21: Polyostotische fibröse Dysplasie (Jaffé-Lichtenstein- Uehlinger). – Herde beiderseits im Schenkelhals und Trochantergebiet; 8 Jahre, weiblich.

Rachitis

Die *Rachitis* (englische Krankheit) ist die wichtigste unter den Stoffwechselerkrankungen des Knochens im frühkindlichen Alter und Ursache zahlreicher Skelettdeformitäten. Sie beruht in erster Linie auf einer Kalk- und Phosphorstoffwechselstörung durch Mangel an Vitamin D. Sie kann aber auch durch Resorptionsstörungen von Phosphor und Kalk in Darm oder Niere verursacht werden. Wesenszug der rachitischen Wachstumsstörung ist die unzureichende Verkalkung des neugebildeten Kno-

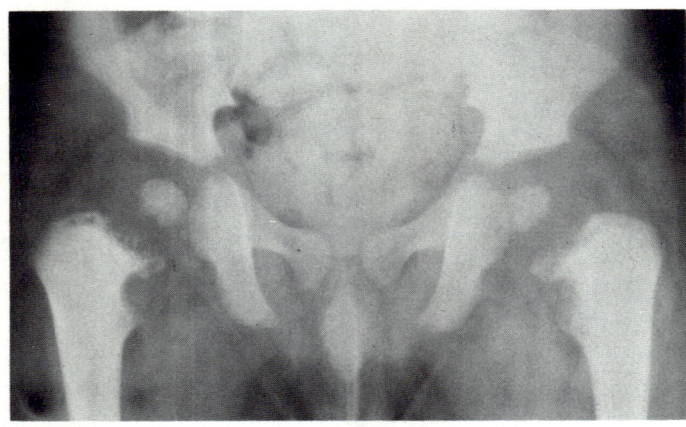

Abb. 22: Rachitis; Verknöcherungszone, unregelmäßig, aufgelockert und verbreitert. Gestörte Verkalkung des Osteoids.

chens (Osteoid), der zu weich und nachgiebig ist. Dies zeigt sich häufig am Hinterkopf der Säuglinge, der sich beim Liegen platt oder schief drückt. An den Gelenkenden treten Verdickungen auf, wodurch die Epiphysen im Röntgenbild »Becherform« zeigen (Abb. 22). Durch die allgemeine antirachitische Prophylaxe mit Vitamin D werden heute die schweren Formen der floriden Säuglingsrachitis kaum noch beobachtet. Die *stärksten Deformierungen* treten naturgemäß an den mechanisch besonders belasteten Skeletteilen auf: Crus varum, Genu valgum, Coxa vara, plattes Becken, Sitzbuckel am Brustlendenübergang. *Typische Veränderungen des Brustkorbes* sind der *»rachitische Rosenkranz«*, die knotige Verdickung der Knorpelknochengrenze an den Rippen neben dem Sternum, der Flanken-, Glocken- oder Hutkrempenthorax mit aufgeworfenem Rippenbogen durch Einziehung der Rippen am Zwerchfellansatz (Harrisonsche Furche) und die Hühnerbrust. – Die Trichterbrust in ihrer ausgeprägten Form ist selten rachitischer Genese; es handelt sich fast immer um eine angeborene Deformität. – An der Wirbelsäule kann die Rachitis Anlaß zur Entstehung einer Skoliose sein. Allerdings wird ihr heute nicht mehr die starke Bedeutung wie früher zuerkannt. – Stark vorspringende *Stirnhöcker* (Tubera frontalia) sind oft bleibende Zeichen einer kindlichen Rachitis.

Die Rachitis tritt hauptsächlich im Säuglingsalter auf. Seltener ist die sogenannte *Spätrachitis* des beginnenden Pubertätsalters, die durch einen relativen Vitamin-D-Mangel bei stark erhöhtem Bedarf zu erklären ist. Besonders in Hungerzeiten wird die Spätrachitis öfter beobachtet. Als häufige Deformität treten X-Beine auf.

Die Rachitis bedingt außer der Knochenstörung auch eine allgemeine Erschlaffung der Muskulatur und des Bindegewebes, so daß in ihrer Folge unter anderem regelmäßig Knickplattfuß und Haltungsschwäche auftreten.

Die *Behandlung* rachitischer Deformitäten ist nur im Beginn konservativ erfolgreich. Solange der Knochen noch weich ist, gelingt es, Verkrümmungen durch redressierende Verbände, Schienen oder Osteoklase auszugleichen. Wenn er, besonders nach Vitamin-D-Gabe, sklerosiert ist, muß osteotomiert werden.

Crus = Unterschenkel

Osteomalazie

Die *Osteomalazie* ist wie die Rachitis eine Vitamin-D-Mangelkrankheit. Sie befällt vorwiegend Frauen während der Schwangerschaft und im beginnenden Klimakterium, also in Phasen eines veränderten oder gestörten Hormonstoffwechsels. Die Knochen sind abnorm weich, so daß Verbiegungen und Spontanfrakturen auftreten können. Klinisch besteht starke Ermüdbarkeit und Druckempfindlichkeit der Knochen, besonders am Brustbein. Das Skelett ist kalkarm und atrophisch. In Zeiten starker Mangelernährung, wie nach dem ersten Weltkrieg und bei Gefangenen, sind gehäuft Fälle sogenannter Hungerosteomalazie oder *Hungerosteopathie* beobachtet worden. Die Behandlung besteht in Vitamin-D-Zufuhr, Ultraviolettbestrahlung und vorsichtiger Medikation von anabolem Sexualhormon. Nach Erkrankungen von Hypophyse, Nebenschilddrüse und Nebenniere und nach Tumoren muß unbedingt gefahndet werden.

Aseptische Knochennekrosen

Die *aseptischen Knochennekrosen* sind eine Gruppe von Erkrankungen, bei denen es ohne bakterielle Entzündung zum Absterben bestimmter Knochenbezirke kommt. Alle diese Prozesse verlaufen ohne Fieber und entzündliche Blutbildveränderungen. Ihre Ursache ist eine lokale Störung der arteriellen Knochendurchblutung, deren Entstehung meist unbekannt ist. Die Mehrzahl der aseptischen Knochennekrosen tritt im jugendlichen Alter auf und steht mit Wachstums- und Reifungsprozessen des Skeletts im Zusammenhang. Die Gefäßversorgung der betroffenen Knochen ist anscheinend aus anatomischen Gründen leichter gefährdet. Neben einigen endständigen Epiphysen und Apophysen sind es ausschließlich kleine Knochen des Fußes und der Handwurzel, die wie der Kern einer Nuß von einer Knorpelschale umgeben sind. Alle aseptischen Knochennekrosen heilen spontan durch Substitution des abgestorbenen Gewebes, nicht selten allerdings unter Deformierung.
Die klinisch wichtigste der aseptischen Knochennekrosen ist die *Osteochondrosis coxae juvenilis Perthes*. Sie wird bei den Hüfterkrankungen abgehandelt (s. S. 107 f.!).
Der Morbus Köhler I ist die aseptische Nekrose des Kahnbeins am Fuß, welche beim Kind mit 4–6 Jahren auftritt. Der Knochenkern ist im Röntgenbild verdichtet, verkleinert und unregelmäßig begrenzt (Abb. 23). Die Erkrankung macht meist keine

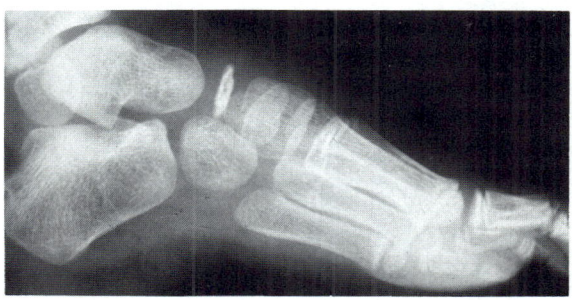

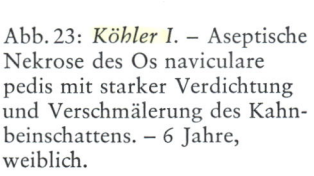

Abb. 23: *Köhler I.* – Aseptische Nekrose des Os naviculare pedis mit starker Verdichtung und Verschmälerung des Kahnbeinschattens. – 6 Jahre, weiblich.

Beschwerden und wird häufig nur als Nebenbefund bei Röntgenuntersuchung aus anderer Ursache festgestellt. Gelegentlich treten aber Belastungsbeschwerden und örtlicher Druckschmerz auf. – Die Behandlung ist konservativ. Man gibt entlastende Einlagen oder bei stärkeren Beschwerden einen Stützverband für 3–4 Wochen.

Der Morbus Köhler II ist die aseptische Nekrose des 2., 3. oder 4. Mittelfußköpfchens. Er tritt vorzugsweise bei jungen Mädchen zwischen 14 und 20 Jahren auf. Beschwerden sind nicht die Regel. Das Leiden ist oft mit Spreizfuß kombiniert und verläuft dann unter dem Bilde des Fußschadens. Im Röntgenbild fällt die kolbige Verdickung des Metatarsalköpfchens mit Abplattung seiner Gelenkfläche auf. Der Gelenkspalt erscheint breiter. Behandelt wird wie bei Spreizfuß. Nur vereinzelt ist Operation erforderlich (Abb. 24).

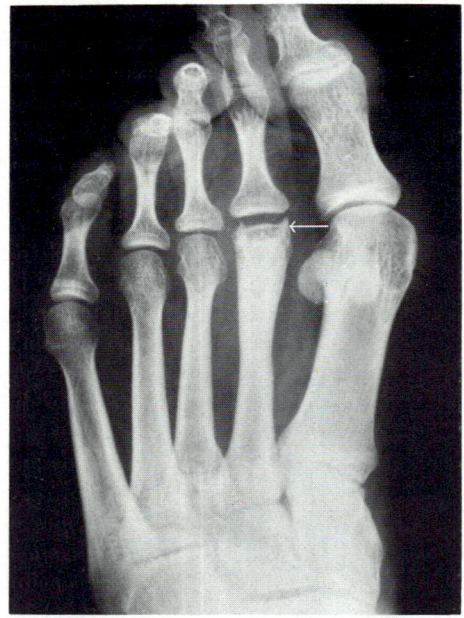

Abb. 24: *Köhler II.* – Aseptische Nekrose des II. Mittelfußköpfchens; Abplattung und Verdickung, unregelmäßige Gelenklinie, Gelenkspalte verbreitert; 19 Jahre, weiblich.

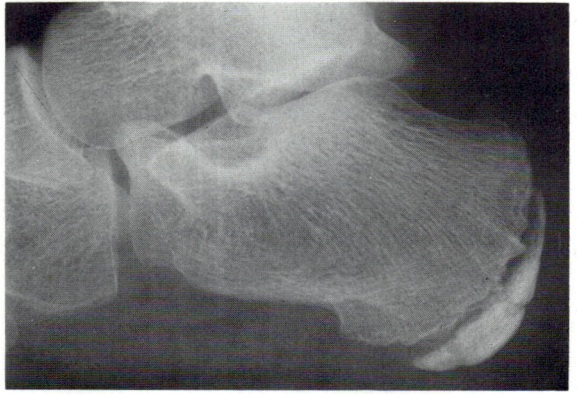

Abb. 25: Aseptische Nekrose des Tuber calcanei; sogenannte Apophysitis calcanei, Strukturverdichtung und Fragmentation.

Unter *Apophysitis calcanei* versteht man die aseptische Nekrose der schalenförmigen Apophyse des Fersenbeinhöckers, die bei Kindern im Alter von 10 bis 12 Jahren auftreten kann. Sie äußert sich klinisch durch Schmerzen hinten an der Ferse beim Bergaufgehen und Treppensteigen sowie durch direkte Druck- und Klopfempfindlichkeit. Der Funktionsschmerz ist durch den starken Zug der Achillessehne bedingt. Röntgenologisch ist die Apophyse verdichtet und häufig in einzelne Bröckel zerfallen (fragmentiert – Abb. 25). Die Behandlung besteht in Entlastung der Achillessehne durch Absatzerhöhung. In hartnäckig schmerzhaften Fällen muß für mehrere Wochen ein Stützverband (Elastoplast, Zinkleim, Gips) gegeben werden.

Die *Schlattersche Erkrankung* (Abb. 26) ist die aseptische Nekrose der Apophyse der Tuberositas tibiae. Sie tritt bei beiden Geschlechtern zu Beginn der Entwicklungsjahre auf. Äußerlich kann der Schienbeinkopfhöcker plump verdickt sein. Schmerzen treten beim Knien und beim Bergabgehen auf, letztere durch den starken Zug der Patellarsehne. Röntgenologisch erscheint die Apophyse aufgelockert, von wolkiger Struktur, manchmal in mehrere Fragmente zerfallen. Zuweilen hat die Apophyse schnabelartige Form. – In leichten Fällen genügt *therapeutisch* vorübergehende Bandagierung des Knies mit elastischer Binde oder einem halbstarren Verband. Bei stärkeren Beschwerden gibt man eine Kniegipshülse für 3 bis 4 Wochen. Der »Schlatter« ist endgültig abgeheilt, wenn die Apophyse breite Knochenverbindung zur Tibia hat. Bis zum Durchbau vergehen etwa 6 Monate. Bei verzögertem Heilverlauf kann der Umbau durch operative Ausräumung der Knochennekrose beschleunigt werden.

Die *Larsen-Johansson-Krankheit* ist eine Ossifikationsstörung des unteren Patellapoles mit lokaler Schwellung und Druckempfindlichkeit im Adoleszentenalter. Typischer Schmerz bei Belastung des gebeugten Unterschenkels. Im Röntgenbild charakteristische Strukturauflockerung und Fragmentation (Abb. 27). Man behandelt durch elastische Bandagierung, gegebenenfalls auch durch mehrwöchige Ruhigstellung im Gipstutor. Oft bringt Infiltration von Hydrocortison mit einem Lokalanästhetikum rasch Erleichterung.

Die von KIENBÖCK beschriebene *Mondbeinnekrose*, auch *Lunatummalazie* genannt, betrifft vorwiegend Männer zwischen 20 und 30 Jahren. Klinisch bestehen Spontanschmerzen und Kraftlosigkeit der Hand. Der Handrücken ist über dem Mondbein druckempfindlich und manchmal leicht geschwollen. Typisch ist das *Röntgenbild* mit dem verdichteten und unregelmäßig verkleinerten Os lunatum (Abb. 28). Ursächlich kommen Traumen in Frage. Bei Preßluftarbeitern wird die Mondbeinnekrose als Berufskrankheit anerkannt. – Die Behandlung besteht in Ruhigstellung im Gips für 2 bis 3 Monate und Vermeiden von harten Erschütterungen der Hand (Hämmern, Preßluftbohrer usw.), Handmanschette, eventuell Umschulung! Der Verlauf ist stets sehr protrahiert und die Prognose nicht sehr günstig, da infolge der Verschiebung im Gelenkgefüge meist eine Arthrosis deformans auftritt. Die Ergebnisse der operativen Behandlung sind nur zum Teil befriedigend.

Die *Vertebra plana Calvé* (Plattwirbel) ist die aseptische Nekrose des Wirbelkörpers. Die seltene Erkrankung führt im Kindesalter zum hochgradigen Zusammensinken des Wirbelkörpers bei Erhaltenbleiben der angrenzenden Bandscheiben. Der Wirbelkörper kann nur noch als schmale Scheibe übrigbleiben. Die äußere Fehlform ist meist gering; manchmal besteht ein leichter Gibbus. Klinische Beschwerden können

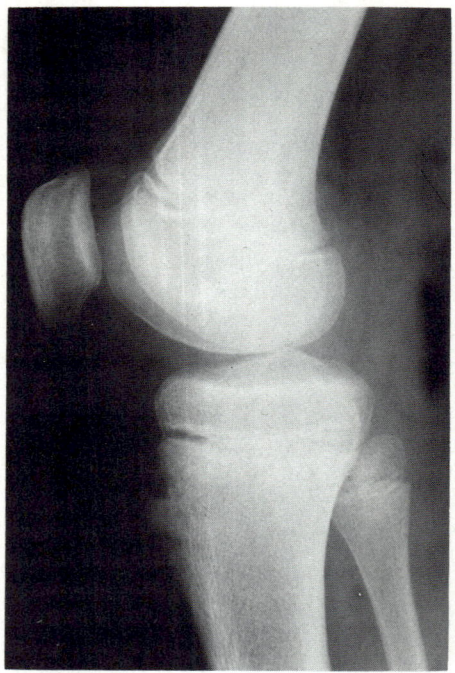 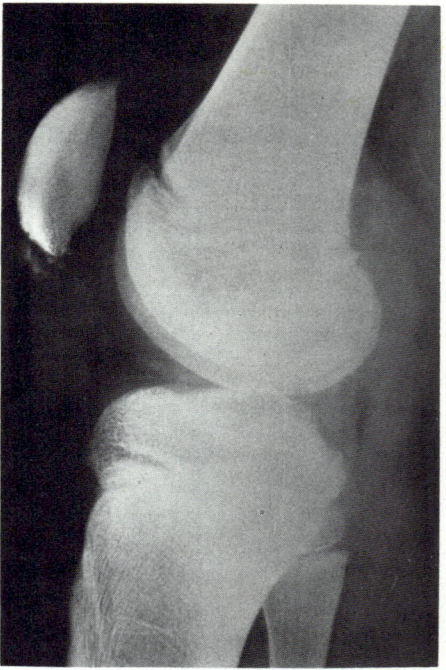

Abb. 26: Aseptische Nekrose der Tuberositas tibiae (Morbus Schlatter-Osgood).

Abb. 27: Larsen-Johansson-Syndrom; Strukturauflockerung und Fragmentation am unteren Patellapol.

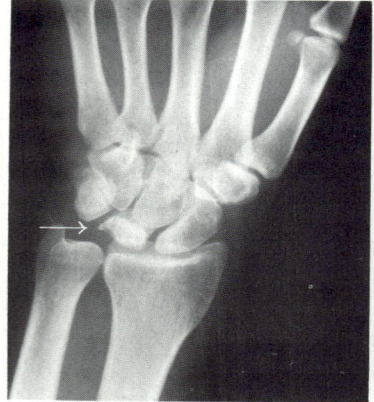 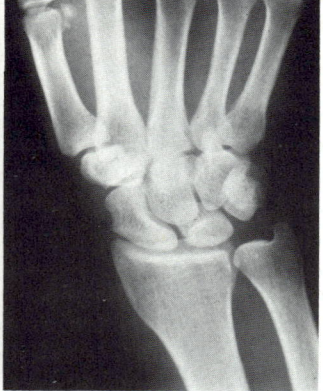

Abb. 28: *Lunatummalazie* (Kienböck). – Linkes Mondbein allgemein verdichtet, verkleinert und unregelmäßig begrenzt; 26 Jahre männlich.

ganz fehlen. Die Erkrankung hat hauptsächlich differentialdiagnostisches Interesse bei Wirbelkaries und Geschwülsten. – Die Therapie besteht in Ruhigstellung und eventueller Knochenspanung, um stärkerer Gibbusbildung vorzubeugen.

Das *van-Neck-Syndrom* ist die aseptische Nekrose der Synchondrosis ischiopubica mit kolbiger Auftreibung und gelegentlicher Schmerzhaftigkeit am Übergang vom Sitzbein zum Schambein. Charakteristisch auf der Beckenübersichtsaufnahme ist die meist doppelseitige Auftreibung und wolkige Struktur zwischen Sitzhöcker und Symphyse (Abb. 29). Die Therapie ist konservativ.

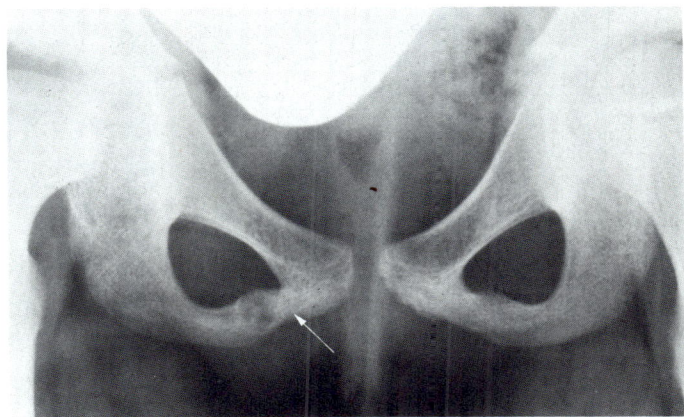

Abb. 29: *van Neck-Syndrom.* – Wolkige Struktur und blasige Auftreibung der Synchondrosis ischiopubica; 12 Jahre weiblich.

Die *Scheuermannsche Krankheit* (s. Adoleszentenkyphose S. 75 f.!) wird heute ebenfalls zur Gruppe der aseptischen Knochennekrosen gerechnet. Außerdem gehört noch eine Reihe anderer sogenannter Apophysitiden in diesen Formenkreis. Wir kennen z. B. bei Jugendlichen vorübergehende Schmerzzustände an der Basis des 5. Mittelfußknochens am äußeren Fußrand, an der Trochanterspitze und am vorderen unteren Darmbeinstachel.

Knochengeschwülste

Knochengeschwülste kommen als gutartige und bösartige Neubildungen des Knochens und Knorpels oder als Metastasen extraskelettärer Primärtumoren vor. Eine ganze Reihe von Malignomen macht mit Vorliebe Knochenmetastasen, wie das Mamma-Ca, das Prostata-Ca, der Schilddrüsenkrebs, das Plasmozytom (Abb. 30 u. 31) und das Hypernephrom. Krebsmetastasen im Knochen sind entweder knochenzerstörend (osteoklastisch) oder knochenbildend (osteoplastisch). Beide Typen kommen nebeneinander vor. Häufig entstehen Spontanfrakturen. Wie bei den Knochenentzündungen ist bei den malignen Neubildungen die BSG beschleunigt. Die alkalische Phosphatase ist gewöhnlich vermehrt. Knochentumoren und -metastasen können sehr schmerzhaft sein. Die Behandlung ist meist symptomatisch (Strahlentherapie, Zytostatika). Jedoch kommen in Einzelfällen Liegeschalen, Stützapparate und Korsette in

Frage; sei es um bessere Pflege zu ermöglichen, oder sei es, um bruchgefährdete Knochen zu stützen. Spontanfrakturen können gegebenenfalls durch Metallosteosynthese (Marknagel, Druckplatten) oder durch Kunststoffplomben, z. B. Palacos stabilisiert werden.

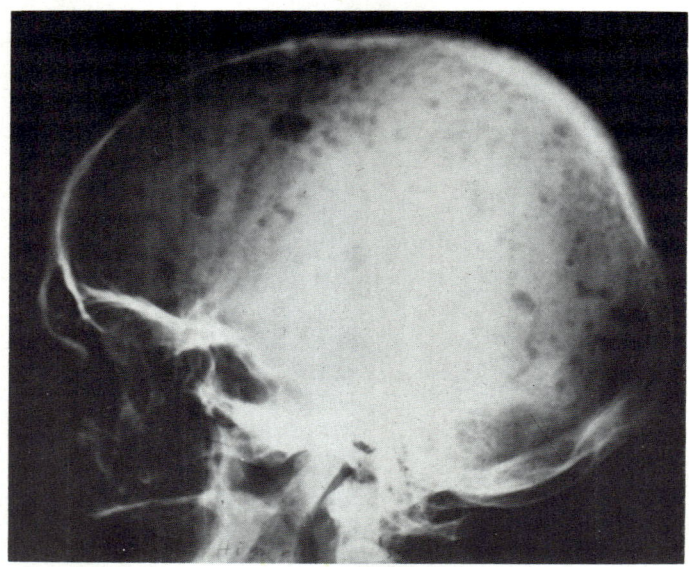

Abb. 30: Plasmozytom; charakteristischer Befall des Schädels mit ausgestanzten Defekten.

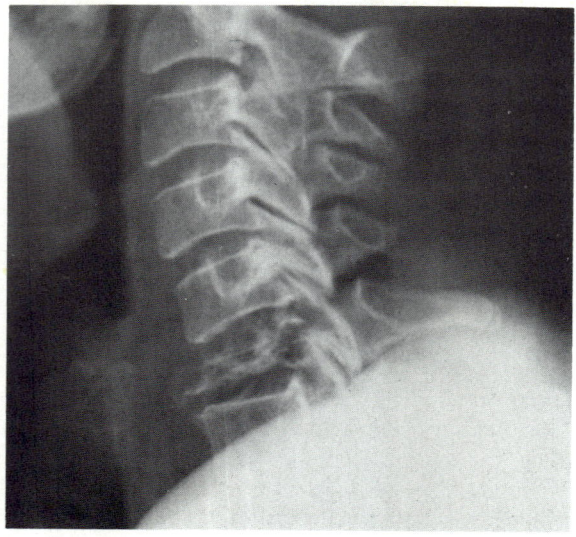

Abb. 31: Plasmozytommetastase der Wirbelsäule

Erkrankungen des Knochens 37

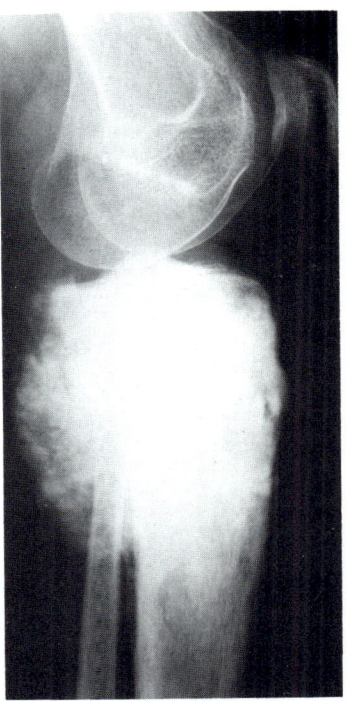

Abb. 32: Osteogenes Sarkom; expansiv-infiltratives Wachstum. Typische epiphysär-metaphysäre Lokalisation. 6 Monate nach Auftreten erster Symptome. – 17 J., männlich.

Die primären bösartigen Knochengeschwülste sind Sarkome. Ihre Prognose ist fast immer infaust, da sie meist erst erkannt werden, wenn sie schon hämatogene Metastasen gesetzt haben. Nur die frühe Radikaloperation hat Aussicht auf Heilung. Besonders bösartig sind die Tumoren, die vom Knorpel und von der Synovia der Gelenke ausgehen. Sie treten vorzugsweise bei Jugendlichen auf (Abb. 32).
Gutartige Knochentumoren sind Exostosen, Osteome, Enchondrome und ein Teil der Riesenzellgeschwülste (Knochenzysten).

Exostosen

Exostosen sind höckerige oder spornartige Knochenvorsprünge, welche vom Epiphysenknorpel oder von der Knochenhaut ihren Ausgang nehmen. Bei den *multiplen kartilaginären Exostosen* handelt es sich um ein Erbleiden. Die zunächst knorpeligen Auswüchse treten in typischer Weise schon im Kindesalter an den Gelenkenden der langen Röhrenknochen auf. Bevorzugter Sitz sind die Innenseite des Knies, die Knöchel- und Handgelenke. Klinisch bestehen unregelmäßige, harte Auftreibungen, die meist keine Beschwerden verursachen. Gelegentlich kommt es durch epiphysäre Wachstumsstörung zu Deformierungen, besonders am Unterarm. Die knorpeligen Wucherungen verknöchern allmählich und sind dann im Röntgenbild sichtbar (Abb. 33). Sie weisen meist in die Richtung der Hauptmuskelzüge. Es handelt sich um

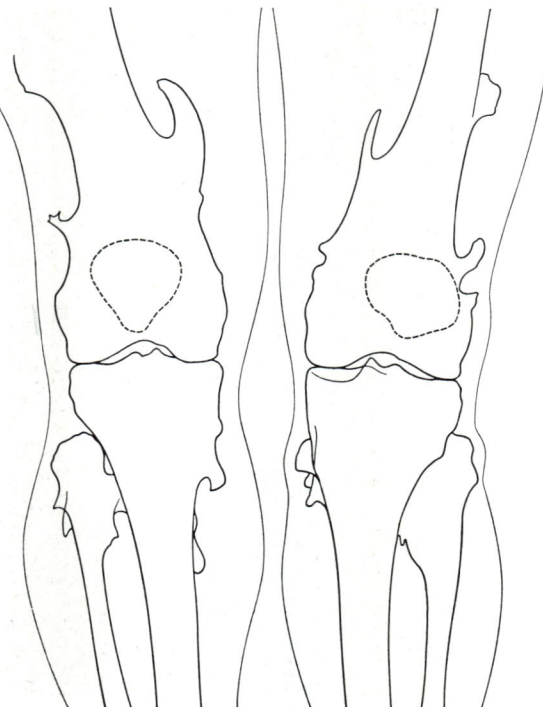

Abb. 33: Multiple hereditäre kartilaginäre Exostosen.

gutartige Neubildungen. Die operative Entfernung erfolgt meist aus kosmetischen Gründen oder in Fällen, wo die Exostose durch mechanische Irritation Beschwerden verursacht. – Exostosen am Rand oder an der Unterfläche des Schulterblattes können die Ursachen des schmerzhaften Schulterblattkrachens sein. Sie müssen abgemeißelt werden.
Durch *Periostreizung* an mechanisch auf Druck oder Zug besonders beanspruchten Stellen können sich isolierte, oft schmerzhafte Exostosen entwickeln, besonders am Fuß durch Schuhdruck im Gebiet der Ferse (Haglundexostose und Fersensporn) und des 1. Mittelfußköpfchens bei Spreizfuß. Ihre Behandlung ist entweder symptomatisch durch Druckentlastung am Schuh oder operativ.

Enchondrom (Dyschondroplasie — Chondromatose)

Das *Enchodrom* ist eine gutartige Knorpelgeschwulst im Inneren des Knochens, die vom Epiphysenknorpel, von Knorpelkeimen der Diaphysen oder vom Periost ausgeht. Die Tumoren, die meist multipel auftreten, führen zu knotigen oder spindelförmigen Auftreibungen (Abb. 34). Lieblingssitz sind Finger und Zehen, Mittelhand und Mittelfuß. Aber auch die übrigen Extremitätenknochen, Becken und Brustkorb, können befallen sein. Das Leiden beginnt stets in der Kindheit und scheint gewöhnlich mit

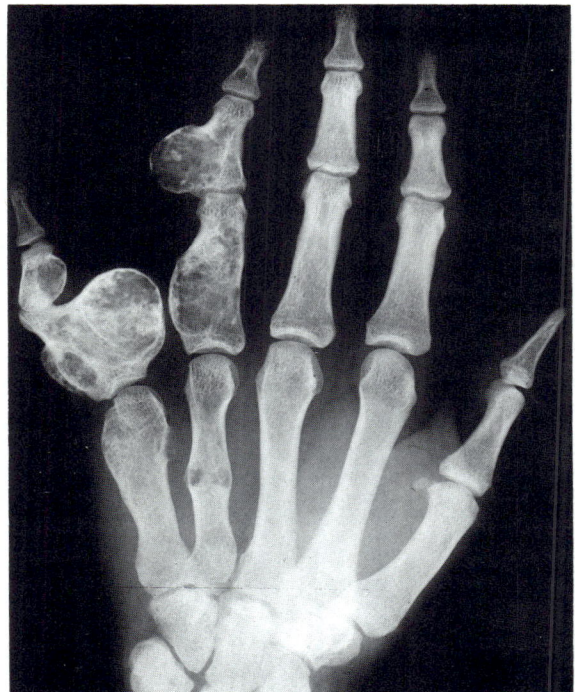 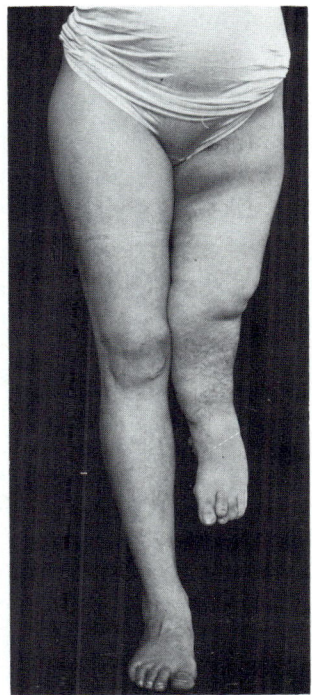

Abb. 34: *Multiple Enchondrome.* – Lieblingslokalisation an den Fingergliedern und Mittelhandknochen; basigzystische Auftreibungen mit grotesken Deformierungen; 21 Jahre, männlich.

Abb. 35: *Ollersche Wachstumsstörung* bei vorwiegend linksseitig lokalisierten multiplen Enchondromen, 34 cm Beinverkürzung; 25 Jahre, weiblich.

dem Wachstumsende stillzustehen. Eine besondere Form ist der vorwiegende Halbseitentyp, der zu schweren sekundären Epiphysenwachstumsstörungen führen kann (sogenannte »Ollersche Wachstumsstörung«, Abb. 35). – Das Röntgenbild zeigt anfangs streifige Verdichtungen und auf der Höhe der Entwicklung blasig-zystische Aufhellungen, in denen sich später unregelmäßige Verkalkungen entwickeln können. In Einzelfällen ist späte maligne Entartung zu Sarkom beobachtet worden.
Die Behandlung ist im allgemeinen konservativ symptomatisch. Bei schwerer Wachstumsstörung, die bis zu über 30 cm Beinlängendifferenz führen kann, ist Apparatversorgung notwendig. Einzelne Enchondrome, die Bewegungsstörungen, z. B. an den Fingern, verursachen, werden operativ ausgeräumt und gespant.
Multiple kartilaginäre Exostosen und die Dyschondroplasie werden neuerdings auch zu den enchondralen Dysostosen gerechnet (vgl. S. 19 f.).

Erkrankungen der Gelenke

Angeborene Gelenkfehler

Angeborene Gelenkfehler sind zum Teil durch Entwicklungsstörungen der Knochen (Aplasie, Defekt) bedingt, bei denen die Gelenkanlage überhaupt nicht ausgebildet oder ein Gelenkkörper nicht angelegt ist. Ferner werden *kongenitale Ankylosen* als Ausdruck einer unterbliebenen Differenzierung beobachtet. Sie treten besonders an den Kopfgelenken und an den Unterarmdrehgelenken auf.
Eine Störung der Entwicklung der Gelenkweichteile liegt den angeborenen *Gelenksteifen* zugrunde, bei denen Verwachsungen von Kapseln und Synovia bestehen, während die Epiphysen normal entwickelt sind. Sie werden hauptsächlich als Strecksteife an den Knien und Ellenbogen beobachtet und kommen nicht selten beim Dysmeliesyndrom vor. Sie sind ein Hauptsymptom der Arthromyogryposis multiplex congenita (vgl. S. 56).
Der häufigste und praktisch bedeutungsvollste angeborene Gelenkfehler ist die zur Verrenkung führende *Hüftgelenksdysplasie,* bei der die Hüftpfanne zu flach ist (s. S. 99 ff.).

Gelenkverletzungen

Gelenkverletzungen entstehen durch direkte und indirekte Gewalteinwirkung. Zur *geschlossenen* Gelenkverletzung kommt es bei gelenknahen Knochenbrüchen, wenn die Frakturzone in den Gelenkraum hineinreicht, und bei der *Verrenkung (= Luxation),* wenn der Gelenkkopf die Pfanne verläßt. Jede Luxation führt zur Überdehnung oder Zerreißung der Gelenkkapsel und ihrer Verstärkungsbänder. Klassisches Symptom der Luxation ist die »federnde Fixation«: Die Gelenkbewegung ist in bestimmter Stellung federnd gesperrt. Der passive Bewegungsversuch ist sehr schmerzhaft. Unter den traumatischen Luxationen steht die Schulter zahlenmäßig an der Spitze.
Unter einer *habituellen Luxation* verstehen wir eine häufig wiederkehrende, gewohnheitsmäßige Verrenkung. Sie entwickelt sich entweder nach einer traumatischen Luxation, welche eine überdehnte, schlaffe Kapsel hinterläßt, oder sie beruht auf einem Entwicklungsfehler der Gelenkkörper. Häufigste Lokalisation der habituellen Luxation ist die Schulter und die Kniescheibe. Habituelle Luxationen müssen operiert werden. Fixierende Bandagen sind nur Provisorien.
Häufig sind *Distorsion* und *Prellung* von großen oder kleinen Gelenken, bei denen es zur Zerrung oder Quetschung der Gelenkkapsel kommt. Sie bedingen schmerzhafte Schwellungen und Ergüsse. Bei Gelenkprellung durch direkte wie auch indirekte Traumen sind Schädigungen des sehr empfindlichen Knorpelbelages möglich, der oft mit einem Ödem reagiert. Auf gleiche Weise können auch subchondrale Durchblutungsstörungen mit umschriebener Knochennekrose, die zur Ausstoßung eines freien Körpers führen, entstehen (Osteochondrosis dissecans).
Partielle oder totale *Bänderrisse* kommen besonders am Knie- und Fußgelenk vor.

Die *offenen* *Gelenkverletzungen* entstehen durch Riß, Stich und Schuß oder bei Perforation von Knochenfragmenten nach außen. Die besonderen Gefahren sind die direkte Knorpelzerstörung und die Gelenkinfektion. Dauerschädigungen nach offener Gelenkverletzung und frühe Arthrose sind fast die Regel.

Entzündliche Gelenkprozesse

Entzündliche Gelenkprozesse (Arthritis) entstehen durch bakterielle Infektionen mit verschiedenen Erregern oder auf allergischer Basis. Bei der *Infektarthritis* erfolgt der Erregereinbruch, abgesehen von der Einschleppung durch offene Verletzungen, auf dem Blutwege als septische Metastase oder als Durchbruch gelenknaher Eiterherde. Die *Infektarthritis* kann akut und chronisch verlaufen. Sie stellt immer eine schwere Erkrankung dar. Durch Knorpel- oder Knocheneinschmelzung und Verwachsungen der Kapsel treten dauernde Funktionsstörungen von leichteren Kontrakturen bis zur vollständigen Ankylose auf. In manchen Fällen kommt es zum Durchbruch nach außen mit langdauernden Fisteleiterungen. Zeichen der Infektarthritis sind schmerzhafte Gelenkschwellung, Erguß, Fieber, Senkungsbeschleunigung. Meist ist nur ein Gelenk betroffen. *Therapeutisch* erfordert der Gelenkinfekt konsequente Ruhigstellung im Gipsverband, Erregernachweis durch Punktion und gezielte Anwendung kulturell ausgetesteter Antibiotika oder Chemotherapeutika. Ergüsse müssen, gegebenenfalls wiederholt, abpunktiert, Abszesse gespalten und drainiert werden. Die Mobilisation infizierter Gelenke darf nicht zu früh (Rezidivgefahr), aber auch nicht zu spät (Versteifung, Kontraktur) vorgenommen werden.

Gelenktuberkulose

Eine besondere Form der chronischen Arthritis ist die *Gelenktuberkulose*. Sie entsteht als Sekundärinfektion durch Einschleppung der Tuberkelbakterien auf dem Blutwege. Die Erkrankung beginnt meist im ersten und zweiten Lebensjahrzehnt (ca. 60 %). Sie ist immer eine ernste Allgemeinerkrankung. Je nach Erstlokalisation am Gelenk unterscheidet man die *synoviale* und die *ossäre* Form der Gelenk-Tbc. Erste kann auf die Gelenkweichteile beschränkt bleiben und Knorpel und Knochen im wesentlichen verschonen. Hier sind Ausheilungen mit Beweglichkeit möglich. Die primär ossäre Form führt immer zu größeren Substanzdefekten. Ihre günstigste Ausheilungsform ist die Ankylose, da die Versteifung schmerzfreie Belastung gestattet und der tuberkulöse Herd zuverlässig inaktiviert wird. Die synoviale Gelenktuberkulose kann als a) serofibrinöse, b) fungöse oder c) eitrige Form verlaufen.

Die seröse und serofibrinöse Form ist durch den trüben Gelenkerguß gekennzeichnet, in dem sich Reiskörperchen finden können (Hygrom und Reiskörperhygrom). – Beim Fungus ist die Kapsel erheblich verdickt, gewuchert und von tuberkulösen Granulationen durchsetzt. – Das tuberkulöse Empyem kann aus einem Fungus oder einem gelenknahen Knochenherd hervorgehen. Es bricht leicht in die Umgebung durch und kann zu Fistelungen führen.

Eine Sonderform ist die Arthritis sicca, bei der das Exsudat fehlt. Sie kommt besonders an der Schulter vor.

Die *Diagnose* der Gelenktuberkulose ist das Ergebnis anamnestischer, klinischer, röntgenologischer, bakteriologischer und histologischer Erhebungen. Milieu und Vorerkrankungen, die Fahndung nach dem primären tuberkulösen Lungenherd, der positive Ausfall der Tuberkulinreaktionen entscheiden oft über die Beurteilung des klinischen und röntgenologischen Befundes. Klinisch charakteristisch sind Gelenkschwellung, mäßige Wärmevermehrung, geringe Schmerzhaftigkeit, Bewegungseinschränkung. Alle Veränderungen entwickeln sich langsam. Akuter Verlauf kommt nur selten vor. — Das *Röntgenbild* ist im Beginn durch eine allgemeine Knochenatrophie, Verdichtung der Weichteilschatten und Gelenkspaltverschmälerung (Knorpelschwund!) gekennzeichnet. Knochendefekte erscheinen relativ spät und können als Randusuren oder knorpelnahe Knochenkavernen auftreten. In fortgeschrittenen Stadien herrschen Einschmelzungen und Zusammenbrüche der Gelenkkörper vor (s. Abb. 91).

Die Blutsenkung ist meist deutlich beschleunigt. — Unklare Fälle werden oft erst durch die kulturelle Untersuchung des Gelenkpunktates, durch den Tierversuch und durch den histologischen Befund geklärt.

Die *Therapie* der Gelenktuberkulose ist im allgemeinen eine konservative tuberkulostatische. Die Abwehrlage des Gesamtorganismus muß gestärkt und die Virulenz der Tuberkelbakterien geschwächt werden. Das befallene Gelenk ist bis zur Inaktivierung des Prozesses durch Gipsverband oder orthopädischen Apparat konsequent zu fixieren. Hochwertige Nahrung, mildes Reizklima, harmonisches Milieu sollen den AZ des Kranken heben. Die direkte Bekämpfung der Erreger selbst erfolgt durch *Tuberkulostatika*. Wichtig ist dabei die Anwendung einer Kombination von Isonikotinsäurehydrazid (INH) und Ethambutol (Myambutol) mit dem antibiotischen Streptomycinabkömmling Rifampicin. Die Paraaminosalizylsäure (PAS) ist in den letzten Jahren in den Hintergrund getreten. Die heutigen Tuberkulostatika werden peroral verabfolgt. Alle diese Maßnahmen dienen der Allgemeinbehandlung eines an Tuberkulose Leidenden, nicht nur dem erkrankten Gelenk. Die lokale Therapie beschränkt sich tatsächlich auf die exakte Ruhigstellung und in Einzelfällen auf Punktionen und die Instillation tuberkulostatischer Mittel. — Die *operative Behandlung* der Gelenktuberkulose (Arthrodese und Resektion) erstrebt die Ausräumung großer Zerfallsherde und die endgültige Versteifung von Gelenken mit fortgeschrittener Zerstörung. Resektion und Arthrodese beschränken sich also auf diejenigen Fälle, bei denen die konservative Behandlung den tuberkulösen Prozeß nicht im Frühstadium beherrschen konnte.

Gelenkrheumatismus

Beim Gelenkrheumatismus werden heute zwei Grundformen unterschieden, das *Rheumatische Fieber* mit einer akuten und einer chronischen Verlaufsform und die *primär chronische Polyarthritis*. — Die erste Form, früher akuter und sekundär-chronischer Gelenkrheumatismus genannt, ist eine allergische sero-fibröse Gelenkentzündung, die gleichzeitig oder nacheinander mehrere große Gliedmaßengelenke (Hüfte,

Knie, Fuß, Hand, Ellenbogen, Schulter) befällt. Die Sensibilisierung des Organismus erfolgt durch β-hämolytische Streptokokken. Meist sind in der Anamnese Tonsilleninfekte nachweisbar. Als Ausdruck der vorangegangenen Streptokokkeninfektion ist der Antistreptolysintiter im Blutserum und im Gelenkpunktat auf über 400 AST erhöht. Neben den Gelenken können noch andere seröse oder synoviale Membranen befallen sein. Die am meisten gefürchtete Komplikation ist die rheumatische Endokarditis. Die Hormonproduktion von Hypophyse und Nebenniere ist gestört. Im klinischen Verlauf kommt es im Anschluß an eine uncharakteristische Angina nach 1 bis 3 Wochen unter Fieberanstieg zu schmerzhaften Gelenkschwellungen. Die Gelenke fühlen sich heiß an. Die Haut darüber ist glänzend und gespannt. Zum Teil sind die Schwellungen nur flüchtig, zum Teil aber hartnäckiger mit deutlichen Ergußzeichen. Das Gelenkpunktat ist klar bis leicht trübe, aber immer steril. Es enthält Lymphozyten und Granulozyten.
Die Blutsenkung ist bei akutem Verlauf stark erhöht, während das Blutbild außer einer leichten Leukozytose mit mäßiger Linksverschiebung keine auffälligen Veränderungen zeigt. Charakteristisch ist der Nachweis des C-reaktiven Proteins (CRP).
Das Rheumatische Fieber ist eine Erkrankung des Schulalters. In den letzten Jahren sind neben der klassischen akuten Verlaufsform mehr und mehr atypische Abläufe in Erscheinung getreten, die die Diagnose erschweren.
Die Behandlung der akuten Polyarthritis ist in erster Linie internistisch wegen der Herz- und Nierenschädigung. Das beherrschende Mittel ist seit langem die Salizylsäure, unter der die Gelenkschwellungen meist rasch abklingen. Als wirksame Mittel haben sich in neuerer Zeit Zusammensetzungen mit Pyrazolidin und Aminophenazon u. a. (Irgapyrin, Butazolidin, Osadrin, Resochin u. a.) erwiesen. Dazu ist in den letzten Jahren die Hormontherapie mit Wirkstoffen der Nebennierenrinde (Cortison) und des Hypophysenvorderlappens (ACTH) getreten. Zur Bekämpfung der initialen Streptokokkeninfektion, welche zu Streuungen und Rezidiven neigt, wird über längere Zeit Penicillin gegeben. Chronische Eiterherde, die als »Fokus« wirken (Tonsillen, Zähne usw.) müssen saniert werden. – Die akute Polyarthritis kann in mehreren Schüben verlaufen. Durch die starken Schmerzen werden vom Kranken Schonhaltungen eingenommen, welche leicht zu Kontrakturen führen. Hochgradige Kniebeugestellung ist keine Seltenheit. Der Kontrakturentstehung muß durch orthopädisch richtige Lagerung, durch Schmerzbekämpfung mit warmen Packungen und medikamentöser Unterstützung (Analgetika) entgegengewirkt werden. Die Mehrzahl der Fälle von akuter Polyarthritis kommt ohne dauernde Gelenkschäden zur Ausheilung.
Die *sekundär chronische Polyarthritis* geht aus dem akuten Gelenkrheumatismus hervor. Unter wiederholten Schüben, die von Fieber begleitet sein können, kommt es zur fortschreitenden Versteifung der betroffenen Gelenke, an denen sich schwere Kontrakturen entwickeln. Schließlich werden auch die zunächst nicht ergriffenen Finger- und Zehengelenke in Mitleidenschaft gezogen. In extremen Fällen sind praktisch alle Gelenke in Fehlstellung versteift, einschließlich der Wirbelsäule. Bis zum Eintritt der endgültigen Ankylose ist jeder passive Bewegungsversuch außerordentlich schmerzhaft. Die Blutsenkung pflegt während des sich über Jahre erstreckenden Prozesses während der einzelnen Schübe stark erhöht zu sein. Haut, Muskulatur und Knochen sind trophisch gestört. Meist besteht eine erhebliche sekundäre Anämie. Im

Röntgenbild sind die Knochen hochgradig atrophisch durch extremen Kalksalzschwund. – Die chronische Polyarthritis erzeugt die schwersten Siechenfälle, die ständig auf fremde Hilfe angewiesen sind.

Die *primär chronische Polyarthritis,* neuerdings auch als *rheumatoide Arthritis* bezeichnet, nimmt im Gegensatz zu den bisher beschriebenen Formen ihren Anfang im allgemeinen an den kleinen Gelenken der Finger und Zehen, um erst im vorgerückten Stadium auch auf die großen Körpergelenke überzugreifen. Im Beginn treten an den Fingergelenken schmerzhafte, derbe Verdickungen auf. Der sehr schleichende Prozeß verläuft gleichfalls in Schüben. Die allmähliche Versteifung der Finger führt zu charakteristischen Fehlstellungen: Ulnare Abduktion und Beugung der Finger bei Adduktion des Daumens (s. Abb. 126). Die Senkung ist in der Regel beschleunigt. Komplette Ankylosen sind bei der primär chronischen Polyarthritis selten, ebenso wie die Beteiligung der Herzklappen.

Die p. c. P. ist in der Mehrzahl eine Erkrankung des Erwachsenen. Frauen erkranken etwa viermal häufiger als Männer. Herdinfekte fehlen. Entsprechend ist der Antistreptolysintiter normal. Charakteristisch ist in fortgeschrittenen Stadien das Auftreten der Rheumafaktoren. Diese sind Antikörper gegen spezifische γ-Globuline. Nachweis durch den Waaler-Rose-Test (> 32). Typisch für die p. c. P. ist im Beginn der Krankheit die »Morgensteifigkeit der Gelenke«, die unter der Funktion wieder verschwindet. Sie geht den klassischen Fingergelenkschwellungen voraus.

Beim Kinde ist der Verlauf meist atypisch als monarthritische Entzündung eines großen Gelenkes (Knie, Hüfte, Fuß, Ellenbogen). Der Ausfall der Rheumafaktoren ist unsicher.

Die *Behandlung der chronischen Polyarthritis* umfaßt medikamentöse, physikalische, krankengymnastische und operative Maßnahmen. Sie erfordert außerordentliche Geduld und Konsequenz und muß mit dem großen Rückfallneigung des Leidens rechnen.

Die aufgewandte Mühe ist in jedem Fall lohnend, da es darum geht, den Kranken vor dauerndem Siechtum zu bewahren. Während die medikamentöse Therapie auf den entzündlichen Gelenkprozeß selbst einwirken soll, richtet sich die physikalisch-gymnastische Behandlung gegen die Gelenkversteifungen und Deformierungen. An der Spitze stehen Wärme (Moor, heißer Sand, Paraffin) und Bewegung. Besonders günstig wirkt sich die systematische Überwärmung aus. Sie hat neben der hyperämisierenden anscheinend auch eine anregende Wirkung auf das endokrine System. Mit direkten Hormongaben (Cortison) sind zwar überraschende Besserungen zu erzielen; nach Absetzen des Medikaments treten jedoch Rezidive auf, die zu Verschlimmerungen führen können, da die künstliche Hormonzufuhr die Eigenproduktion des Organismus noch weiter drosselt. Günstig ist u. U. die lokale intraartikuläre Hydrocortisonbehandlung, die anscheinend den synovialen Entzündungsprozeß dämpft und die Lösung von Kontrakturen erleichtert. – Günstig sind auch Moor- und Thermalbäder sowie radioaktive Thermen und Emanatorien. In vielen Fällen sind jährlich zu wiederholende Badekuren erforderlich, die nicht vom Kostenproblem abhängig gemacht werden dürfen. Das Hauptgewicht liegt auf der systematischen Bewegung der Gelenke, die trotz Schmerzen, eventuell unter Anwendung von Betäubungsmitteln, durchgeführt werden muß.

Operative Maßnahmen werden unter Umständen bei in Fehlstellung versteiften Gelenken, besonders an Hüfte, Knie und Fuß zur Verbesserung der Statik erforderlich. In Betracht kommen Tenotomien und Stellungsosteotomien, gelegentlich auch Arthrodesen. Eingriffe am Gelenk selbst werden im allgemeinen besser vermieden, da plastische Operationen wegen der chronischen rheumatischen Entzündung nicht zum Erfolg führen können.

Große Bedeutung hat in den letzten Jahren die *frühzeitige radikale Synovektomie* erlangt, durch welche der fortschreitenden Gelenkzerstörung vorgebeugt werden kann.

Erkrankungen der Gelenke 45

Neuropathische Gelenkerkrankungen

Im Verlaufe der Tabes dorsalis (Abb. 36), der Syringomyelie, selten auch nach Rückenmarksverletzungen, können schwere deformierende Gelenkveränderungen auftreten, welche teils auf neurotrophische Störungen, teils auf Überlastungsschäden infolge mangelnder Schmerzempfindung zurückgeführt werden. Dabei erleiden die knöchernen Gelenkteile groteske Deformierungen durch Zerstörung und Zusammenbruch auf der einen sowie starken Knochenanbau auf der anderen Seite. Die extreme Lockerung des Band- und Kapselapparates führt zu Schlottergelenken mit Subluxationsstellungen, besonders an Knie, Hüfte und Sprunggelenk.
Neuropathische Gelenkveränderungen sind irreversibel. Zur Verhütung weiterer Zerstörung und zur Besserung der Gangstabilität sind stützende Bandagen und Apparate notwendig.

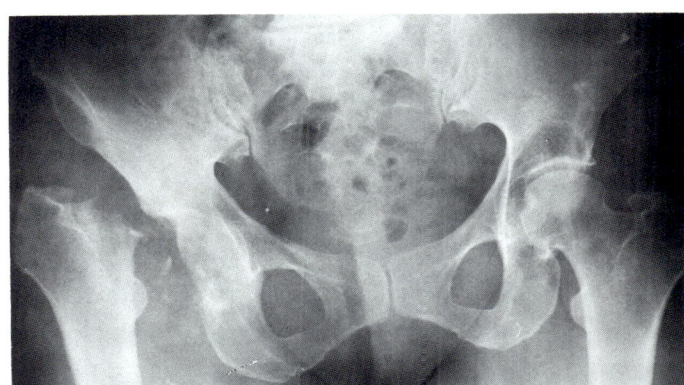

Abb. 36: Tabische Arthropathie, spontane Osteolyse des re. Hüftkopfes mit pathologischer Luxation, klinisch ohne Schmerzen; 53 Jahre, weiblich.

Blutergelenke

Infolge wiederholter Blutergüsse in Gelenke bei Bluterkranken (Hämophilie) entstehen besonders am Knie schwere, schmerzhafte Beugekontrakturen. Diesen liegt eine Gelenkschädigung durch bindegewebig organisierte Hämatome zugrunde, welche den Knorpel arrodieren und zur Ankylose oder schweren Früharthrose führen. Alle Korrekturmaßnahmen müssen wegen der großen Blutungsneigung mit besonderer Vorsicht durchgeführt werden, am besten unter dem Schutz von antihämophilem Globulin oder Prothrombin, welches während seiner Wirksamkeit Blutungen verhindert und sogar operative Eingriffe ermöglicht. Wichtig ist die Punktion der blutigen Gelenkergüsse. Kontrakturen werden mit Umstellgips vorsichtig korrigiert. Zur Vermeidung von Rezidiven und neuen Gelenkblutungen gibt man anschließend eine Walkleder-Schienenhülse.

Gicht

Die Gicht führt zu einer akuten, hochschmerzhaften Gelenkentzündung durch Harnsäureausscheidung in die Kapsel (Arthritis urica). Vorzugsweise betroffen ist das Großzehengrundgelenk und danach die Zehen- und Fingergelenke. Es handelt sich um eine Stoffwechselstörung, die teils anlagebedingt ist, teils durch übermäßigen Fleischgenuß (Purinkörper) ausgelöst wird. Das Leiden tritt in Schüben auf und kann zu schweren Gelenkdeformierungen führen, die an den Füßen die Verordnung orthopädischer Schuhe notwendig machen. Charakteristisch sind Urattophi in der Ohrmuschel. Bei Gicht sind die Harnsäurewerte im Blutserum erheblich über die Normalwerte 4,3–5,4 mg/100 ml erhöht. – Die Therapie ist diätetisch und medikamentös.

Arthrosis deformans

Die *Arthrosis deformans* spielt in der *Orthopädie des Erwachsenenalters* eine hervorragende Rolle. Sie ist das Schicksal vieler Gelenkschäden durch angeborene, frühkindliche oder jugendliche Entwicklungsstörungen, durch Entzündungen jeder Art, durch Sport-, Verkehrs- oder Berufsunfälle. Jede Gelenkerkrankung ist unter dem Aspekt der später drohenden Arthrosis deformans zu betrachten und zu behandeln.
Unter *Arthrosis deformans* versteht man Verschleiß, Abbau und Degeneration des Gelenkknorpels mit sekundärer Formveränderung des Knochens durch reaktiven Umbau. Die initiale Knorpelschädigung kann mechanisch durch Überlastung von Teilbezirken bei Gelenkfehlstellung (z. B. O-Bein), durch Zerreibung inkongruenter Partien oder durch indirekte Verletzung entstehen. Weiter kann sie chemisch verursacht sein durch vorangehende entzündliche Prozesse. Außerdem kommt der Altersverschleiß durch Abnutzung und hormonellen Einfluß in Betracht. Die mechanischen Faktoren stehen an der Spitze. Besonders belastete Gelenke (Hüfte, Knie, Fuß) sind bevorzugt betroffen. Neben den erworbenen Schäden gibt es eine individuelle Disposition, die mit der Konstitution ererbt ist.
Im Beginn verliert der Gelenkknorpel seine glatte, weißlich glänzende Oberfläche. Er wird gelblich, rauh und zerklüftet. Es entstehen Schliffspuren, die sich zu größeren Bezirken erweitern, so daß schließlich der Knochen freiliegt. Die übersäuerte Synovialflüssigkeit vermag in den Knochen einzudringen. Durch Osteolyse entstehen Zysten. Die aufeinander reibenden Knochenpartien werden durch Kalkeinlagerung an den Randpartien sklerotisch. Die Schmerzhaftigkeit ist im wesentlichen durch das Knochenreiben bedingt. Die charakteristische Ausbildung von Randzacken und -wülsten, welche die oft groteske Deformierung der Gelenke verursachen, geschieht durch knöcherne Umwandlung und Wucherung der knorpeligen Randpartien sowie durch Verknöcherung des mechanisch gereizten Periosts. Gelenkkapsel und Synovialis werden ebenfalls von dem Degenerations- und Umbauprozeß ergriffen.
Gelegentlich können sich abgestoßene Knorpelfetzen und Synovialzotten zu freien Körpern umwandeln (Gelenkmaus), welche Einklemmungserscheinungen verursachen. Schwund des Gelenkknorpels, Verschmälerung des Gelenkspalts, Deformierung der Gelenkkörper und narbige Umwandlung der Kapsel bedingen Schmerzen und

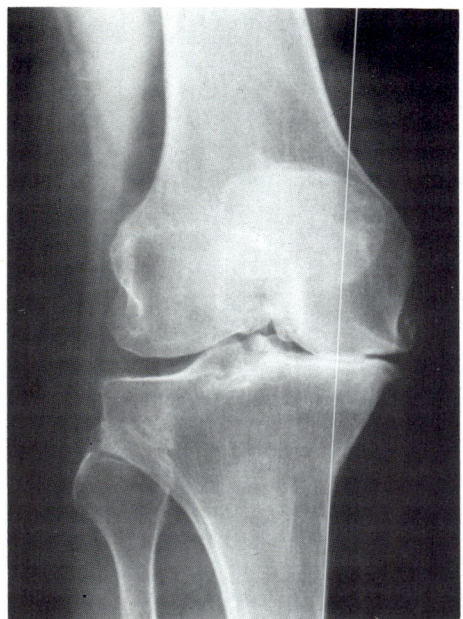 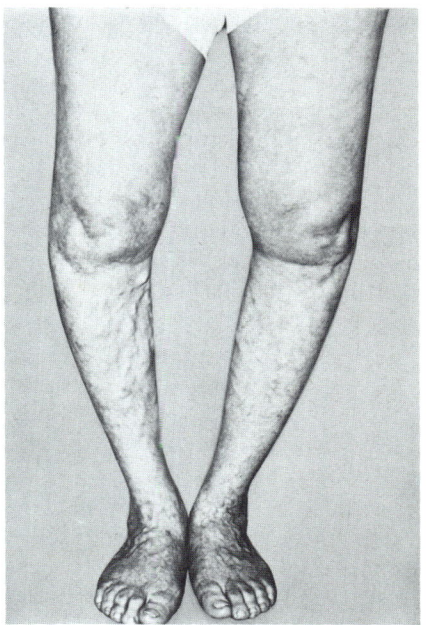

Abb. 37a: *Arthrosis deformans.* – Hochgradige Veränderungen am Kniegelenk, typische Gelenkspaltverschmälerung medial durch Knorpelschwund, unregelmäßiger Konturverlauf, Verdichtung der Gelenksäume, Randzackenbildung an den Gelenkecken und an den Kreuzbandhöckern. 69 Jahre, weiblich.

Abb. 37b: Bilaterale Kniearthrose mit sekundärem Genu varum, die Gelenkdeformierung ist auch klinisch ausgeprägt. 59 Jahre, weiblich.

Bewegungseinschränkung bis auf Restwackeln. Eine echte Ankylose entsteht auf dem Boden einer Arthrosis deformans jedoch fast nie. Tritt eine solche ein, so müssen begleitende entzündliche Prozesse angenommen werden. – Behandlung s. bei Kniearthrose!

Freie Gelenkkörper

Freie Gelenkkörper kommen bei Osteochondrosis dissecans, als traumatische Knorpel- und Knochenabsprengung, als Abtrennung von Syncvialzotten und Kapselteilen, bei Meniskusabrissen, bei Arthrosis deformans, als verkalkte Fibrinniederschläge bei Entzündungen, als Sequester bei Empyem, Osteomyelitis oder Tuberkulose und schließlich bei Lipom, Chondrom und Osteom vor. Freie Gelenkkörper können solitär und multipel (Chondromatose) auftreten. Sie sind charakterisiert durch die vorübergehende Einklemmung des Gelenks. Häufig können sie von außen in Kapseltaschen getastet werden. Im Röntgenbild sind nur die verkalkten und verknöcherten Corpora libera sichtbar. Hauptsitz von freien Körpern ist das Knie- und Ellbogengelenk. Die Behandlung ist operativ.

Erkrankungen der Sehnen, Sehnenscheiden und Schleimbeutel

Die gesunde Sehne hat ein weißlich glänzendes Aussehen. Sie besteht aus kollagenen Bindegewebsfasern, welche die Sehnenfibrillen bilden, zwischen welche die langgestreckten Kerne der Sehnenzellen eingelagert sind. Die Durchblutung der Sehnen ist im Kindesalter reichlicher als beim Erwachsenen. – Die Sehnen gleiten zum Teil in synoviahaltigen Sehnenscheiden, zum Teil zwischen Lagen lockeren und gut verschieblichen Bindegewebes (Peritenon, Paratenon). Echte Sehnenscheiden kommen nur an Stellen einer Richtungsänderung der Sehnen, also über Gelenken, vor.
Sehnengewebe hat eine gute Heilungstendenz und Regenerationskraft. Es kann auch mit Erfolg frei transplantiert werden. Diese Eigenschaft ist besonders für Wiederherstellungen an der Hand bei Greifstörungen sehr wertvoll.

Verletzungen der Sehnen

Verletzungen der Sehnen entstehen durch Schnitt-, Stich- und Schußwunden oder als gedeckter traumatischer Sehnenriß bei entsprechender Gewalteinwirkung. Letztere treten gern als Strecksehnenabriß am Fingerendglied auf, wobei die Endphalanx in Beugestellung steht und aktiv nicht gestreckt werden kann.
Relativ häufig kommt es an besonderen Prädilektionsstellen zur *Spontanruptur* von Sehnen, ohne daß eine wesentliche Gewalt einwirkt. In allen solchen Fällen ist das Gewebe schon vorgeschädigt. Entweder ist eine entzündliche Erkrankung der Sehne oder ihrer Gleithüllen vorausgegangen, oder sie ist durch dauernde Überbeanspruchung sowie durch Reibung an unebenen Knochenkanten brüchig geworden. *Spontanrupturen* treten vorzugsweise an der Achillessehne bei Tänzern und Sportlern auf und an der *Sehne des langen Bizepskopfes* durch Arrosion im eingeengten und rauh gewordenen Sulcus intertubercularis humeri.
Auch *Sehnenluxationen*, traumatisch und habituell, werden beobachtet. Sie kommen besonders an den Fingerstrecksehnen und an den Fibularissehnen hinter dem Außenknöchel vor.
Sehnenverletzungen werden am besten operativ behandelt.

Entzündliche Sehnenerkrankungen

Entzündliche Erkrankungen betreffen vorwiegend die *Sehnenscheiden* und das *Gleitgewebe*. Besonders häufig ist die sogenannte »*Tendovaginitis crepitans*«, welche besser als »*Peritendinitis crepitans*« bezeichnet wird, da meist der extrasynoviale Abschnitt des Gleitgewebes betroffen ist. Sie tritt häufig akut nach Überanstrengungen durch mechanische Reizung auf und ist durch typische knirschende und reibende Geräusche (Krepitation) bei der schmerzhaften aktiven Sehnenbewegung gekennzeichnet. Bei der Betastung der verdickten, druckempfindlichen Sehnenpartie läßt sich oft das charakteristische »Schneeballknirschen« auslösen. *Hauptsitz* der Peritendinitis crepitans sind die Fuß- und Zehenstrecker, die Achillessehne und die radialen Hand-

Erkrankungen der Sehnen, Sehnenscheiden und Schleimbeutel

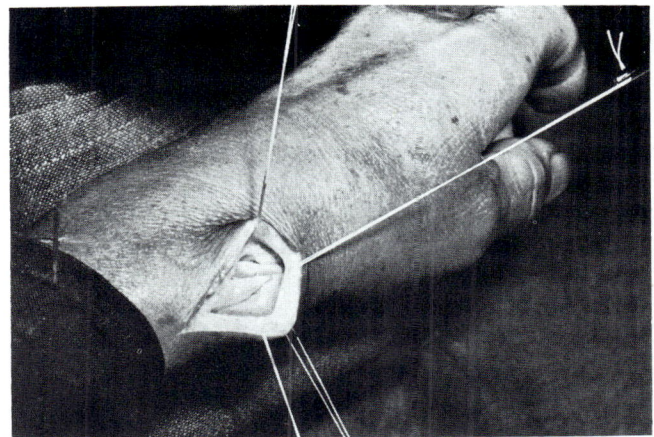

Abb. 38: Tendovaginitis stenosans de Quervain. Verengung des Sehnenscheidenlumens, starke Wandverdickung, Sehne taillenförmig stranguliert. 32 Jahre, weiblich.

und Daumenstrecker. Bei Plattfuß wird eine entsprechende Erkrankung der Fibularissehnen beobachtet.

Die *Behandlung* erfolgt konservativ durch Ruhigstellung mit Schiene oder am Bein durch Gips für 2 bis 3 Wochen. Danach kann milde Wärme, leichte Streichmassage und vorsichtige Übung angewandt werden. Vernachlässigte Fälle neigen allerdings zum Chronischwerden und können dann gegen die Therapie sehr hartnäckig sein.

Eine chronische Sehnenscheidenentzündung im radialen Fach unter dem queren dorsalen Band am Handgelenk ist die *Tendovaginitis stenosans de Quervain*. Hier führt der entzündliche Prozeß zur Verdickung und Schrumpfung der Sehnenscheidenwand mit Einengung des Lumens. Klinisch besteht starker bis in den Unterarm ausstrahlender Schmerz bei Streckung und Abspreizung des Daumens. Das Sehnenfach ist druckempfindlich. Durch einfache operative Spaltung der verengten Sehnenscheide läßt sich die Störung schnell beheben. Die Erkrankung wird fast nur bei Frauen beobachtet (Abb. 38).

Unspezifische Tendovaginitiden mit Ergüssen treten auch bei chronischem Rheumatismus auf. Die Sehnenscheide reagiert als synoviales Organ wie das Gelenk. Das gleiche trifft auch für Schleimbeutel zu.

Eitrige Infektionen sind stets eine schwere Komplikation von offenen Verletzungen der Sehnen und Sehnenscheiden, da sie fast immer zu Nekrosen mit Ausstoßung von Sehnensequestern und zur Vernarbung des Gleitgewebes führen. Dauernde erhebliche Gliederfunktionsstörungen sind die Folge. Unter der Wirkung der modernen antibiotischen und chemotherapeutischen Medikamente tritt das Sehnenscheidenpanaritium bzw. die Sehnenscheidenphlegmone heute seltener auf als früher. — Folgezustände eitriger Sehneninfektionen an den Fingern sind ein besonderes Aufgabengebiet für den plastischen Sehnenersatz durch freie Transplantation.

Durch geweblichen Aufbau und Funktion hat die Sehnenscheide gewisse Analogien zum Gelenk, und pathologische Prozesse nehmen einen ähnlichen Verlauf. Dies wird besonders deutlich bei der chronischen spezifischen Tendovaginitis, der *Sehnenscheidentuberkulose*, die als rein seröse Form, als Reiskörperhygrom und als Fungus auftreten kann. Bevorzugter Sitz der Sehnenscheidentuberkulose sind die Hand- und

Fingerbeuger, die Strecksehnen der Hand, der gemeinsame Zehenstrecker und die Fibularissehnen. Charakteristisch ist das klinische Bild mit wurstförmigen, prallelastischen Schwellungen im Verlauf der betroffenen Sehnen. Sie entstehen sehr langsam und verursachen allmählich Bewegungsstörungen und gelegentlich neuralgische Schmerzen oder Parästhesien durch Druck auf benachbarte Nerven (z. B. N. medianus – vgl. Karpaltunnelsyndrom!). Die meisten tuberkulösen Tendovaginitiden entstehen sekundär metastatisch. Bei Metzgern ist eine Impfinfektion mit tuberkulösem Material durch Stichverletzung bekannt.

Die *Behandlung der Sehnenscheidentuberkulose* erfolgt neben der allgemeinen tuberkulostatischen Therapie am besten durch frühzeitige radikale Exstirpation des erkrankten Gewebes. Trotzdem ist die Rezidivneigung groß, da die vollständige Entfernung technisch nicht immer einfach ist. Gut bewährt hat sich die postoperative Röntgenbestrahlung. Es empfiehlt sich, den betroffenen Gliedmaßenabschnitt für mehrere Monate mit einer Walklederhülse ruhigzustellen.

Erkrankungen der Schleimbeutel

Schleimbeutel (Bursae) sind Spalträume im Bindegewebe, deren Innenwandung eine Endothelauskleidung besitzt, welche eine serös-schleimige Flüssigkeit in den Hohlraum absondert. Dadurch können sich die Gewebslagen gut gegeneinander verschieben. Natürliche Schleimbeutel befinden sich an Körperstellen, wo ständig ausgiebige Bewegungen von Weichteilen gegen Knochen stattfinden, also zwischen den großen Gelenken und der bedeckenden Muskulatur, oder dort, wo dauernd stärkerer Druck auf Weichteile gegen Knochen ausgeübt wird. So bilden die periartikulären Schleimbeutel der Schulterregion ein ganzes System sogenannter »Nebengelenke«. Praktisch wichtige Schleimbeutel besitzt ferner das Knie, der Ellenbogen, der Trochanter major und der Großzehenballen.

Durch die exponierte Lage der Schleimbeutel sind *Verletzungen* häufig; besonders an Knie und Ellenbogen. Perforierende Wunden führen leicht zur Infektion. In diesen Fällen ist die Exstirpation angezeigt. Prellungen verursachen Ergüsse, die blutig oder serös sein können. Sie werden durch Punktion und anschließenden Kompressionsverband behandelt.

Die *Schleimbeutelentzündung* (Bursitis) äußert sich durch Schwellung infolge Erguß und Verdickung der Wandung, Druckempfindlichkeit und örtliche Wärmevermehrung. Charakteristisch ist das Schneeballknirschen bei der Betastung. Das Punktat kann trübe oder eitrig sein. Die eitrige Bursitis erfordert die Inzision. Sonst kann durch Punktion und Ruhigstellung mit feuchten Kompressen behandelt werden. Bei der chronisch rezidivierenden Bursitis muß der Schleimbeutel entfernt werden.

Relativ häufig ist eine unspezifische, abakterielle Entzündung der *Bursa trochanterica* auf mechanisch-traumatischer oder rheumatischer Grundlage. Sie ist öfter mit der *»schnappenden Hüfte«* verbunden, einem schmerzhaften Überspringen des Tractus iliotibialis über den Trochanter major beim Gehen. Die schnappende Hüfte macht gelegentlich die operative Einkerbung des Sehnenstreifens notwendig.

Nicht allzu selten ist die *tuberkulöse Bursitis.* Sie tritt besonders an der Bursa

trochanterica und an der Schulter auf. Man beobachtet die gleichen Formen wie bei der Sehnenscheidentuberkulose. Ihre Behandlung ist entsprechend.
Schleimbeutel entwickeln sich nicht selten sekundär durch dauernden Druck und Reibung an typischen Körperstellen. Sie neigen zu Entzündungen und verursachen dann Beschwerden. Man beobachtet sie häufig bei Prothesenträgern an Unterschenkelstümpfen über dem Fibulaköpfchen. Die Fersenspornbeschwerden gehen fast immer auf eine Bursa zurück. Derartige sekundäre Schleimbeutel werden am besten durch Druckentlastung behandelt.

Ganglien — Überbeine

Das Ganglion, allgemein als Überbein bezeichnet, ist eine zystische Geschwulst in der Nachbarschaft von Gelenken und Sehnenscheiden. Die häufigste Lokalisation ist der Handrücken; sonst kommen Ganglien hauptsächlich in der Kniekehle und am Fußrücken vor. Typischer Sitz ist auch der Außenmeniskus des Kniegelenks. Die gutartige Geschwulst besteht aus einer bindegewebigen Kapsel, welche eine glasklare Gallerte enthält. Die Knoten sind durchschnittlich von Haselnußgröße. In der Kniekehle können sie erheblich größer werden. Beschwerden entstehen durch Druck auf benachbarte Sehnen und Nerven oder durch die vermehrte Spannung bei Bewegungen des anliegenden Gelenks. – Die Bindegewebskapsel des Ganglions hat immer eine Verbindung zur Gelenkkapsel — breitbasig oder gestielt – seltener zur Sehnenscheide, ohne daß eine Kommunikation der Innenräume besteht. Die Entstehung der Ganglien ist nicht restlos aufgeklärt. Wahrscheinlich entwickeln sie sich aus zur Embryonalzeit nicht ausdifferenzierten synovialen Zellkomplexen. – Die Therapie besteht in der radikalen Exstirpation. Die konservative Behandlung einschließlich der früher viel geübten Zertrümmerung durch einen Hammerschlag ist mit vielen Rezidiven behaftet.

Erkrankungen des Muskels

Der Muskel hat unter allen Geweben den größten Stoffwechsel und daher einen besonders hohen Sauerstoffbedarf. Jede länger anhaltende Durchblutungsstörung führt zum Abbau und zur bindegewebigen Entartung der Muskelzellen. Außerdem bedarf der Muskel ständig nervöser Impulse und der eigenen Tätigkeit zu seiner Erhaltung. Bereits eine längere Inaktivität, beispielsweise durch Ruhigstellung im Gipsverband, verursacht eine *Atrophie*. Muskelschwund durch Inaktivität ist gewöhnlich reversibel; nicht dagegen der durch Ischämie und Unterbrechung der Nervenleitung ausgelöste. Primäre Muskelerkrankungen treten gegenüber den sekundären Funktionsstörungen an Häufigkeit zurück.

Angeborene Muskeldefekte

Als ausgesprochene Mißbildung kommen angeborene Muskeldefekte vor, besonders am M. pectoralis major und an der Bauchwand. Sie treten häufig zusammen mit anderen Defektmißbildungen auf.

Verletzungen des Muskels

Verletzungen des Muskels werden bei offenen Weichteilwunden beobachtet. Sofern nicht große Substanzverluste durch Zerreißung oder Explosionen entstehen, haben sie orthopädisch keine besondere Bedeutung, da sie meist ohne bleibende Funktionsstörungen ausheilen. Gedeckte Muskelrisse treten bei Sportlern auf, die ohne genügendes Vortraining Wettkämpfe bestreiten. Sie sind vorzugsweise an der Oberschenkelstreckmuskulatur und an der Wade lokalisiert. Wegen der begleitenden Blutergüsse sind sie ziemlich schmerzhaft. Ihre Therapie ist im allgemeinen konservativ mit Schienung oder Ruhigstellung im fixierenden Verband für 3–4 Wochen.

Myositis ossificans

Eine bedeutungsvolle Komplikation der Muskelverletzung ist die *Myositis ossificans*. Dabei treten Verknöcherungen auf, die zu beträchtlichen Bewegungsstörungen führen. Besonders bevorzugt ist der M. brachialis in der Ellenbeuge, der gern im Anschluß an die Ellbogenluxation oder -fraktur verknöchert (Abb. 39). Häufiger ist auch die Oberschenkelmuskulatur betroffen. – Umschriebene Verknöcherungen können in gelähmten Muskelbezirken, besonders bei Paraplegikern auftreten (= neurotische Muskelverknöcherung).

Die *Myositis ossificans progressiva* ist eine Systemerkrankung, bei der fortschrei-

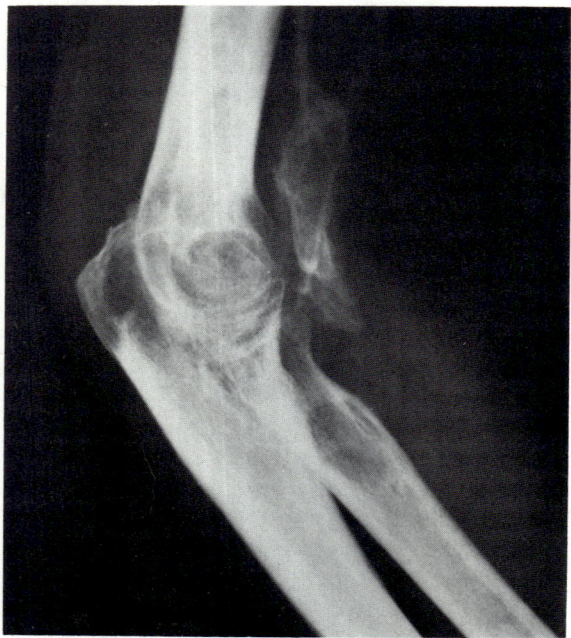

Abb. 39: *Myositis ossificans* im Gebiet des M. brachialis nach traumatischer Ellbogenverrenkung.

tend große Muskelpartien durch Verknöcherung des interstitiellen Bindegewebes und der Faszien befallen werden. Die schweren Veränderungen treten ausnahmslos am Rücken auf. Das seltene Leiden ist in seinen Ursachen noch ungeklärt. Therapeutisch ist es kaum zu beeinflussen.

Die *Behandlung* der posttraumatischen Myositis ossificans ist konservativ. Unbedingte Schonung und die Ausschaltung mechanischer Reize – Massagen oder Bewegungsübungen sind zu unterlassen! – unterstützen die spontane Rückbildungstendenz. Die Exzision verknöcherter Bezirke schützt nicht vor Rezidiven. Röntgenbestrahlung kann versucht werden. Die beste Prophylaxe ist die schonende Behandlung der primären Verletzung.

Entzündliche Erkrankungen des Muskels spielen orthopädisch keine wichtige Rolle. Es kommen vor: Seröse Entzündungen, Abszesse, Phlegmonen, auch Tuberkulose und Syphilis.

Parasitäre Muskelerkrankungen werden durch Trichinen, Zystizerken und Echinokokken hervorgerufen. Auch ihnen kommt für die Orthopädie meist nur differentialdiagnostische Bedeutung zu.

Muskelrheuma

Myalgien – Myogelosen

Unter der Bezeichnung »Muskelrheuma« werden verschiedene schmerzhafte Zustände an Muskeln zusammengefaßt, die oft durch die Unbeständigkeit ihres Sitzes, durch ein Fließen (= rheuma) charakterisiert sind. Nach heutiger Auffassung handelt es sich dabei um keine primäre Muskelerkrankung und nur ausnahmsweise um eine echte rheumatische Entzündung, sondern um reflektorisch ausgelöste Zustandsänderungen einzelner Muskeln oder Muskelgruppen. Ihre Ursache sind wahrscheinlich Nervenwurzelreizungen. Als objektive Veränderungen an der Muskulatur finden sich schmerzhafte Stränge und Knoten, die sogenannten Muskelhärten (= Myogelosen). Diese Erscheinungen sind die regelmäßigen Begleiter chronischer Haltungsfehler der Wirbelsäule und der degenerativen Bandscheiben-Wirbelveränderungen (Osteochondrose), bei Hexenschuß, Ischias oder Schulterarmschmerz. Ebenso finden sie sich in der Unterschenkelmuskulatur bei der Gewölbesenkung des Fußes. Bei statischen Veränderungen der Wirbelsäule wie Kyphose beruhen die Schmerzen häufig auf Ermüdungskrämpfen der dauernd überbeanspruchten Muskeln.

Muskelschmerz und Muskelhärte sind eines der wichtigsten Anwendungsgebiete der Massage und der Wärmebehandlung in den verschiedensten Formen. Das früher viel geübte Zerdrücken der Myogelosen (= Gelotrypsie) – eine recht schmerzhafte Prozedur, bei der die Muskelhärte oft nur durch ein Hämatom verdrängt wird – ist heute zum Glück in den Hintergrund getreten. Günstig wirkt die Lokalanästhesie mit Novocain oder Impletol, welche neben Schmerzbefreiung und Entspannung gleichzeitig eine vermehrte örtliche Durchblutung des Gewebes bewirkt. Die Muskelhärte selbst soll aber nicht infiltriert, sondern nur umspritzt werden. Das Wichtigste in der Behandlung schmerzhafter Krampfzustände der Muskulatur ist die Ausschaltung ihrer Grundursache.

Impletol = Novocain + Coffein

Erbliche Myopathien — Progressive Muskeldystrophie

Man faßt unter der Gruppe sogenannter »primärer Myopathien« eine Reihe von erblichen Muskelerkrankungen zusammen, die klinisch durch progressiven Muskelschwund mit zunehmender Muskelschwäche gekennzeichnet sind. Weitere gemeinsame Merkmale sind die Abnahme der elektrischen Erregbarkeit mit charakteristischen Veränderungen im Elektromyogramm (EMG), die gesteigerte Kreatinausscheidung im Harn bei verminderter Kreatininurie und erhöhte Enzymaktivitäten im Blutserum für einige Serumenzyme, in erster Linie für die Kreatinphosphokinase (CPK). Diese Stoffwechselstörungen sind Ausdruck eines stark erhöhten Abbaus von Muskelsubstanz und stellen wichtige diagnostische Kriterien dar. Typische histologische Veränderungen bei Muskeldystrophie sind der Verlust der Querstreifung, regellose Kaliberungleichheit der Fasern, zentrale Stellung der Muskelkerne, scholliger Zerfall und Myoglobinverarmung.

Während früher bei den progressiven Muskeldystrophien nur ein infantiler und ein juveniler Typ unterschieden wurden, haben neue Erkenntnisse über die Erbgänge und verfeinerte diagnostische Methoden in den letzten Jahren zu einer stärkeren Differenzierung der Krankheitsbilder geführt. Zur Zeit werden nach unterschiedlichen Erbgängen und Krankheitsverlauf im wesentlichen folgende Formen unterschieden: Beckengürtelformen, Schultergürtelformen, distale Muskeldystrophie, okuläre Muskeldystrophie, Dystrophia myotonica, kongenitale Muskeldystrophie und Arthromyogryposis multiplex congenita. Bei den *Beckengürtelformen* wird ein frühkindlicher maligner Typ Duchenne und ein gutartiger Typ Becker-Kiener unterschieden. Beide werden rezessiv geschlechtsgebunden (X-chromosomal) vererbt. Das Leiden manifestiert sich nur beim männlichen Geschlecht. Die Mütter sind wie bei der Hämophilie die Konduktorinnen. Beim malignen Typ Duchenne beginnt der Muskelschwund mit 3—5 Lebensjahren und führt in wenigen Jahren zu völliger Bewegungsunfähigkeit. Der Prozeß beginnt an den Glutäen und greift auf die Stamm- und Schultergürtelmuskeln über. Typisch sind im Beginn Pseudohypertrophien der Wadenmuskulatur, sog. Gnomenwaden (Abb. 40). Beim Versuch aufzustehen klettern die Knaben mit den Händen an ihren eigenen Beinen empor. Im Stand besteht tiefe Lordose, nach vorn gekipptes Becken und vorhängender Bauch. Die Kranken erreichen nur selten das 20. Lebensjahr.

Der gutartige Beckengürteltyp Becker-Kiener ist durch späteren Erkrankungsbeginn (12. bis 25. Lebensjahr) und durch langsamen, milderen Verlauf gekennzeichnet. Nur ein Teil wird gehunfähig.

Ein dritter Beckengürteltyp *(Leyden)* wird rezessiv-autosomal vererbt. Beide Geschlechter erkranken gleichmäßig. Der Beginn liegt zwischen 2 und 4 Jahren. Der Verlauf ist meist langsamer. Die Kranken stammen häufig aus Ehen unter Blutsverwandten.

Die *Schultergürtelform* ist die eigentliche Dystrophia muscularis progressiva *(Erb)*. Sie wird dominant vererbt und beginnt gewöhnlich nach der Pubertät an Trapezius und Pektoralis. Der Muskelschwund greift von dort auf Oberarmbeuger und Trizeps über, später auch auf Becken-, Rücken- und Oberschenkelmuskeln. Die Gehfähigkeit bleibt meist lange erhalten (Abb. 41).

Erkrankungen des Muskels 55

Abb. 40: *Progressive Muskeldystrophie*, kindliche Form, Beckengürteltyp. – Hohlkreuz durch Glutäalschwäche, Pseudohypertrophie der Waden; sog. Gnomenwaden.

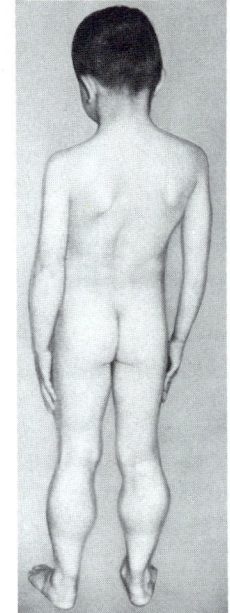

Abb. 41: *Progressive Muskeldystrophie*, juvenile Form, Schultergürteltyp. – Herabgesunkene Schultern durch typischen Muskelschwund im Schultergürtelbereich. 22 Jahre, männlich.

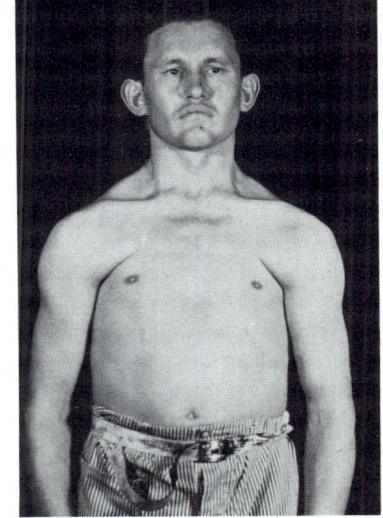

Abb. 40 Abb. 41

Distale Muskeldystrophien (WELANDER, BIEMOND, BARNES, MILHORAT und WOLFF) betreffen die kleinen Hand- und Fußmuskeln. Sie werden dominant vererbt. Bei langsamer Progression ist ihre Prognose günstig. – *Okuläre Muskeldystrophien* befallen die äußeren Augenmuskeln und führen langsam zu Blicklähmung und Ptosis. Die 3 bisher bekannten Formen werden dominant vererbt.

Die *Dystrophia myotonica* (CURSCHMANN-BATTEN-STEINERT) ist ein dominantes Erbleiden, welches durch fortschreitenden Muskelschwund bei gleichzeitiger myotoner Störung gekennzeichnet ist. Letzte zeigt sich in starrer Mimik. Das Leiden beginnt zwischen dem 20. und 30. Lebensjahr. Mit Zunahme des Muskelschwundes, der sich auf Schultergürtel, Rumpf und Beckengürtel erstrecken kann, tritt die myotone Komponente zurück. Es entwickeln sich allgemeine trophische Störungen (Hodenatrophie, Amenorrhoe, Kachexie); häufig ist *Frühkatarakt* (grauer Star).

Kongenitale Muskeldystrophien sind primäre Myopathien, die unmittelbar nach der Geburt oder im Säuglingsalter durch Muskelschlaffheit und Bewegungsarmut auffallen. Die Krankheitsbilder entsprechen der von OPPENHEIM beschriebenen »Myatonia congenita«. Neuere Untersuchungen haben unterschiedliche Verlaufsformen sowie voneinander abweichende histologische und biochemische Befunde ergeben. Es werden heute hereditäre benigne, intermediäre und maligne Formen unterschieden. Die *gutartigen Formen* (BATTEN-TURNER, BASSOE; BEETZ) zeigen keine oder nur geringe Progredienz und entsprechen weitgehend der alten kongenitalen Muskelatonie Oppenheims. Durch sorgsam geführte krankengymnastische Behandlungen, unterstützende Schienen und Bandagen können im Laufe von Jahren ausreichende motorische Funktionen erlangt werden. Die nicht selten auftretenden Kontrakturen müssen gedehnt oder operativ beseitigt werden. – *Maligne Formen* mit rascher Progredienz und Frühletalität sind der Typ *de Lange,* Typ *Warthon* und Typ *Brandt-Walton.* Sie entsprechen in manchen Punkten dem *Duchenne-Typ* der progressiven Muskeldystrophie.

Die Arthromyogryposis multiplex congenita ist eine Mischform zwischen charakteristischen angeborenen Gelenkkontrakturen und einer kongenitalen Muskeldystrophie. Die Muskeln sind auffällig hypoton. Sehnenreflexe fehlen. Die Ätiologie ist unklar.

Die *Behandlung* der progressiven Muskeldystrophien ist rein symptomatisch. Allgemeine Maßnahmen sind eiweißreiche, fett- und kohlenhydratarme *Diät* wegen der Neigung zur Übergewichtigkeit, *medikamentöse Substitution* des starken Verlustes an Muskelsubstanz durch energiereiche Nucleosid-Nucleitid-Gemische (Laevadosin) und Vitamin E. Wichtig ist eine konsequente schonende krankengymnastische Übungsbehandlung mit isometrischem Muskeltraining und Klopf-Druck-Massage. Inaktivierung begünstigt den Funktionsverfall. Weiter kommen im Einzelfall zur Funktionsverbesserung Bandagen, Schienen, Korsett oder Stützapparat in Frage. Gelegentlich sind bei Kontraktur auch operative Maßnahmen angezeigt.

Außer bei den sog. primären Myopathien kommt fortschreitender Muskelschwund bei einer Reihe heredodegenerativer Prozesse des Rückenmarks und der peripheren Nerven vor.

Eine zentrale Beratungsstelle für Muskelkranke unterhält die »Gesellschaft zur Bekämpfung der Muskelkrankheiten e. V.«, 78 Freiburg i. Br., Basler Landstr. 3.

Myasthenia gravis pseudoparalytica

Das zur Progredienz neigende Leiden ist durch pathologische Ermüdbarkeit der befallenen Muskeln gekennzeichnet. Nach normalen Anfangsbewegungen werden die weiteren Aktionen immer schwächer. Der Muskel benötigt lange Erholungspausen. Übungsbehandlung ist daher widersinnig. Mit Prostigmin ist die Störung zu kompensieren. Wenn sich ein persistierender *Thymus* findet, kann das Leiden durch Exstirpation gebessert werden. Die ersten Erscheinungen zeigen sich an den Gesichtsmuskeln (Ptosis, trauriger Gesichtsausdruck!). Ernste Gefahr droht durch Schluck- und Atemlähmung. Isolierter Befall der Extremitätenmuskulatur ist selten.

Myotonien

Myotonien sind durch Starre und Verkrampfung der Muskulatur im Beginn einer willkürlichen Bewegung gekennzeichnet. Die Starre löst sich allmählich mit Wiederholung der Aktion. Bei passiven Bewegungen tritt sie nicht auf. Auf direkten Druck oder Beklopfen reagiert der Muskel mit einer umschriebenen Kontraktion. Typische Delle am Daumenballen! Die elektrische Erregbarkeit ist gesteigert. Die *myotonische Reaktion (Erb)* besteht in einer trägen, abnorm verlängerten tonischen Zuckung. Im

EMG kommt es zu myotonischen Salven und gesteigerter Nachaktivität bei Willkürmotorik. Hauptvertreter dieser Krankheitsgruppe ist die *Myotonia congenita hereditaria (Thomsen)*, ein dominant vererbbares Leiden. Therapeutisch wirksam ist das Chinin, welches die myotonische Störung unterbindet (vgl. Dystrophia myotonica S. 55).

Erkrankungen der Gefäße

Arterielle Durchblutungsstörungen

Arterielle Durchblutungsstörungen der Gliedmaßen sind entweder funktionell bedingt oder beruhen auf organischen Gefäßerkrankungen.

1 Funktionelle Durchblutungsstörungen werden durch spastische Gefäßkontraktionen ausgelöst. Diese treten anfallsweise, vorzüglich an der oberen Extremität auf. Das klassische Bild des symmetrischen Gefäßkrampfes ist der *Morbus Raynaud*, der besonders bei Frauen in jüngerem und mittlerem Alter zu schmerzhafter, scharf abgegrenzter Blässe der Finger oder Hände führt. Bei längerem Bestehen des Spasmus, der die Arteriolen befällt, können Nekrosen der Fingerkuppen oder ganzer Fingerglieder auftreten. Nicht jede anfallsweise auftretende Fingerblässe ist ein echter »Raynaud«. Derartige angiospastische Zustände sind meist durch eine konstitutionelle Vasolabilität bedingt. Der sogenannte *Digitus mortuus* tritt nicht selten bei jungen Mädchen durch Arbeiten in kaltem Wasser auf. – Ebenfalls funktionell bedingt sind die Durchblutungsstörungen, die bei der zervikalen Osteochondrose auftreten, besonders beim Skalenussyndrom und in gewissem Sinne auch beim Sudeckschen Syndrom. Auf spastischen Gefäßkontrakturen beruhen auch die nach Erfrierungen zu beobachtenden Durchblutungsstörungen.

Die funktionelle Gefäßstörung ist durch ihre Reversibilität gekennzeichnet. Sie schwindet von selbst oder kann durch gefäßerweiternde Mittel und Sympathikusblockade (Stellatumanästhesis, Paravertebralanästhesie) beseitigt werden. Sie reagiert günstig auf Wärme, Wechselbäder und Massagen.

Häufiger als funktionelle Schäden liegen den arteriellen Durchblutungsstörungen
2 organische Gefäßerkrankungen zugrunde. Sie treten überwiegend bei Männern und im Bereich der unteren Extremität auf. Im jüngeren Alter begegnet man in erster Linie der *Endangitis obliterans*. Diese ist eine arterielle Systemerkrankung, welche durch entzündliche Verquellung der inneren Gefäßwand und Thrombosierung schleichend zum Gefäßverschluß führt. Im Beginn treten noch funktionelle Spasmen hinzu. Klinisch ist die Endangitis obliterans *(Winiwarter-Buergersche Krankheit)* durch eine charakteristische Gehstörung, das *intermittierende Hinken*, die »Claudicatio intermittens« gekennzeichnet: Infolge mangelhafter arterieller Blutversorgung treten nach kurzen Wegstrecken krampfartige oder ziehende Schmerzen in Fuß, Ferse und Wade auf, so daß der Kranke hinkt und schließlich stehen bleibt, bis die Beschwerden wieder nachlassen. Bei fortgeschrittener Gefäßverengung tritt der Schmerz bereits in Ruhe auf, besonders, wenn das Bein hochgelagert und erwärmt wird, wie nachts im Bett. – Die gleichen klinischen Erscheinungen machen *arteriosklerotische Durchblu-*

tungsstörungen der unteren Extremität. Sie treten hauptsächlich bei älteren Kranken und Diabetikern auf. Bei der atherosklerotischen Gefäßentartung kommt es zur Höckerbildung an der Intima mit Lipoid- und Cholesterineinlagerung und zu herdförmigen Verkalkungen der Gefäßwand. Das Schicksal aller chronisch obliterierenden Gefäßprozesse ist schließlich die Gewebsnekrose, die gewöhnlich asymmetrisch an den Zehen beginnt und allmählich zum Fuß und Unterschenkel fortschreitet. Durch zusätzliche bakterielle Infektion kommt es zur Gangrän.

Infolge der Gangstörung kommen Kranke mit arteriellen Durchblutungsstörungen in die orthopädische Sprechstunde. Sie werden häufig als statische Störungen verkannt, besonders wenn tatsächlich eine Fußsenkung vorhanden ist. Grundsätzlich müssen daher bei jeder Fußuntersuchung die Fußpulse getastet werden. Die Diagnose des organischen Gefäßleidens kann durch die Messung der Pulswelle (Oszillographie) und durch die Kontrastdarstellung der Arterien (Angiographie) gesichert werden.

Therapeutisch verlangt der Ernst des Leidens strenge Konsequenz. Konservative Maßnahmen haben nur in den Anfangsstadien Aussicht auf Erfolg. Unbedingte Enthaltsamkeit von Nikotin ist notwendig. Bei mehrwöchiger Bettruhe kommen zur Anwendung: Massagen, Wechselduschen, spasmolytische Mittel wie Hydergin, Priscol, Dilatol, Padutin. Günstig wirken intravenöse Dauertropfinfusionen mit vasodilatierenden Medikamenten, z. B. Complamin und Ronicol im Wechsel. Die oft begleitenden Gefäßkrämpfe können durch paravertebrale Grenzstranganästhesie ausgeschaltet werden. Wird hierdurch eine deutliche Besserung der Durchblutung erzielt, so ist die operative Grenzstrangresektion angezeigt. Eine günstige Wirkung auf den Kollateralkreislauf kann auch durch die Resektion einer obliterierten Hauptarterie erzielt werden. – Eine bessere Sauerstoffversorgung der mangelhaft durchbluteten unteren Extremität kann durch intraarterielle O_2-Insufflation erreicht werden. Jedoch ist die Wirkung nur vorübergehend. – Bei größeren Nekrosen ist die hohe Amputation unvermeidlich. Zentrale Gefäßabschnitte werden in geeigneten Fällen durch Thrombektomie (Strippung) rekanalisiert oder durch Gefäßtransplantation (bypass) ersetzt.

Erkrankungen der Venen
siehe S. 135 ff.

Erkrankungen des Nervensystems

Schlaffe Lähmungen

Schlaffe Lähmungen treten bei Leitungsunterbrechungen des peripheren motorischen Neurons auf. Dieses erstreckt sich von der Vorderhornzelle des Rückenmarks bis zur motorischen Endplatte im Muskel (bei den motorischen Hirnnerven von deren Kern bis zum versorgten Muskel). Die Schädigung kann also in der Ganglienzelle, in der Spinalwurzel oder im peripheren Nerv liegen. Die Ursachen sind: Direkte Verletzung, Druckschädigung, Infektion (Poliomyelitis), Bakterientoxine (Tetanus, Diphtherie) oder Vergiftungen (Schwermetalle wie Blei, Thallium; Arsen, Alkohol). Bei der schlaffen Lähmung sind die Reflexe erloschen, und der Muskel zeigt elektrische Entartungsreaktion. Liegt die Schädigung im Spinalnerv oder im peripheren Nerv, so besteht wie bei Querschnittslähmung gleichzeitig eine Sensibilitätsstörung. – Die *Be-*

handlung richtet sich nach Sitz und Ursache der Lähmung. Verletzte Nerven werden frühzeitig genäht oder von Narben, Fremdkörperdruck usw. befreit. Die orthopädische Therapie befaßt sich vorzüglich mit dem gelähmten Muskel, der durch Massage und elektrische Reizung soweit möglich vor der Degeneration bewahrt wird, bis die Nervenfunktion wieder einsetzt. Besonders wichtig ist es, die Schädigung des Muskels durch Überdehnung zu vermeiden. Man begegnet ihr durch zweckmäßige Lagerung, korrigierende Schienen oder Züge.

Besondere Aufmerksamkeit verdienen alle während der Kindheit auftretenden Lähmungen wegen der möglichen Entstehung von Kontrakturen und Wachstumsstörungen. (Siehe auch Poliomyelitis!)

Geburtslähmungen

Geburtslähmungen treten vorwiegend am Arm auf und entstehen durch Zerrung oder Quetschung des Plexus brachialis bei schwierigen Entbindungen (Zangengeburt, Beckenendlage), aber auch bei normalen Geburten. Man unterscheidet die Erbsche Lähmung (DUCHENNE-ERB) als »Oberarmtyp« und die Klumpkesche Lähmung als »Unterarmtyp«.

Bei der *Erbschen Lähmung* (5. und 6. Zervikalwurzel) betreffen die Ausfälle hauptsächlich den Deltamuskel, die Unterarmbeuger und die Außenroller des Oberarms. Unterarm- und Handmuskeln sind erhalten. Der Arm des Kindes hängt also schlaff am Körper herab, ist innenrotiert und kann im Ellbogengelenk nicht gebeugt werden.

Bei der *Klumpkeschen Lähmung* sind die von der 7. und 8. Zervikalwurzel versorgten Nerven, hauptsächlich also N. medianus und N. ulnaris (gelegentlich auch N. radialis) betroffen. Die Hand steht in »Pfötchenstellung« und zeigt Lähmungen der Hand- und Fingerbeuger, des Daumenballens, des Kleinfingerballens und der Mm. interossei.

Die *Behandlung bei Entbindungslähmungen* besteht in frischen Fällen in Schienung (Abduktionsschale), Massage, Elektrisieren und Übungen. Wichtig ist, die funktionsgestörte Extremität zum Gebrauch zu erziehen, da Kinder sich leicht an die Einhändigkeit gewöhnen und dann schwer umlernen. Bei veralteten Fällen muß je nach Funktionsausfall operiert werden, entweder durch Muskelplastik oder durch Arthrodese.

Nach veralteter Geburtslähmung kommt es oft zur Wachstumsverzögerung der betroffenen Extremität und als Folge der Asymmetrie zu einer Skoliose.

Periphere Nervenlähmungen

Im folgenden werden aus der Vielzahl peripherer Lähmungen einige klinisch bedeutende abgehandelt.

Obere Extremität:

Totale Plexuslähmung tritt hauptsächlich nach Schußverletzungen und nach traumatischen Zerreißungen des ganzen Armgeflechts an den Zwischenwirbellöchern der

Halswirbelsäule auf. Typischer Verletzungsmechanismus ist der harte Aufschlag auf die Schulter von vorn oder das gewaltsame Rückwärtsreißen des erhobenen Armes; oft bei Motorradunfällen. Die ganze Extremität ist motorisch und sensibel gelähmt, ist kalt und schlecht durchblutet. Als Zeichen eines Ausfalls der vegetativen Fasern besteht oft gleichzeitig ein *Hornersches Syndrom* (Ptosis, Miosis, Enophthalmus).

Radialislähmung: Der N. radialis ist wegen seiner engen Beziehung zum Humerusschaft, den er in einer großen Spirale umzieht, Läsionen besonders ausgesetzt. Meist ist der tiefe Endast des Speichennervs betroffen. Ausgefallen sind die Hand- und Fingergrundgelenkstrecker und die sensible Versorgung an der Dorsalseite. Typisch ist die *Fallhand:* Im Handgelenk herabhängende Hand mit Unfähigkeit der Hand- und Fingerstreckung. Bei kompletter Lähmung des Nervs ist auch noch die Streckung und Supination des Unterarmes aufgehoben. Bei der frischen Lähmung muß durch Schienung die Überdehnung der Streckmuskeln verhindert werden. Die häufige Drucklähmung (z. B. bei falscher Lagerung in Narkose!) hat bei konservativer Behandlung eine gute Prognose. Bei der irreparablen Radialislähmung bewährt sich die Ersatzoperation nach PERTHES, bei der die Handbeugemuskeln auf die Daumen- und Fingerstrecker verpflanzt werden, während das Handgelenk durch Tenodese in Dorsalflexion festgestellt wird. Sie führt meist zu guter Gebrauchsfähigkeit der Hand.

Die *Medianuslähmung* verursacht eine empfindliche Funktionsstörung der Hand durch den Ausfall der Pronation, der aktiven Fingerbeugung und der Opposition des Daumens. Die sensible Störung betrifft die Radialseite der Hand, die Fingerbeeren I, II, III sowie radial IV und die dorsalen Fingerspitzen II und III. Beim aktiven Faustschluß entsteht die »Schwurhand«: Daumen, Zeige- und Mittelfinger können nicht gebeugt werden. Die Haut ist kühl und zyanotisch. – Die Lähmung entsteht meist durch direkte Verletzung, welche eine operative Revision notwendig macht. Die Nervennaht erstrebt die Restitution der motorischen und sensiblen Funktion. Bei Dauerschädigung bringt die Wiederherstellung der Fingerbeugung und der Opposition des Daumens durch Muskelplastik und Arthrodese eine merkliche Verbesserung.

Die *Ulnarislähmung* erzeugt die »Krallenhand« mit Überstreckung der Finger in den Grundgelenken und Beugung in den Endgelenken. Der Daumen kann nicht adduziert, die Finger können nicht gespreizt und geschlossen werden. Durch Lähmung der Interossei und Lumbricales ist die Hand zwischen den Metacarpalia abgemagert. Die feinen Fingerbewegungen sind unmöglich. Die sensible Störung betrifft die ulnare Handkante sowie $1^{1}/_{2}$ ulnare Finger. – Im Vordergrund der Funktionsstörung alter Ulnarisläsionen stehen die Fingerkontrakturen. Sie müssen durch Quengelschienen oder operativ beseitigt werden. Alle Ersatzoperationen bei Ulnarislähmung können nicht richtig befriedigen. Die Funktionsstörung ist immer erheblich.

Die *Axillarislähmung* bewirkt durch Ausfall des Deltamuskels Unfähigkeit, den Arm im Schultergelenk zu bewegen. – Therapie: Arthrodese in mittlerer Abduktion (s. Abb. 45). Bei unvollständiger Lähmung kann die Verpflanzung eines Teiles des M. trapezius auf den Oberarm versucht werden.

Untere Extremität:

Die Wadennervenlähmung (N. fibularis s. peronaeus) ist die häufigste periphere Nervenläsion am Bein. Dieser Nerv scheint besonders anfällig zu sein. Durch seine oberflächliche Lage hinter dem Wadenbeinköpfchen wird er leicht verletzt. Durch Ausfall der Fuß- und Zehenstrecker sowie der Mm. fibularis long. et brev. entsteht ein paralytischer Spitzfuß, bei Erhaltensein der medialen Fußrandheber ein Lähmungsklumpfuß. Die Sensibilitätsstörung erstreckt sich auf den Fußrücken und den äußeren Fußrand unter Aussparung der zweiten Zehe und der Innenseite der Großzehe. Die Prognose der häufigen reinen Druckschädigung ist günstig. Bei der konservativen Behandlung muß vor allem der Spitzfuß passiv durch Schiene oder Fußzügel korrigiert werden. Brauchbare Ersatzoperationen beim Lähmungsspitzfuß gibt es nicht. *Am besten ist die Arthrodese oder die Teilsperrung des Knöchelgelenks.* – Die orthopädische Versorgung kann durch Schuh mit langer, steifer hinterer Kappe oder durch Peronäusschiene erfolgen. – Beim *Lähmungsklumpfuß* wird das untere Sprunggelenk versteift und der erhaltene M. tibialis ant. nach lateral versetzt. Das funktionelle Ergebnis dieser Operation ist meist sehr gut.

Die seltenere *Lähmung des N. tibialis* führt zum Ausfall der Fuß- und Zehenbeuger. Es entsteht ein Hacken-, Hohl- oder Krallenfuß. Die Sensibilitätsstörung der Fußsohle verursacht Dekubitus und trophische Geschwüre. Die Funktionsstörung ist bei Dauerausfall erheblich. Ersatzoperationen befriedigen wenig. Frühzeitige Nervennaht ist anzustreben.

Die *Ischiadikuslähmung* ist praktisch immer traumatisch und entsteht bei hoher Verletzung des Nervenstammes durch Schuß, bei Beckenbrüchen und traumatischer Hüftluxation. Sie bewirkt totale Parese des Fußes mit Sensibilitätsausfall, zirkulatorischen und trophischen Störungen. – Frühzeitige operative Revision und ggf. Nervennaht sind anzustreben. Dauerfolgen werden entsprechend den Ausfällen wie bei Fibularis- und Tibialislähmung behandelt.

Spinale Kinderlähmung (Morbus Heine-Medin)

Die spinale Kinderlähmung ist eine Viruserkrankung mit Schädigung der motorischen Vorderhornzellen des Rückenmarks (Poliomyelitis acuta anterior). Die erste Beschreibung gab der Cannstatter Orthopäde JACOB VON HEINE im Jahre 1838. Erst 50 Jahre später stellte der Schwede MEDIN den Infektionscharakter der Krankheit fest. Sie trat früher in kleineren oder größeren Epidemien während der Sommer- und Herbstmonate auf. Seit Einführung der allgemeinen Schluckimpfung nach SABIN sind die alljährlichen Epidemien nicht mehr aufgetreten. Polioviren werden im Stuhl nachgewiesen.
Die Mehrzahl der Erkrankungen läuft in Form eines grippalen Infektes oder einer Enteritis ab. Nur bei einem verhältnismäßig kleinen Prozentsatz kommt es zu den gefürchteten Lähmungen. Da die akute Entzündung die graue Vorderhornsubstanz (polios = grau!) befällt, sind die Ausfälle ausschließlich schlaffe motorische Lähmungen. Sensibilitätsstörungen gehören nicht zum Bild der Poliomyelitis. Neben den bekannten Lähmungen der Rumpf- und Extremitätenmuskeln werden auch Hirnnervenschädigungen, besonders am N. facialis und N. oculomotorius, sowie ataktische Störungen beobachtet.
Die Poliomyelitis beginnt mit einem fieberhaften Prodromalstadium, an das sich

nach Stunden oder Tagen das Lähmungsstadium anschließt. Sitz und Ausbreitung der Paresen sind sehr unterschiedlich. Die Entzündung am Zentralnervensystem verursacht Quellung und schließlich Degeneration und fibröse Entartung der Ganglienzellen. Klingt die Schwellung wieder ab, so bilden sich auch die Lähmungen zurück; andernfalls sind sie irreparabel.

Im *akuten Lähmungsstadium (I) stehen* im Vordergrund meningeale Reizerscheinungen (Nackensteife, Opisthotonus) und oft starke Schmerzhaftigkeit der betroffenen Muskulatur. Das Lumbalpunktat zeigt starke Zellvermehrung, Zuckererhöhung bei normalen Eiweißwerten. Die Durchblutung des gelähmten Muskels ist empfindlich gestört; dies bedeutet eine schwere Gefahr für die Existenz der Muskelzelle. Unter den anfänglichen Schmerzen können sich bei unsachgemäßer Lagerung des Kranken rasch Gelenkfehlstellungen entwickeln. Während der akuten Phase bewirkt körperliche Anstrengung unter Umständen eine Zunahme der Lähmungen.

Nach Abklingen des akuten Stadiums, wenn die meningealen Symptome, die Muskelschmerzen verschwinden und der Liquor einen Zellwert von unter 20/3 erreicht, etwa 4–5 Wochen nach Beginn der Lähmungen, tritt die Krankheit in das *Stadium der muskulären Regeneration (II)*. Dieses kann bis zu 2 Jahren dauern. Die entscheidende Muskelregeneration vollzieht sich allerdings schon in den ersten Wochen. Nach Ablauf eines halben Jahres ist nur noch mit Besserungen und Funktionsanpassung zu rechnen.

Das *Stadium III* sind die *Dauerschädigungen und Folgezustände* der irreparablen Lähmungen; im wesentlichen Kontrakturen, Durchblutungsschäden und Knochenwachstumsstörungen.

Die *orthopädische Behandlung* der spinalen Kinderlähmung beginnt mit dem Einsetzen der Paresen. Durch richtige Lagerung ist der Entstehung von Kontrakturen besonders an Fuß, Knie und Hüfte vorzubeugen. Am besten eignen sich Gipsschalen, die angefertigt werden, sobald die akuten Schmerzen abgeklungen sind. Die gestörte Muskeldurchblutung wird frühzeitig durch warme Packungen, leichte Streichmassagen und vorsichtige Klopfungen wieder in Gang gebracht. Von der 5. bis 6. Woche ab setzt die krankengymnastische Übungsbehandlung ein, mit dem Ziel der Wiederherstellung willkürlicher Muskeltätigkeit. Sie wird unterstützt durch Elektrisieren mit dem galvanischen Strom und durch Unterwassermassagen. Der regenerierende Muskel ist durch schnelle Ermüdbarkeit ausgezeichnet. Man erleichtert deshalb die aktiven Übungen durch das Bewegungsbad oder durch Rollenzüge, Schwebeaufhängung und ähnliches. – Sehr wichtig ist die Verbesserung der Atmung. In schweren Fällen kann künstliche Dauerbeatmung durch Trachealkanüle notwendig sein.

Der entscheidende Schritt in der Behandlung des Poliomyelitikers ist die Rückgewinnung der physischen Selbständigkeit. Das Verlassen des Bettes, das selbständige Stehen und Gehen ist der große Wendepunkt und in psychologischer Hinsicht von unschätzbarem Wert. Durch den Automatismus des Gehaktes kommen Muskeln zur Funktion, die vorher bei den Übungen noch nicht mitarbeiteten. Gehhilfen in Form von Gipshülsen, Schienen oder Apparaten ermöglichen ein frühzeitiges Aufstehen.

Die *orthopädische Spätbehandlung* der Poliomyelitis hat die Versorgung der Rest- und Folgezustände zum Ziel. Dabei sind auch soziale Gesichtspunkte (Berufsmöglichkeit usw.) zu berücksichtigen. Grundsätzlich stehen zwei Wege offen: Apparat und

Bandage oder Operation. Der *orthopädische Apparat* dient bei der spinalen Kinderlähmung als Übungsgerät, als Überbrückungshilfe zur Verhütung von Deformierungen im Kindesalter und als notwendiger Kompromiß bei schweren irreparablen Lähmungen mit Verlust der Stabilität. Das Ziel ist immer, mit möglichst wenigen mechanischen Hilfen auszukommen.

Die *operative Behandlung* der Poliofolgen umfaßt den Ersatz gelähmter Muskeln, die Korrektur von Kontrakturen und Fehlstellungen an Weichteilen oder Knochen sowie die Stabilisierung paralytischer Gelenke. Die *Muskelplastik* durch Verwendung erhaltener Muskelkräfte ergibt gute Resultate, wenn man die Grenzen ihrer Leistungsfähigkeit berücksichtigt. Nicht jeder Muskel eignet sich zur Verpflanzung, und nicht jeder Kranke erlernt die Umstellung.

Gute Erfahrungen sind beim paralytischen Klumpfuß durch Versetzung des M. tibialis anterior auf den äußeren Fußrand, beim Ersatz des M. quadriceps durch den M. biceps femoris und bei Lähmungen an der oberen Extremität gemacht worden (Abb. 42). Die großen Standmuskeln der Wade, der Hüfte und des Rumpfes sind nicht zu ersetzen. – Die besten Ergebnisse gibt die Muskelverpflanzung in Verbindung mit der Arthrodese durch Vereinfachung komplizierter Gelenkmechanismen, z. B. bei Fußlähmungen.

Die *Sehnenverlängerung* richtet sich gegen die Weichteilkontraktur. Ihr klassisches Beispiel ist der Spitzfuß. Sie ist ein kleiner segensreicher Eingriff, der schon im Kindesalter ausgeführt werden kann (s. Abb. 112!).

Die *Osteotomie* kommt bei knöchern fixierten Fehlstellungen und bei sehr rigiden Kontrakturen zur Anwendung, z. B. beim X-Bein. Sie soll möglichst erst gegen Ende der Wachstumsperiode erfolgen, um keine Epiphysenstörungen hervorzurufen.

Die *Arthrodese* erreicht die Stabilisierung gelähmter Gliedmaßen auf Kosten der passiven Beweglichkeit. Sie ist immer eine Spätoperation gegen Ende oder nach Abschluß des Wachstums. Da sie einen irreversiblen Zustand erzeugt, muß die Indikation besonders sorgfältig gestellt werden. Am häufigsten angewandt wird die Arthrodese am unteren Sprunggelenk beim paralytischen Klumpfuß, Hackenfuß und Knickfuß, am Schultergelenk bei Deltalähmungen (s. Abb. 45!) und an Hand und Daumen.

Die *wichtigsten Kinderlähmungsfolgen sind:*

am *Fuß:* Spitzfuß, Klumpfuß, Hackenfuß, Knickfuß, Hammerzehen;
am *Knie:* X-Bein, Genu recurvatum, Quadrizepsparese;
an der *Hüfte:* Glutäusparese, Beugekontraktur, Schlottergelenk;
am *Rumpf:* paralytische Skoliose, Bauchmuskellähmung;
an der *Schulter:* Deltoideuslähmung;
am *Arm:* Parese der Unterarmbeuger, Fallhand und Opponensparese.

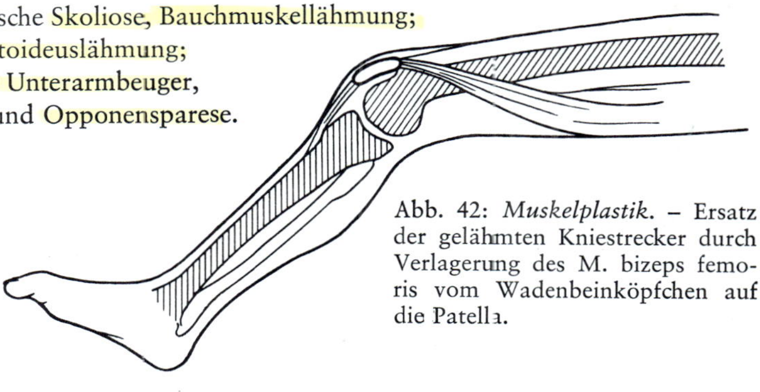

Abb. 42: *Muskelplastik.* – Ersatz der gelähmten Kniestrecker durch Verlagerung des M. bizeps femoris vom Wadenbeinköpfchen auf die Patella.

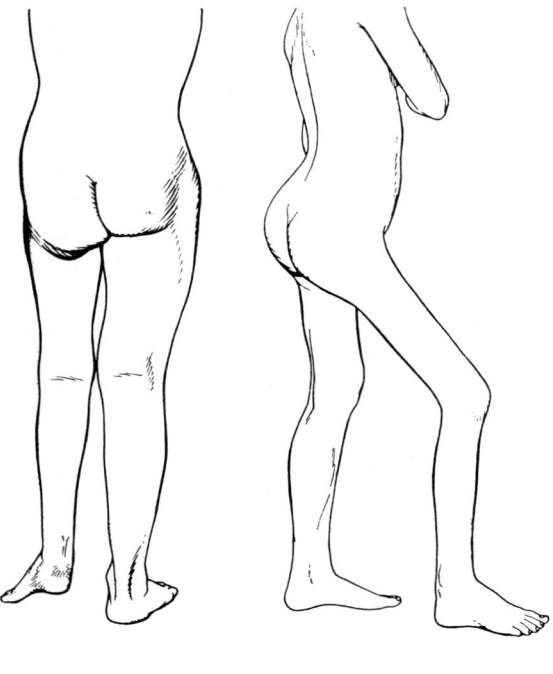

Abb. 43   Abb. 44

Abb. 43: *Kinderlähmung* am linken Bein, 10 Jahre nach Erkrankung. – Starke Atrophie des Ober- und Unterschenkels, Wachstumsverzögerung, sekundärer Beckenschiefstand und statische Skoliose.

Abb. 44: *Hüftbeugekontraktur nach Poliomyelitis* durch den allein erhaltenen M. tensor fasciae latae; häufiger Restzustand nach ausgedehnter Hüftmuskellähmung. Ungünstige Statik und Rückwirkung auf die Wirbelsäule. (Hohlkreuz!) Korrektur erforderlich!

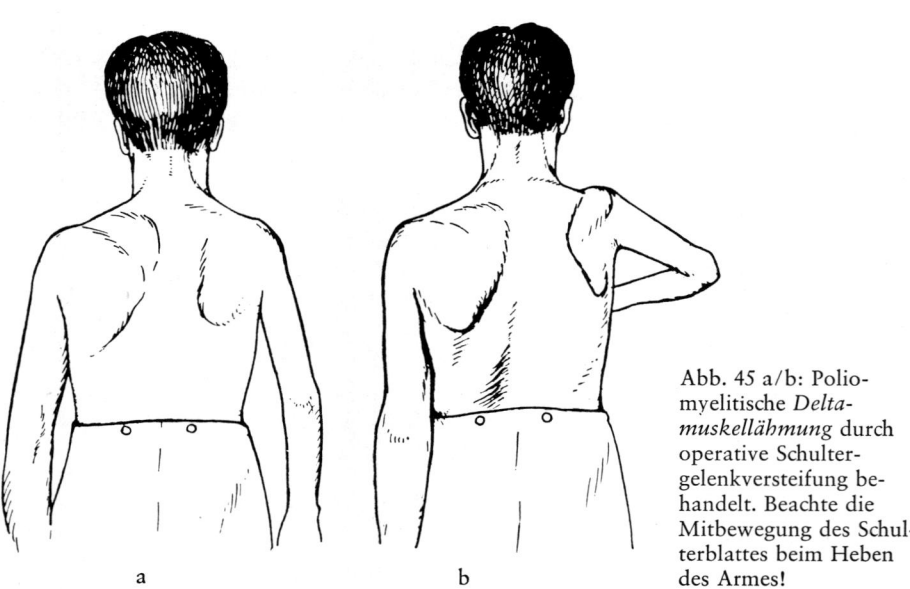

a   b

Abb. 45 a/b: Poliomyelitische *Deltamuskellähmung* durch operative Schultergelenkversteifung behandelt. Beachte die Mitbewegung des Schulterblattes beim Heben des Armes!

Zerebralparese (C. P.) — Kindlicher Hirnschaden
Littlesche Krankheit

Der frühkindliche Hirnschaden kann *intrauterin* (20 %), während der *Geburt* (ca. 70 %) oder im *Säuglingsalter* (10 %) entstehen. Zu den vielfältigen Ursachen gehören neben den verhältnismäßig seltenen primären Mißbildungen in der *Fetalperiode* u. a. Virusinfektionen, Toxine, Strahlen, Hirndurchblutungsstörungen, Antikörperreaktionen (Blutgruppenunverträglichkeit); unter der *Geburt* Verletzungen, Blutungen, Asphyxie und *postnatal* Infektionen und Vergiftungen, die zu Enzephalitis führen.

Je nach Lokalisation und Ausdehnung der Hirnparenchymschädigung kommt es zu Funktionsstörungen, welche die Entwicklung der Motorik, des psychischen Verhaltens und der Intelligenz beeinflussen. Häufig bestehen Hör- und Sprachstörungen, Hüftdysplasie und Skoliose.

Die *motorischen Störungen der C. P.*, die heute zahlenmäßig eine größere Rolle spielen als die poliomyelitischen Lähmungen, treten in 4 Hauptformen, welche oft miteinander kombiniert sind, auf:

1. Spastische Lähmungen
2. Athetosen und Hyperkinesen
3. Ataxien
4. Hypotonien

Spastische Lähmungen sind durch Muskelstarre (Hypertonus, Rigidität) und Reflexsteigerung charakterisiert. Die Spastik bei C. P. kann als *Diplegie* (beide Beine und Rumpf), *Tetraplegie* (Rumpf und alle 4 Gliedmaßen) oder *Hemiplegie* (halbseitig) auftreten. Die *Monoplegie* ist selten. – Die Spastik befällt bevorzugt bestimmte Muskelgruppen und erzeugt dadurch typische Bilder, z. B. Adduktion und Innenrotation der Beine, Beugung von Hüfte und Knie, Faustschluß mit eingeschlagenem Daumen, Beugung von Hand und Unterarm, Pronation.

Die *Athetose* ist durch die unkontrollierte, stereotype bizarre Zwangsbewegung (Extremität, Mimik) gekennzeichnet, welche wurmförmig oder plötzlich ausfahrend (choreatisch, dystonische Attacke) abläuft. Athetose und Spastik sind häufig kombiniert. Die Athetose nimmt bei psychischer Erregung deutlich zu. Die motorische Enthemmung zeigt sich später besonders beim Sprechen.

Bei der *Ataxie* handelt es sich um eine primäre Störung der Bewegungskoordination: Schwanken beim Gehen und Stehen, Erschwerung gezielter Bewegungen. Die Muskelkraft ist immer vermindert, im Gegensatz zur Spastik. Häufig besteht muskuläre *Hypotonie*. In schweren Fällen findet sich abnorme Schlaffheit aller Gliedmaßen und des Rumpfes mit Unfähigkeit, den Kopf zu halten und zu sitzen. Diese Kinder haben meist schwere geistige Defekte.

Die motorischen Störungen bei Zerebralparese, besonders bei Spastik und Athetose, sind bei der Geburt noch nicht ausgebildet. Die *pathologischen Bewegungsmuster* (pattern) entwickeln sich in zeitlicher Parallele zur normalen Bewegungsbahnung des hirngesunden Säuglings und Kleinkindes als Ersatzmotorik. Sie sind, besonders in Fällen leichterer Hirnschädigung, im ersten Halbjahr schwer zu erkennen.

66 Allgemeine Pathologie und Orthopädie des Haltungs- und Bewegungsapparates

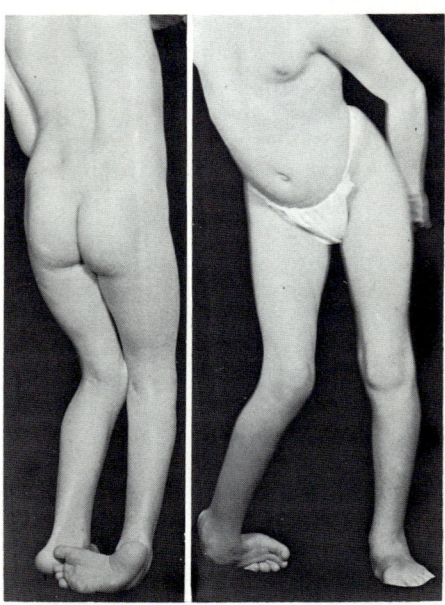 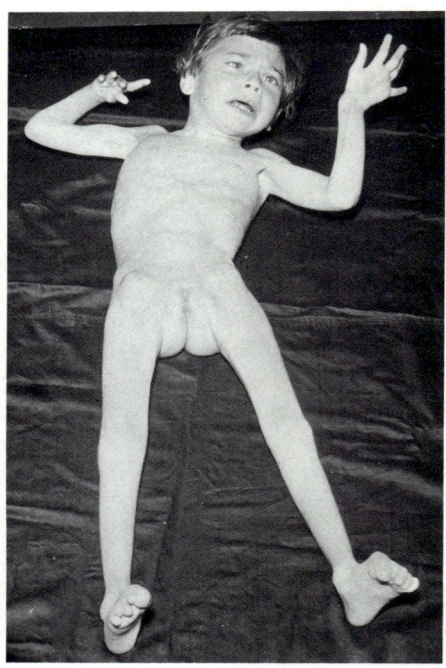

Abb. 46: Tetraspastik, rechtsbetont, Klumpfuß, Beugekontrakturen – 12 Jahre, weiblich.

Abb. 47: Tetraspastik mit Athetose; unkoordinierte Zwangsbewegungen, Strecksynergien, bilat. Hüftluxation – 8 Jahre, weiblich.

Die normale Entwicklung der Willkürmotorik ist von der von kranial nach kaudal fortschreitenden Reifung der Pyramidenbahn abhängig, welche sich in großen Zügen im ersten Lebensjahr vollzieht. Der Säugling erwirbt nacheinander die willkürliche Beweglichkeit für Augen, Mimik, Kopf und Hals, Arme, Rumpf und schließlich für Beine und Füße. Gleichzeitig entwickelt sich die Sprachmotorik. Der stufenweise Aufbau der Willkürmotorik, die das Kind über Kriechen, Sitzen und Krabbeln zum Stehen und Gehen bis zur vollkommenen Beherrschung von Körperhaltung und Bewegung bringt, geschieht durch ebenso stufenweisen Abbau primitiver tonischer Reflexmuster und deren Ablösung durch komplexe Stell- und Gleichgewichtsreaktionen. Wenn man das 1. Lebensjahr in vier Dreimonatsperioden unterteilt, so ist jedes Trimenon durch bestimmte Bewegungsmuster (Reflexe) und Fähigkeiten gekennzeichnet. Das zerebralparetische Kind zeigt hiervon bestimmte Abweichungen und Mängel.

Verdachtsmomente auf zerebrale Schädigung beim Neugeborenen sind Atem-, Saug- und Trinkschwäche, Schluckstörungen, Bewegungsarmut, Zittern, Krämpfe und abnorme Gliederschlaffheit. – Sogen. Risikofaktoren sind Frühgeburt, vorzeitiger Blasensprung, starker Ikterus, Übertragung, mütterliche Erkrankungen während der Gravidität, Zwillinge, Steißlage. – Im 2. Trimenon sind Anzeichen eines Hirnschadens: totale Streck- oder Beugesynergien, mangelhafte Kontrolle der Kopfhaltung,

geschlossene Faust mit eingeschlagenem Daumen, Gebrauch nur einer Hand, Fortbestehen des Saugreflexes, permanente Seitdrehung des Kopfes, Skoliose, Fortbestand tonischer Reflexe, fehlende Stützfunktion der Arme. Im *3. Trimenon* (7–9 Monate), in welchem das gesunde Kind sich selbständig in Bauch- und Rückenlage drehen kann, zum freien Sitzen kommt, sich mit den Armen aufstützt und kriecht, kann das zerebralparetische Kind diese Leistungen nicht vollbringen. Es überwiegen weiterhin tonische Reflexmuster. Der für diese Phase der motorischen Entwicklung typische *Landau-Reflex* – volle Körperstreckung mit ausgebreiteten Armen und Beinen bei horizontaler Schwebehaltung (Hechtsprungstellung) – ist nicht ausgebildet. Statt dessen werden die Symptome der Spastik deutlich.
Die Zeichen der *Athetose* treten meist erst später hervor. Diese Kinder fallen anfangs durch ihre muskuläre Hypotonie auf.
Das zerebralparetische Kind ist in seiner motorischen und geistigen Entwicklung und in seinem sozialen Verhalten immer deutlich verzögert.

Therapie

Die *Frühdiagnose* des kindlichen Hirnschadens ist für das Schicksal dieser Patienten entscheidend. Es kommt darauf an, der Ausbildung pathologischer Reflexmuster und Bewegungsabläufe zuvorzukommen durch Reflexhemmung und Einübung normaler Bewegungen. Die Früherfassung des zerebralgeschädigten Kindes ist heute durch ärztliche *Vorsorgeuntersuchungen,* die vom Arzt für Allgemeinmedizin, vom Kinderarzt und vom Orthopäden vorgenommen werden, wesentlich verbessert. Die Prognose ist jedoch weitgehend von der geistigen Entwicklung des »Little« abhängig. Intelligente Kranke lernen meist gehen. Der Little-Kranke stellt ein besonderes Problem im Rahmen der Rehabilitation Körperbehinderter dar.
Die *Frühbehandlung* basiert auf sorgfältigen Studien der normalen und krankhaften Bewegungsabläufe. Unter den verschiedenen krankengymnastischen Übungssystemen hat die von B. und K. BOBATH entwickelte Methode in den letzten Jahren die größte Verbreitung gefunden. Sie beruht auf dem Prinzip, aus reflexhemmenden Körperstellungen normale Bewegungsmuster zu bahnen und einzuüben. – Bedeutende Fortschritte sind auch von VOJTA mit der von ihm entwickelten Methode des »Reflexkriechens« erzielt worden. Diese Übungsverfahren erfordern speziell geschultes krankengymnastisches Personal. Die Behandlung soll schon bei begründeten Verdachtsfällen einsetzen und wird hier durch die in die Übungen eingewiesene Mutter des Kindes vorgenommen. Große Bedeutung haben *Tagesstätten für zerebral geschädigte Kinder,* welche den Kindergarten mit Krankengymnastik, Beschäftigungstherapie und Heilpädagogik verbinden.
Spastische Kontrakturen und sekundäre Skelettwachstumsstörungen müssen operativ korrigiert werden. Zur Erhaltung der erzielten Resultate sind korrigierende Schienen erforderlich. Allerdings ist vor voreiligen Operationen zu warnen. Jeder Eingriff muß sorgfältig abgewogen werden und darf das meist sehr diffizile muskuläre Gleichgewicht nicht stören.
Die *spastische Hemiplegie* als erworbenes Leiden hat verschiedene Ursachen: Ver-

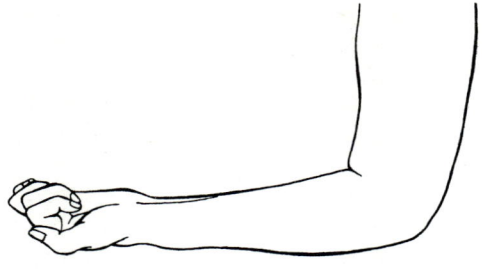

Abb. 48: *Spastische Lähmung* des linken Armes nach Apoplexie – typische Unterarmhaltung in Supinationsstellung mit Beugekontraktur der Finger.

letzungen der Hirnrinde, Blutungen (Apoplexie), Hirnembolie, Vernarbungen nach Entzündungen (Enzephalitis, Impfschaden) und Tumoren. Gelegentlich ist sie auch mit epileptischen Anfällen verbunden.

Bei Rückenmarkskompression, z. B. bei Wirbelbruch oder Spondylitis, kann es zur *spastischen Paraplegie* kommen.

Zuweilen tritt die *Syringomyelie* und die *multiple Sklerose* mit spastischer Beinlähmung in Erscheinung und bedarf der orthopädischen Behandlung.

Querschnittslähmung

Die Leitungsunterbrechung des Rückenmarks mit Querschnittslähmung ist Folge von Verletzungen, Blutungen, entzündlichen Prozessen der Wirbel und des Rückenmarks und von Tumoren. Die Schädigung entsteht also durch Zerreißung, Quetschung, Blutung oder Kompression. Der sogen. »hohe Querschnitt« im Halsmark oder oberen Brustmark führt häufig zum Tode. Je distaler die Schädigung liegt, desto größer wird die Überlebenschance.

Klinisch zeigt der *komplette Querschnitt* motorische und sensible Lähmung unterhalb des betroffenen Segmentes sowie Ausfall der Darm- und Blasenfunktion (Incontinentia alvi et urinae). Die Blasenlähmung stellt für den Paraplegiker wegen der möglichen aufsteigenden Infektion der Harnwege mit Niereninsuffizienz und Urämie eine ständige ernste Gefahr dar. Urologische Betreuung ist daher von größter Wichtigkeit. – Bei plötzlicher Leitungsunterbrechung des Rückenmarks, z. B. durch traumatische Quetschung oder Schußverletzung, sind die motorischen Lähmungen zunächst schlaff. Im Laufe von Wochen und Monaten entwickeln sich distal der Querschnittsläsion spastische Symptome und unkontrollierbare Bewegungsautomatismen infolge der Aktivierung autonomer Rückenmarkszentren. Die Paraspastik verursacht häufig hartnäckige Gelenkkontrakturen. Die *Therapie* der frischen oder beginnenden Querschnittslähmung umfaßt pflegerische Maßnahmen (Lagerung auf Schaumgummimatratze, Drehbett, Dauerkatheter, Infektionsprophylaxe) und versucht, die Ursache der Rückenmarkskompression zu beseitigen (Laminektomie, Entlastungspunktion, zytostatische Medikamente, Röntgenbestrahlung). Die Gefahr des Aufliegens und der Entstehung von Dekubitalgeschwüren ist im Beginn besonders groß. – Abgesehen von fortschreitenden Prozessen mit schlechter Prognose besteht bei vielen

Querschnittslähmungen eine Rückbildungstendenz. Sie wird unterstützt durch krankengymnastische Behandlung. Entscheidend ist die Erlangung eines gewissen Automatismus der Blasen- und Darmentleerung. Für die Blase wird dies mit einer über längere Zeit durchgeführten Pendeldrainage (Tidaldrainage) erreicht. Hierbei stellt sich die Blase auf den rhythmischen Füllungszustand ein und kann durch manuelles Auspressen oder Beklopfen reflektorisch entleert werden. Große Bedeutung hat die psychologisch-pädagogische Führung der Kranken. Für irreparable Dauerzustände ist das Behandlungsziel Selbständigkeit bei den notwendigen täglichen Verrichtungen, Erlernung des Durchschwung- und Vierpunkteganges mit Hilfe von Stützapparat und Krücken sowie Selbständigkeit in der Benutzung der modernen Krankenfahrstühle. Zu den konservativen und operativen orthopädischen Methoden, Kreislauftherapie und intern-urologischen Maßnahmen tritt über die frühzeitige Beschäftigungstherapie die berufliche Neu- oder Umschulung (Rehabilitation!) zur sozialen Wiedereingliederung. Bedeutende Erfolge sind in Spezialheilstätten für Querschnittsgelähmte erzielt worden.

Kongenitale Querschnittsbilder beruhen auf Mißbildungen der Wirbelsäule und des Rückenmarks (Rhachischisis, Spina bifida, Myelozele). Je nach dem Grad der Störung reichen die nervösen Ausfälle von leichten Teillähmungen an beiden Füßen mit verschiedenen Deformitäten (Spitzfuß, Klumpfuß, Ballenhohlfuß) bis zur kompletten Paraplegie. Da die Mehrzahl solcher Mißbildungen im Lumbosakralbereich liegt, ist nur die Cauda equina betroffen, und die motorischen Lähmungen sind dabei immer schlaffe (s. Abb. 54!).

Sudecksches Syndrom

Verschiedene exogene Schädigungen, wie Knochenbrüche, Distorsionen, operative Eingriffe, Verbrennung oder Erfrierung, aber auch Entzündungen können an den Extremitäten einen typischen Symptomenkomplex hervorrufen, der als »*Sudecksches Syndrom*« bezeichnet wird. Es äußert sich klinisch in rötlich-bläulicher Hautfärbung, brennendem Schmerz, Hautkälte, peripheren Schwellungen und Bewegungseinschränkung der Gelenke. – Am auffälligsten sind die röntgenologischen Veränderungen am Knochen, die in 3 Stadien eingeteilt werden: Fleckige Entkalkung – Dystrophie – Endatrophie. Ihr Hauptsitz sind die Epiphysen und Metaphysen (besonders an Mittelhand und Mittelfuß – Abb. 49). Ausgelöst wird das Syndrom durch eine Vasomotorenstörung. Es nimmt mit höherem Lebensalter an Häufigkeit zu. Die Ursachen sind noch nicht bekannt. Offenbar ist eine Disposition im Sinne einer veränderten Reaktionslage des vegetativen Nervensystems die notwendige Voraussetzung. Ein wesentlich begünstigender Faktor scheint an der oberen Extremität die Osteochondrose der Halswirbelsäule zu sein. Die Stärke der auslösenden Schädigung ist für das Zustandekommen und den Grad des »Sudeck« nicht maßgebend. Das Syndrom kann sich 3 bis 4 Wochen nach Einwirken der Noxe entwickeln. Am Fuß wird der »Sudeck« im Beginn gelegentlich mit Tuberkulose verwechselt. Es fehlen jedoch entzündliche Blutbildveränderungen.

Die *Therapie* besteht in Schonung der betroffenen Extremität. Forcierte Übungen

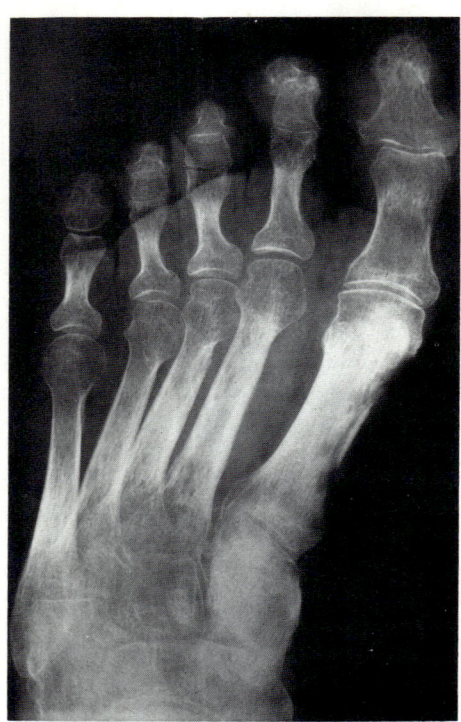

Abb. 49: *Sudecksche Dystrophie* des linken Fußes. – Fleckige Entkalkungen; typische Lokalisation an der Fußwurzel und an den Epiphysen. Gelenkkonturen wie mit dem Stift nachgezogen. Zustand nach Verstauchung, 58 Jahre, männlich.

müssen unterbleiben, da sie den Zustand verschlimmern können. In schweren Fällen muß für mehrere Wochen im Gips fixiert werden. Hauptaufgabe ist, die reflektorische Durchblutungssperre zu lösen. Dies geschieht durch milde Wärmeanwendung, leichte Streichmassage, Bindegewebstriche oder medikamentös mit durchblutungsfördernden Mitteln. Sehr günstig kann die Novocainblockade des Sympathikus (Stellatumanästhesie, Paravertebralanästhesie) wirken. Ein Teil der Fälle bildet sich nach Wochen oder Monaten vollkommen zurück, ein Teil geht in die Endatrophie mit dauernden Funktionsstörungen über.

Spezielle Orthopädie nach Körperregionen

Rumpfskelett

Schiefhals

Beim *Schiefhals* (Torticollis, Caput obstipum) unterscheidet man angeborene und erworbene Formen.
Der *angeborene Schiefhals* kann ossär und muskulär sein. Der ossären Form liegen Wirbelmißbildungen zugrunde, die formbestimmend sind. Eine kausale Therapie ist nicht möglich.
Der *muskuläre Schiefhals* ist die häufigste Form. Er beruht auf einer einseitigen narbigen Verkürzung des M. sternocleidomastoideus, deren Ursache wahrscheinlich eine ischämische Muskeldegeneration ist. Der muskuläre Schiefhals verursacht Gesichtsasymmetrie (= Gesichtsskoliose) und eine kompensatorische skoliotische Verbiegung der distalen Wirbelsäulenabschnitte. Frühzeitige operative Korrektur durch Myotomie ist erforderlich. Man durchtrennt den Muskel entweder an den beiden Ursprüngen am Brust- und Schlüsselbein oder an seinem Ansatz am Warzenfortsatz. Anschließend wird für 4 bis 6 Wochen in überkorrigierter Stellung – Kopfneigung zur Gegenseite bei Drehung zur kranken Seite und gesenktem Kinn – eingegipst und danach mit krankengymnastischen Übungen behandelt. Die Erfolge sind bei richtiger Technik gut. Auffallend häufig ist der muskuläre Schiefhals bei Steißgeburten – Abb. 50.
Dem Symptom »Schiefhals« können folgende weitere Ursachen zugrunde liegen: *Verletzungen der HWS* wie Torsionsbrüche oder die einseitige Wirbelgelenkluxation; gewöhnlich nach schwerer Gewalteinwirkung. Ferner einseitige *Narbenstränge* am Hals nach Verätzung oder Verbrennung, eine *reflektorische Muskelkontraktur* im Zuge des Zervikalsyndroms, *spastische Lähmungen* nach Hirnschädigung (Torticollis spasticus) und gelegentlich auch psychogene Störungen. Die Therapie richtet sich nach der jeweiligen Ursache.

Thoraxdeformierungen

Als *Trichterbrust* wird eine Thoraxdeformität bezeichnet, bei der die Brustbeinregion trichterförmig eingezogen ist (Abb. 51). Es kommen verschiedene Grade von einer flachen Einsenkung bis zu tiefster Einziehung vor. Dadurch wird die Thoraxhöhle mehr oder weniger stark verengt. In extremen Fällen berühren sich Sternum und Brustwirbelsäule. Meist verursacht die Trichterbrust keine funktionellen Störungen. Im allgemeinen wird konservativ mit Atemgymnastik behandelt. Nur bei hochgradiger Deformität ist die operative Korrektur angezeigt.
Die Trichterbrust ist in den meisten Fällen *angeboren* und beruht auf einer Entwicklungshemmung des Mediastinums. Sie ist häufig mit einer Skoliose verbunden.

72 Spezielle Orthopädie nach Körperregionen

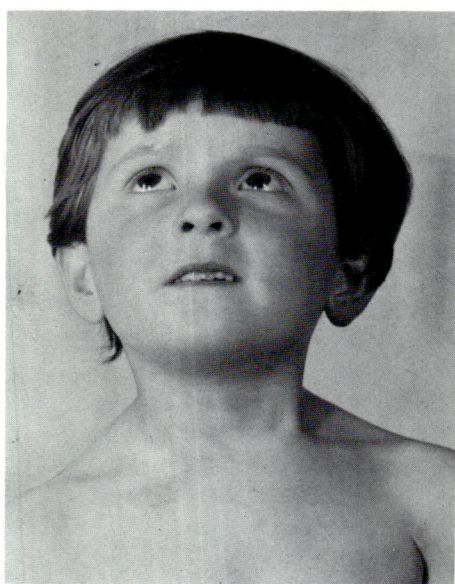 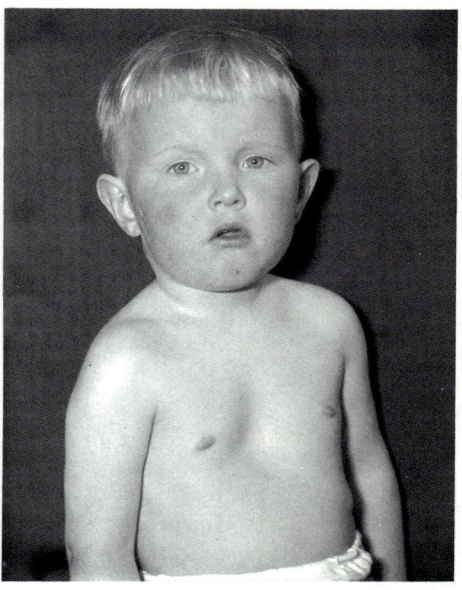

Abb. 50: *Muskulärer Schiefhals* links. – Verkürzung des strangartig vorspringenden M. sternocleidomastoideus.

Abb. 51: *Kongenitale Trichterbrust,* rinnenförmige Einziehung der unteren Brustbeinregion; nur selten auf rachitischer Basis.

Die Rachitis spielt nicht die Rolle, die ihr früher zugeschrieben wurde. Mediastinale Vernarbung und Schrumpfung nach Speiseröhrenverätzung führt gelegentlich zu Trichterbrust. Die sogenannte »Schusterbrust« entwickelt sich durch ständigen Druck auf das Brustbein während des Entwicklungsalters.
Die Mehrzahl der Thoraxdeformitäten ist erworben und beruht entweder auf Rachitis, wie *Hühnerbrust* und *Hutkrempenthorax* (Glockenthorax), oder sie sind *Folgen von Wirbelsäulenverkrümmungen.* Die rachitischen Brustkorbdeformierungen lassen sich bei frühzeitiger krankengymnastischer Behandlung günstig beeinflussen. Bei Hühnerbrust kommen Bandagen mit korrigierenden Pelotten zur Anwendung. – Die skoliotischen Thoraxverbildungen lassen sich meist nicht mehr ausgleichen. Trotzdem ist konsequente Atemgymnastik zur Erhaltung einer guten Ventilation wichtig.

Erkrankungen der Wirbelsäule

Mißbildungen

Wirbelmißbildungen sind Differenzierungsstörungen während der Entwicklung von der bindegewebigen Wirbelanlage über den knorpeligen zum knöchernen Wirbel. Man unterscheidet Entwicklungsfehler der Chorda dorsalis, Segmentierungsstörungen und Ossifikationsfehler durch gestörte Vaskularisation. Die drei Gruppen laufen zeitlich nacheinander ab.

Erkrankungen der Wirbelsäule

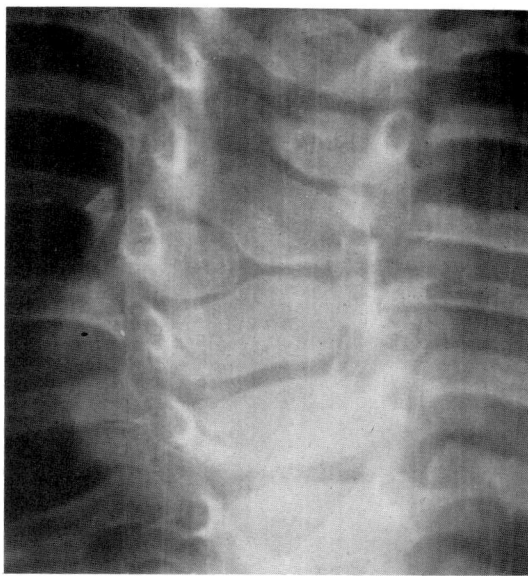

Abb. 52: Seitlicher Halbwirbel als Ursache einer ossären Skoliose.

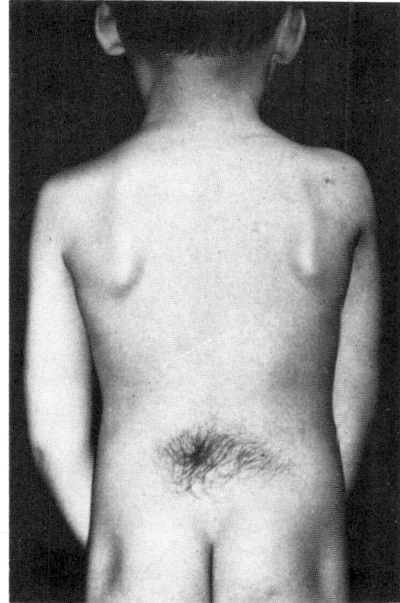

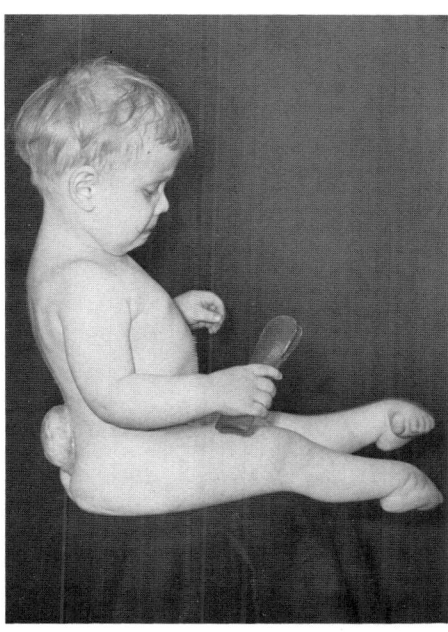

Abb. 53: Typische Behaarung bei Spina bifida occulta – keine neurologischen Symptome!

Abb. 54: Myelozele bei Spina bifida mit inkompletter Caudalähmung; Spitzklumpfüße.

Es lassen sich Mißbildungen der Wirbelkörper und der Wirbelbögen abgrenzen. Sie können isoliert oder kombiniert auftreten. – *Wirbelkörpermißbildungen* sind Blockwirbel, Keil-, Halb- und Dreiviertelwirbel und WK-Spalten. An den *Bögen* kennen wir Spalten, Defekte und Synostosen. – Zahlreich sind Asymmetrien und Varianten an den Bogenfortsätzen.

Die klinische Bedeutung der Wirbelmißbildungen liegt erstens darin, daß sie *Formfehler* und *statische Störungen* verursachen (Skoliose, Schiefhals, Kurzhals, Gibbus). Zweitens können sie mit *Mißbildungen des Rückenmarks* verbunden sein oder neurologische Störungen auslösen (Spina bifida, Myelozele, Spondylolisthesis). Die Myelozele findet sich vorzugsweise im Lumbosakralbereich. Die hierbei auftretenden symmetrischen Lähmungen verursachen oft progrediente Fußdeformitäten wie Spitz-, Klump- und Hohlfuß. Sie sind stets mit Sensibilitätsausfällen und häufig mit Blasen-Mastdarmstörungen verbunden. Je nach der Höhenlokalisation der Rückenmarksschädigung kann ein partielles oder komplettes *Querschnittssyndrom* bzw. ein *Caudasyndrom* vorliegen. – Die *Myelozele* muß in den ersten Lebenstagen operiert werden. Bei Anzeichen eines fortschreitenden Hydrozephalus wird frühzeitig eine Ableitung des Liquors vom rechten Seitenventrikel in das rechte Herzohr (Pudence-Heyer-Drainage) vorgenommen. Vgl. auch S. 69!

Übergangswirbel (= Assimilationen) sind Differenzierungsvarianten, bei denen der Grenzwirbel einer WS-Region den Charakter der Nachbarregion hat; z. B. ist der 5. Lendenwirbel als Kreuzwirbel ausgebildet und ganz oder teilweise mit dem Kreuzbein verschmolzen (sog. Sakralisation). Die Ausbildung des 1. Kreuzwirbels als Lendenwirbel wird als Lumbalisation bezeichnet. Halsrippen gehören stets zu Übergangswirbeln. Assimilationswirbel haben nur gelegentlich klinische Bedeutung.

Kyphose – Rundrücken

Unter einer Kyphose versteht man eine dorsal-konvexe Krümmung eines Wirbelsäulenabschnittes. Sie ist physiologisch im Thorakal- und Sakralbereich. Eine Kyphose kann bogig (arkuär) oder winkelig (angulär; Gibbus) sein. Im pathologischen Sinne sprechen wir von einer Kyphose, wenn die Wölbung der Brustwirbelsäule das normale Maß überschreitet, oder wenn sie an der Hals- oder Lendenwirbelsäule auftritt.

Bei rachitischen Säuglingen, die zu früh aufsitzen, entwickelt sich eine typische Deformität am Brustlendenübergang, der sogenannte *rachitische Sitzbuckel,* der sich durch einen stumpfwinkeligen, korrigierbaren Gibbus auszeichnet.

Am häufigsten wird im Kleinkindes- und Schulalter der *haltungsschwache Rundrücken* angetroffen. Er ist aktiv und passiv leicht korrigierbar. Dem haltungsschwachen Rundrücken liegt keine knöcherne Veränderung der Wirbel selbst zugrunde! Der berühmte Zuruf an das Kind: »Halte dich gerade!« bewirkt eine vorübergehende Straffung der Haltung und damit Ausgleich des Rundrückens. Aber sobald das Kind nicht mehr an die Mahnung denkt, sinkt es wieder zusammen.

Ursache des haltungsschwachen Rundrückens ist eine Insuffizienz des bindegewebigen und muskulären Halteapparates der Wirbelsäule. Diese ist zum Teil anlagemäßig bedingt (vererbter Konstitutionstyp), zum Teil ist sie erworben. Die schlaffe Kyphose ist fast regelmäßig mit anderen Symptomen der Bindegewebsschwäche kombiniert; z. B. Knickfüße, X-Beine.

Im allgemeinen verursacht der schlaffe Rundrücken keine Beschwerden, abgesehen von einer schnelleren Ermüdbarkeit der Kinder, besonders bei anhaltender einförmiger Betätigung (Sitzen in der Schule).

Adoleszentenkyphose – Scheuermannsche Krankheit: In Ursache, Form und Verlauf vom haltungsschwachen Rundrücken wesentlich verschieden ist die *Lehrlings- oder Adoleszentenkyphose* der Entwicklungsjahre. Es handelt sich um eine großbogige Kyphose, die sich mit Vorliebe im mittleren bis unteren Thorakalbereich entwickelt, manchmal sogar auf die obere Lendenregion mit übergreift (Abb. 55a). Ihr wichtigstes Merkmal ist die Tendenz zur Fixierung der Fehlform, so daß sie schließlich weder aktiv noch passiv ausgeglichen werden kann. Neben einem allgemeinen Ermüdungsgefühl im Rücken klagen die Jugendlichen nicht selten auch über Schmerzen, die spontan nach längerem Stehen, Sitzen oder Gehen auftreten und in Ruhelage verschwinden. Aber auch Klopf- und Stauchungsschmerz läßt sich über dem Krümmungsbereich auslösen.

Der Adoleszentenkyphose liegt eine Verknöcherungsstörung der sogenannten Randleiste des Wirbelkörpers zugrunde. Aus bisher noch nicht geklärter Ursache kommt es zur Auflockerung und zur Nekrose der Randleiste. Der Prozeß kann auch auf die ganze Wirbeldeckplatte übergreifen. Wahrscheinlich spielen endokrine Störungen der Pubertätszeit eine primäre Rolle. Meist handelt es sich um Jugendliche – Knaben wie Mädchen – mit endokriner Fettsucht, dysharmonischer oder verzögerter Geschlechtsentwicklung oder auch mit überstürztem Längenwachstum. – Unter der Körperlast werden die betroffenen Brustwirbelkörper ventral zusammengedrückt und keilförmig deformiert (Abb. 55b). Typisch für das Röntgenbild der »*Scheuermannschen Erkrankung*« ist der gewellte Verlauf der Wirbelkörperdeckplatten und das Vorkommen der Schmorlschen Knötchen, rundlicher Einbuchtungen der Deckplatten gegen die Wirbelkörperspongiosa. Sie entstehen durch Impressionen des Bandscheibengewebes in die im floriden Stadium der Scheuermannschen Krankheit nachgiebigen Deckplatten. Stets sind mehrere Wirbel hintereinander in der geschilderten Weise verändert. Die einmal entstandenen Keilwirbel und die Schmorlschen Knötchen bleiben für immer bestehen und lassen noch nach Jahrzehnten die Adoleszentenkyphose als solche erkennen.

Der gleiche Prozeß ergreift nicht selten auch einzelne oder mehrere Lendenwirbel (= lumbaler Scheuermann). Die Erkrankung hinterläßt fast immer eine Schwäche des WS-Gefüges und begünstigt das frühzeitige Auftreten von Bandscheibenschäden (Abb. 55c).

Die *Behandlung* des haltungsschwachen Rundrückens bezweckt eine aktive Korrektur durch intensive Muskelkräftigung mit orthopädischer Übungen und Schwimmen. Die Adoleszentenkyphose verlangt Entlastung der Wirbelsäule (evtl. Berufswechsel oder Berufsunterbrechung!), passive Korrektur in der Liegeschale nachts neben konsequenter Übungstherapie. In schweren Fällen kann auch ein leichtes reklinierendes Mieder (Abb. 10c) oder Redressionskorsett nötig werden.

Die *Kyphosen des Erwachsenenalters* sind nach heutiger Erfahrung zu einem nicht

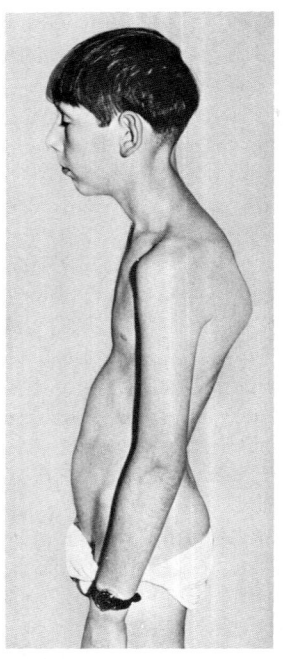

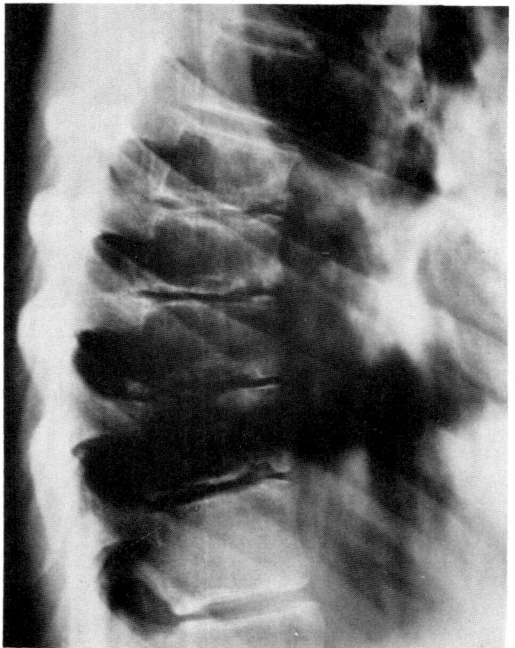

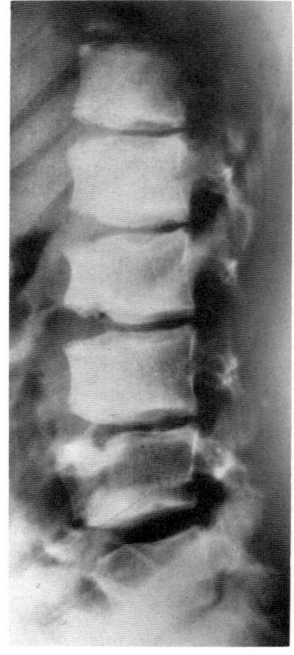

Abb. 55 a–c: Adoleszentenkyphose – Scheuermannsche Krankheit. Großbogiger starrer Rundrücken (a); mehrere unregelmäßige Keilwirbel, Randleistendefekte, gewellter Deckplattenverlauf, Schmorlsche Knorpelknötchen (b) – Lumbaler Scheuermann, Defekte und Nekrosen der vorderen oberen Kante bei L 4, kyphotische Gesamthaltung der LWS.

unbeträchtlichen Teil die Überbleibsel der Scheuermannschen Krankheit. Sichere Zeichen hierfür sind die röntgenologischen Veränderungen. Auch der sogenannte professionelle Rundrücken des Schwerarbeiters (Lastträger) geht sicher in den meisten Fällen darauf zurück. – Dem eigentlichen *Altersrundrücken* (senile Kyphose) liegen allgemein regressive Veränderungen der Wirbelsäule zugrunde. Hochgradige Formen beruhen meist auf einer Osteoporose. Hierbei ist der Knochen infolge endokriner Dysfunktion allgemein entkalkt. Im Röntgenbild wirkt der Wirbel glasartig durchsichtig. Seine Deckplatten sind wie bikonkave Linsen stark eingebuchtet, da diese dem Druck der starr gewordenen Zwischenwirbelscheibe nachgeben. In extremen Fällen entstehen *fischwirbelartige* Formen. Osteoporotische Wirbel neigen zu Spontanfrakturen und können reihenweise zusammensintern. Sie können sehr schmerzhafte Nervenwurzelreizungen, z. B. Interkostalneuralgien, verursachen.

Neben der Osteoporose kann die *Osteomalazie* zur Entwicklung einer schweren Kyphose führen. Auch Tuberkulose oder Geschwülste der Nebenniere und der Hypophyse können eine akute Osteoporose zur Folge haben. Die daraus entstehende Kyphose, die sich in wenigen Wochen zu starken Graden ausbilden kann, ist meist mit erheblichen Beschwerden beim Stehen, Sitzen und Gehen verbunden. Auch der osteoporotische Rundrücken des Greisenalters verursacht häufig Belastungsschmerzen.

Die **Spondylarthritis ankylopoetica,** auch *Spondylitis ankylopoetica* (Strümpell-Marie-Bechterew), meist nicht ganz korrekt *Bechterewsche Krankheit* genannt, ist eine zur Versteifung führende chronisch entzündliche Erkrankung der Wirbelsäule auf rheumatischer Grundlage. Familiär erbliche Belastung ist nachgewiesen. Der Erbgang ist dominant. Sie befällt in der Hauptsache Männer und beginnt meist im 3. Lebensjahrzehnt. Im Anfang stehen uncharakteristische Rückenschmerzen, hexenschußartige Beschwerden und hartnäckige Ischiasneuralgien. Unter zunehmender Kyphosierung der gesamten Wirbelsäule (Abb. 56) kommt es im Laufe von Jahren allmählich zur Versteifung der Zwischenwirbelgelenke. Auch die Rippen-Querfortsatzgelenke veröden, so daß die Atemexkursionen des Brustkorbes stark zurückgehen und die Bauchatmung vorherrscht. Die Messung des Brustumfangs bei stärkster Ein- und Ausatmung ist eine der wichtigsten klinischen Untersuchungen. Während normalerweise 6 bis 10 cm Umfangsdifferenz bestehen, ist diese bei Morbus Bechterew auf 1 bis 3 cm reduziert. Nach Lokalisation und Ausbreitung können 2 Typen unterschieden werden: 1. eine *absteigende Form,* an der Halswirbelsäule beginnend, unter Einbeziehung der Kopfgelenke; – 2. eine aufsteigende Form, von der Lendenwirbelsäule ausgehend, häufig unter Mitbeteiligung der Hüft- und Kniegelenke. – Die ersten *röntgenologischen Veränderungen* zeigen sich regelmäßig an den *Iliosakralgelenken,* welche frühzeitig veröden. Ihnen folgen die Zwischenwirbelgelenke. Im Endstadium der Krankheit besteht die sogenannte »Bambusstabform« der Wirbelsäule mit Verknöcherung der Längsbänder und hochgradiger Entkalkung der Wirbel (Abb. 57). Solange der Prozeß aktiv ist, besteht starke Beschleunigung der Blutsenkung. Der Antistreptolysintiter (AST) ist überdurchschnittlich oft erhöht. Die *Frühdiagnose* ist entscheidend für die Prognose. Jugendliche männliche Kreuzschmerzpatienten mit anhaltend hoher Blutsenkung und Einschränkung der Atemexkursionen des Brustkorbs sind verdächtig. Klärung bringt häufig die Röntgenaufnahme der Iliosakralfugen im

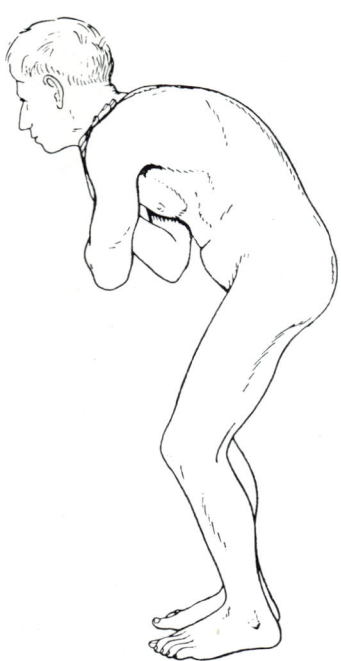 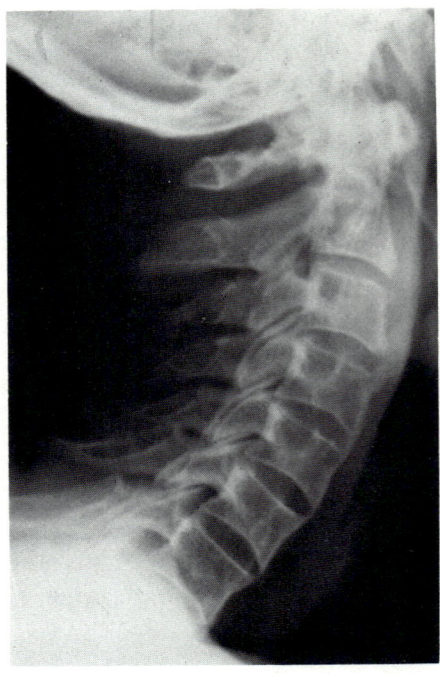

Abb. 56: *Morbus Strümpell-Marie-Bechterew.* – Typische Körperhaltung bei kyphotisch total versteifter WS.

Abb. 57: HWS bei *Morbus Bechterew.* Verknöcherung des vorderen Längsbandes, 42 Jahre, männlich.

schrägen Strahlendurchgang. – Die *Therapie* richtet sich gegen das rheumatische Grundleiden und gegen die fortschreitende Versteifung: Salizylsäure, Pyrazolonderivate, Überwärmungsbäder, Moorbäder, radioaktive Quellen und Inhalationen, intensive Bewegungsübungen und Massage.

Die *anguläre Kyphose,* resp. der *Gibbus* entsteht nach Zusammenbruch eines oder mehrerer Wirbelkörper nach Trauma oder destruierenden Prozessen wie Spondylitis, Tumoren oder Tumormetastasen (vgl. Abb. 72!).

Skoliose

Die Skoliose ist eine Verbiegung der Wirbelsäule in mehreren Ebenen. Die am stärksten auffallende Abweichung aus der Sagittalebene, die Seitverbiegung, ist gleichzeitig mit einer Rotation der einzelnen Wirbel verbunden; dabei drehen sich die Wirbelkörper nach der konvexen Seite der Krümmung. Außerdem kommt es unter dem Wachstum zu einer asymmetrischen Verziehung innerhalb der skoliotischen Wirbel selbst, die als Torsion bezeichnet wird (Abb. 58 u. 59). Unter der Torsion weicht der Wirbelkörper stärker nach konvex ab als der Bogen. Dadurch ist die Krümmung der Wirbelkörperreihe immer stärker als die der Bogenreihe. Man ist oft überrascht, die

Erkrankungen der Wirbelsäule

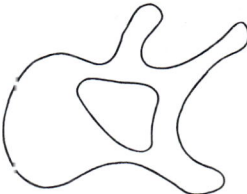

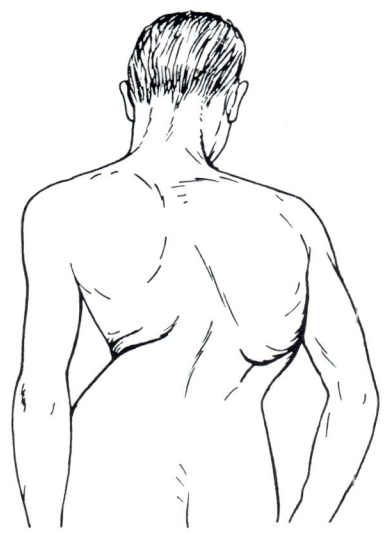

Abb. 58: *Rechtskonvexe Thorakalskoliose* mit ausgeprägtem Rippenbuckel. – Asymmetrische Verziehung des Brustkorbes durch Rechtsdrehung der Wirbel im Krümmungsbereich unter Mitnahme der Rippen.

Abb. 59: *Skoliotischer Brustwirbel.* – Torsion mit starker konvexseitiger Verziehung des Wirbelkörpers. Asymmetrie des Bogens und der Fortsätze.

Verbiegung im Röntgenbild viel ausgeprägter zu finden, als es klinisch den Anschein hat, wo man nur die Dornfortsatzreihe beobachtet. Für das unterschiedliche Verhalten von Bogen und Körper bei der Torsion ist die Rückenmuskulatur verantwortlich, die während des Wachstums die Rotation des Bogens hemmt, während der Körper ungehindert ausweichen kann. Die mit den Wirbeln zwangsläufig mitrotierenden Rippen bilden auf der Konvexseite der Skoliose einen *Rippenbuckel*, welcher in ausgesprochenen Fällen wie eine Kyphose wirkt. Daher wird oft fälschlich von »Kyphoskoliose« gesprochen. In Wirklichkeit sind aber bei den meisten Skoliosen die sagittalen Krümmungen der Wirbelsäule selbst abgeflacht.

Man unterscheidet zwischen Totalskoliosen und partiellen Skoliosen, je nachdem, ob die Krümmung die ganze Wirbelsäule oder nur einen Teil betrifft. Die Totalskoliose wird auch als C-förmig bezeichnet. – Bei der wesentlich häufigeren partiellen Skoliose entwickeln sich unter dem Bestreben des Körpers, die aufrechte Haltung zu bewahren, regelmäßig eine oder mehrere kompensatorische Gegenkrümmungen. Zum Unterschied von der ursprünglichen Primärkrümmung werden diese auch Sekundärkrümmungen genannt. Der kompensatorische Bogen ist anfangs meist korrigierbar, während die Primärkrümmung immer mehr oder weniger fixiert ist. Beide lassen sich also durch Prüfung der Beweglichkeit gut unterscheiden. Im Laufe der Zeit versteift allerdings auch die Sekundärkrümmung.

Ein hervorstechender Wesenszug der Skoliose im Wachstumsalter ist die *Progredienz.* Wir beobachten regelmäßig eine Zunahme der Verbiegung bei Kindern und Jugendlichen in den Zeiten der Hauptwachstumsschübe. Die einmal aus der Sagittalebene seitlich abgewichene und verdrehte Wirbelsäule gerät unter mechanische und biologische Bedingungen, die die Weiterentwicklung des wachsenden Wirbels im Sinne der Skoliose zwangsläufig nach sich ziehen. Körperlast und Muskelzug verursachen auf der Konkavseite vermehrten Druck und dadurch Wachstumsverzögerung (Abb. 60). Das asymmetrische Höhenwachstum des Wirbels muß also zu einer Zunahme der skoliotischen Keilform führen.

Der am Scheitelpunkt der Primärkrümmung liegende Wirbel wird nach SCHEDE als Skoliosenkeim bezeichnet. Abgesehen von angeborenen seitlichen Keilwirbeln als Ausgangspunkt einer Skoliose ist die Theorie des Skoliosenkeims allerdings fraglich, da die Entwicklung eines primären Skoliosenkeims nur in den seltensten Fällen nachgewiesen werden kann.

Skoliosen entstehen aus verschiedener Ursache:

Der *angeborenen Skoliose* liegt meist eine Wirbelmißbildung in Form seitlicher Halbwirbel, asymmetrischer Blockwirbel oder Rippenverschmelzungen zugrunde (s. Abb. 52!). Derartige Mißbildungen können sehr vielgestaltig sein und ganze Wirbelsäulenabschnitte betreffen. Nicht selten sind sie mit anderen Mißbildungen kombiniert. – Die ossär bedingte kongenitale Skoliose kann in jedem Abschnitt der Wirbelsäule auftreten (vgl. auch Schiefhals!). – Gelegentlich findet man auch *angeborene Totalskoliosen* ohne knöcherne Mißbildungen. Es handelt sich hierbei um Haltungsfehler durch intrauterine Zwangsstellung oder um eine neurogene Muskelkontraktur eines Teils des Erector trunci. Man sieht dabei auch einseitige Hüftgelenkskontrakturen. Dieser Befund kommt relativ oft bei Säuglingen mit zerebralen Bewegungsstörungen (Littlesche Erkrankung) vor. Alle übrigen Skoliosenformen sind erworbener Natur.

Ein großer Teil der Wirbelsäulenverbiegungen entsteht als *statische Skoliose* durch Beckenschiefstand im Wachstumsalter (Abb. 61). Dieser kann aus einer Beinverkürzung resultieren. Folgenschwerer sind fixierte Fehlstellungen der Hüfte, z. B. Kontrakturen nach Koxitis. – Im Hinblick auf eine mögliche statische Skoliose ist es daher ein Fehler, wenn Hüfterkrankungen, die zu einer Versteifung führen können, in Spreizstellung eingegipst werden. Das Bein der betroffenen Seite muß stets in Mittelstellung fixiert werden! Fixierte Fehlstellung der Hüfte soll aus prophylaktischen Gründen frühzeitig operativ korigiert werden!

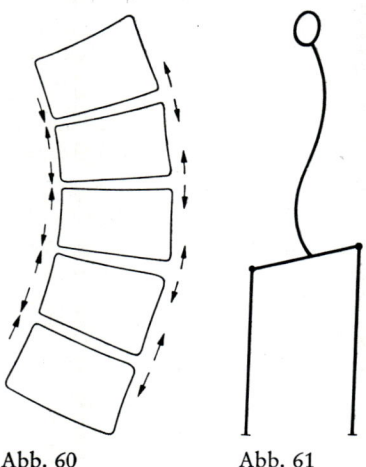

Abb. 60   Abb. 61

Abb. 60: Belastungsverhältnisse an der skoliotischen Wirbelsäule. – Vermindertes Höhenwachstum aus der Konkavseite durch verstärkten Druck. Ursache der Progredienz.

Abb. 61: Statische Skoliose durch Beckenschiefstand (schematisch).

Die *Scoliosis ex cicatrice* (cicatrix = Narbe) entsteht durch einseitigen dauernden Narbenzug nach Verbrennungen und Verätzungen oder durch die Starre der Brustwand nach eitriger Rippenfellentzündung, wenn sich dicke Pleuraschwarten gebildet haben (Empyemskoliose). Schwere Skoliosen entwickeln sich bei Jugendlichen nach einer Thorakoplastik durch die Asymmetrie des Brustkorbes infolge Entfernung mehrerer Rippen.

Die *Lähmungsskoliose* entsteht durch eine Störung im Gleichgewicht der die Wirbelsäule haltenden Muskulatur; sehr häufig nach spinaler Kinderlähmung, aber auch bei spastischer Halbseitenlähmung. Die poliomyelitische Skoliose zeichnet sich häufig durch starke Progredienz aus. Ihre Schwierigkeit liegt in der Unberechenbarkeit ihrer Entwicklung infolge der verschiedenen Lähmungsausfälle.

Das Beispiel einer durch Muskelkontraktur entstandenen neurogenen Wirbelsäulenverbiegung ist die *ischiadische Skoliose* oder die klassische Verziehung der Lendenwirbelsäule beim Hexenschuß. Hier ist die Skoliose nur symptomatisch.

Eine Verkrümmung der Wirbelsäule, die durch gewohnheitsmäßige schiefe Haltung entsteht, wird als *habituelle oder auch professionelle Skoliose* bezeichnet. Wir finden sie bei manchen Berufen mit ausgesprochen einseitiger Arbeitsweise, z. B. bei Schreinern und Lastträgern. Sehr umstritten ist die Frage, ob bei Schulkindern durch gewohnheitsmäßige Schiefhaltung beim Sitzen oder durch das Tragen einer schweren Aktentasche eine Skoliose entstehen kann. Sicher kommt einem solchen Mechanismus nicht die entscheidende Bedeutung zu, die ihm früher zugemessen wurde.

Ein Teil der in der Kindheit beginnenden Wirbelsäulenverbiegungen entfällt auf die sogenannte *rachitische Skoliose*. Unter der rachitischen Knochenerweichung kann ein seitlicher Keilwirbel entstehen, der zum Skoliosenkeim wird. Nach SCHEDE geht der sogenannte rachitische Flachrücken nicht selten in eine Skoliose über.

Zweifellos spielt auch eine *erbliche Disposition* bei der Entstehung vieler Skoliosen eine Rolle. Wirbelsäulenverkrümmungen werden oft in Verbindung mit anderen erblichen Mißbildungen und Krankheiten (Neurofibromatose) beobachtet. Es gibt familiäre Skoliosen. Mädchen sind häufiger betroffen als Knaben. Es überwiegt die rechtskonvexe Thorakalskoliose.

Im Zuge der Scheuermannschen Krankheit treten durch asymmetrisches Wirbelwachstum ziemlich häufig neben der Kyphose auch Seitverbiegungen im Bereich der Brustwirbelsäule auf, welche aber keine Tendenz zur Progredienz zeigen.

Schließlich können seitliche Abknickungen der Wirbelsäule durch *traumatische Keilwirbel* nach Frakturen oder durch asymmetrischen Zusammenbruch eines Wirbels bei Spondylitis, Tabes oder Tumor entstehen. Diese Ursachen spielen aber im Wachstumsalter keine entscheidende Rolle. Sie haben in erster Linie differentialdiagnostische Bedeutung. – Wenn es bei der Torsionsskoliose der Lendenwirbelsäule zu einer seitlichen Verschiebung der Wirbel gegeneinander kommt, spricht man auch vom *Drehgleiten*.

Die entscheidende Entwicklung der Skoliose vollzieht sich in der Kindheit und Jugend. Eine schwere Skoliose beeinflußt das Funktionieren des Gesamtorganismus ganz wesentlich. Die Verziehung des Brustkorbes beeinträchtigt Herz, Lunge und große Gefäße. Die Atmung ist erschwert, die Anpassung des Kreislaufes an körperliche Anstrengungen schlecht. Skoliotiker reagieren erfahrungsgemäß ungünstig auf

Narkose. Die Veränderung der Luftwege macht sich auch in der eigentümlich gequetschten, blechernen Sprache bemerkbar. Die Einengung des Bauchraumes benachteiligt auch hier die Organfunktion beträchtlich. Nicht zuletzt ist aber an die *psychischen Auswirkungen* der schweren Körperentstellung zu denken, welche häufig zu schweren Störungen der seelischen Harmonie und zu Veränderungen von Charakter und Persönlichkeit führen.

Die skoliotische Wirbelsäule verfällt aufgrund ständiger Fehlbelastung der einzelnen Bewegungssegmente frühzeitig der Spondylosis deformans, in deren Gefolge statische Beschwerden und oft quälende Neuralgien im Interkostalbereich oder im Ischiadikusgebiet auftreten. Erstaunlicherweise paßt sich das Rückenmark den schwersten Verkrümmungen meist ohne weiteres an. Rückenmarksschädigung mit Reflexsteigerung oder spastischer Querschnittslähmung ist eine seltene Komplikation. Sie wird gelegentlich bei sehr schnell fortschreitenden Skoliosen beobachtet und erfordert dann die entlastende Laminektomie.

Therapie der Skoliose

Die *Behandlung der Skoliose* muß in erster Linie Vorbeugung sein. Die Verkrümmung kann nur ausgeglichen werden, wenn sie im Beginn erkannt wird. Sind bereits asymmetrische Wachstumsveränderungen (Torsion) eingetreten, so ist eine vollständige Korrektur fast ausgeschlossen. Zur Skoliose führende Ursachen müssen erkannt und nach Möglichkeit ausgeschaltet werden.

Eine sinnvolle Behandlung der Skoliose erfordert eine zweckmäßige *Verbindung aktiver und passiver korrigierender Maßnahmen.* Der passive Skoliosenausgleich kann u. a. durch eine gegenkrümmende Gipsliegeschale oder ein sogenanntes halbaktives Korsett erstrebt werden. Er hat den nicht zu übersehenden Vorteil der lang anhaltenden Einwirkung auf die Verbiegung. Der Vorteil der aktiven, funktionellen krankengymnastischen Übungsbehandlung liegt in der Kräftigung der Muskulatur und in der notwendigen Lockerung der immer zur Fixierung neigenden skoliotischen Krümmungen. Alle zur Anwendung kommenden Übungssysteme benutzen nach dem Vorbild des Klappschen Kriechverfahrens die Vierfüßlerhaltung als Ausgangsstellung, bei der die Wirbelsäule den deformierenden Kräften der Körperlast entzogen ist. Die Methode Niederhöffer erstrebt die Korrektur nicht durch gegenkrümmende Bewegung, sondern durch besondere Muskelspannungsübungen. Jede Skoliosentherapie ist immer eine individuell abgestimmte und erfordert große Erfahrung seitens der behandelnden Person. Alle Übungen werden zweckmäßig durch Massage und physikalische Maßnahmen ergänzt. Man muß sich darüber klar sein, daß die zeitliche Wirksamkeit der aktiven Skoliosentherapie begrenzt ist. Ihr Effekt ist bei ambulanten Behandlungen oft fragwürdig, besonders wenn diese unregelmäßig durchgeführt werden und beschwerliche Wege bis zum Behandlungsort zurückgelegt werden müssen. Der Skoliotiker muß zu großer Selbstdisziplin erzogen werden, besonders bei der Durchführung häuslicher Turnübungen. – Jeder Skoliotiker sollte viel schwimmen.

Passive Lockerung und Dehnung durch Extension mit der Glissonschlinge, durch Hängen am Reck oder an Ringen sind zusätzlich von Nutzen.

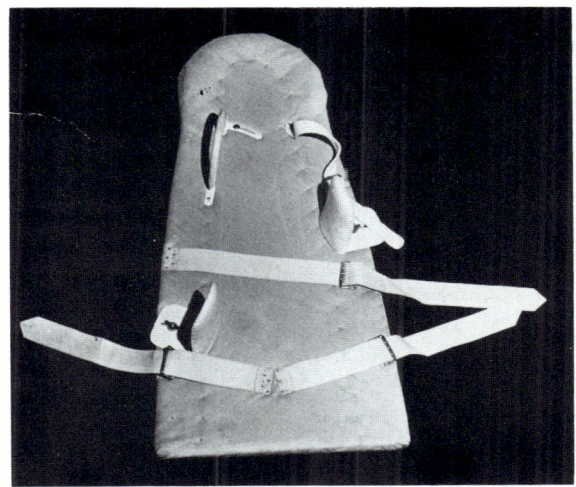

Abb. 62: 3-Pelottenliegebrett zur Korrekturlagerung bei großbogiger Säuglingsskoliose. – Die gepolsterte Ringpelotte für die Schulter verhindert ein Verrutschen des Kindes. – Befestigungsgurte für zweite Schulter, Rumpf und Oberschenkel.

Besondere Beachtung verdient die Skoliose im *Säuglingsalter*. Es handelt sich meist um großbogige Totalskoliosen, die passiv gut umgekrümmt werden können. Zur Dauerkorrektur erhalten diese Kinder ein gepolstertes Liegebrett mit verstellbaren Pelotten (Abb. 62). Dazu werden täglich mehrmals korrigierende Übungen von der Mutter vorgenommen. Die Prognose der ohne Verzug behandelten Säuglingsskoliose ist günstig. Es gelingt fast immer, die Verkrümmung vollständig zu beseitigen. Andererseits kann die Säuglingsskoliose der Keim einer schweren progredienten Skoliose sein, wenn sie übergangen wird.

Die *operative Behandlung der Skoliose* beruht auf dem Prinzip »korrigieren und halten«, d. h. nach intensiver, meist mehrmonatiger Vorbehandlung mit Krankengymnastik, Quengel- oder Extensionskorsett (Milwaukee-Korsett) wird durch Knochenspanversteifung die maximal korrigierte Primärkrümmung fixiert. Hauptindikation sind Lähmungsskoliosen, denen durch die Spanversteifung eine größere Belastungsstabilität verliehen werden kann. Für progrediente idiopathische Skoliosen liegt das Operationsalter zwischen 10 und 12 Jahren, also vor dem Pubertätswachstumsschub. Operationstechnik, Vor- und Nachbehandlung konnten in den letzten Jahren erfolgreich weiterentwickelt werden.

Degenerative Wirbelsäulenveränderungen
Bandscheibenschaden — Osteochondrose — Spondylosis deformans

Die Bauelemente der Wirbelsäule sind die knöchernen Wirbel und die im wesentlichen aus Faserknorpel bestehenden Bandscheiben (Discus intervertebralis). Durch lange und kurze Bänder sind sie zu einer beweglichen Gliederkette zusammengefügt. Mit der ihr eigenen Muskulatur, dem Rückenmark und seinen Nerven sowie einem verzweigten Gefäßsystem bildet die Wirbelsäule eine harmonische Ganzheit von außerordentlich empfindlicher Reaktionsfähigkeit. Jede Störung zieht eine Kette von Erscheinungen nach sich. Im Laufe des Lebens sind die Bauelemente und Strukturen der Wirbelsäule einem dauernden Wandel unterworfen.

Wesentliche Ursache hierfür sind u. a. die Änderungen in der chemischen Zusammensetzung der Bindegewebsgrundsubstanz, deren Wasserbindungsvermögen mehr oder weniger schnell abnimmt.

Wir sehen regressive Veränderungen vorzugsweise an den mechanisch besonders beanspruchten freitragenden Abschnitten der unteren Lendenwirbelsäule und der unteren Halswirbelsäule auftreten.

Die Gesamtheit der degenerativen Wirbelsäulenveränderungen, die einen schicksalsmäßigen Verschleiß- und Umbauvorgang darstellen, bezeichnen wir als *Osteochondrose* und verstehen darunter Veränderungen der Bandscheiben, Wirbel, Bänder und Wirbelgelenke, die in einem bestimmten Abhängigkeitsverhältnis zueinander stehen.

Die Grundlage für degenerative Wirbelsäulenprozesse wird häufig schon in der Jugend durch Entwicklungsstörungen der Wirbelsäule (Morbus Scheuermann) und durch Haltungsfehler gelegt. Ausschlaggebend ist auch die konstitutionell erbte Beschaffenheit des Bindegewebes. Es gibt von Natur aus bindegewebsschwache Menschen und solche mit sehr widerstandsfähiger Stützsubstanz. Dementsprechend ist der Beginn der Osteochondrose altersmäßig verschieden; durchschnittlich im 4. Lebensjahrzehnt, nicht selten aber auch schon viel früher.

Lumbaler Bandscheibenschaden — Lumbalsyndrom
(Diskusprolaps, Lumbago-Ischiassyndrom)

Der *Bandscheibenschaden der Lendenwirbelsäule* entsteht in der Hauptsache an der Kreuz-Lendenverbindung. Der lumbosakrale Übergang ist statisch und dynamisch am stärksten beansprucht.

Die Bandscheibe (Discus intervertebralis) besteht aus einem strukturlosen Gallertkern (Nucleus pulposus), der von einem derben Faserring, dem Anulus fibrosus umgeben ist. Das ganze Gebilde wirkt ähnlich einem Wasserkissen, das gute Beweglichkeit gestattet.

Der degenerative Bandscheibenschaden beginnt mit einem Flüssigkeitsverlust, wodurch der innere Quellungsdruck des Discus intervertebralis abnimmt. Folge ist eine Lockerung der Verspannung. Die Bandscheibe wird plattgedrückt und quillt seitlich über die Wirbelkörperränder hinaus (Abb. 63). Dieser Zustand wird als Bandscheibenvorfall bezeichnet. Die Bandscheibenlockerung ist klinisch durch den Überstreckungs- und Federungsschmerz nachweisbar. Der Kranke wird auf den Bauch gelegt, und der Untersucher drückt federnd die einzelnen Lendendorne nach unten. Im gelockerten Segment wird dann genau der Schmerz geäußert, der mitunter ins Bein ausstrahlt. Bei Überlordosierung verstärkt er sich meist noch. – Im seitlichen *Röntgenbild* der Lendenwirbelsäule ist der Zwischenwirbelraum — in erster Linie der letzte, präsakrale – verschmälert, und der obere Wirbel kann etwas nach dorsal verschoben sein (Retroposition). Knöcherne Veränderungen fehlen in diesem Frühstadium noch.

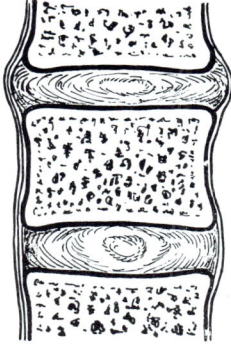

Abb. 63: *Bandscheibenvorfall.* – Seitliches Vorquellen des erschlafften und plattgedrückten Diskus.

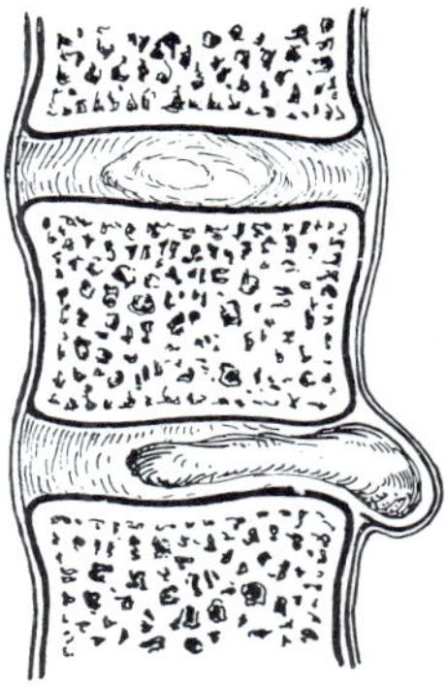

Abb. 64: *Nucleus-pulposus-Hernie.* – Vorquellen von Gallertkernmassen durch einen Spalt, Riß im Faserring.

Abb. 63   Abb. 64

Die lumbale Bandscheibenlockerung bzw. der Diskusprolaps verursachen durch vermehrten Zug an den Bändern *Kreuzschmerzen,* die meist bei Belastung auftreten und in Ruhe wieder verschwinden. Kommt es zu einer plötzlichen Verlagerung der gelockerten Bandscheibe durch sogenanntes Verheben oder durch eine Verdrehung des Rumpfes, so kann eine akute, schmerzhafte asymmetrische Kontraktur der lumbalen Rückenstrecker auftreten, das klassische Bild des *Hexenschusses.*
Der Diskusprolaps erzeugt zwangsläufig eine Einengung des Zwischenwirbelloches und damit des Spielraumes des gemischten Spinalnervs. Zusätzliche perineurale Quellungszustände, die mechanisch durch Stauung, klimatisch, entzündlich oder allergisch bedingt sein können, verursachen eine Wurzelkompression. So erklären sich ausstrahlende Schmerzen, Parästhesien, Gefühlsstörungen im Gebiet der segmentalen Dermatome und motorische Lähmungen am Bein; im ganzen das Bild der monoradikulären *Ischias.* Hauptsymptom ist das Lasèguesche Phänomen, der Dehnungsschmerz des N. ischiadicus: Beim Beugen des im Knie gestreckten Beines in der Hüfte tritt der typische Schmerz entlang dem Ischiasstamm auf. Der Nerv ist in seinem Verlauf druckempfindlich, besonders an seiner Austrittstelle aus dem Becken in die Glutäalmuskulatur zwischen Sitzhöcker und Trochanter major (1. Drittel), hinter dem Fibulaköpfchen und am Außenknöchel (Valleixsche Druckpunkte). Der Achillessehnenreflex kann abgeschwächt oder erloschen sein. Die Lendenwirbelsäule ist skoliotisch, meist nach der Gegenseite verzogen und fixiert.
Ein Sonderfall des Bandscheibenvorfalls ist die *Nucleus-pulposus-Hernie.* Hierbei gelangen Teile des Gallertkernes durch einen Riß im Faserring nach außen (Abb. 64). Je nach Lage kann der entstehende Knoten zu Druckerscheinungen an den benachbarten Geweben führen und gleichfalls ein Ischiassyndrom auslösen. In extremen Fällen führt die Nucleus-pulposus-Hernie zu einer direkten, bleibenden mechanischen Wurzelquetschung. Hinweis dafür sind rasch eintretende und nicht rückbildungsfähige Lähmungen. Der röntgenologische Nachweis des Bandscheibenvorfalls bzw. der Nucleus-pulposus-Hernie wird durch die Myelographie geführt.
Ischias ist ein Symptom, welches außer beim lumbalen Bandscheibenschaden noch bei einer Reihe anderer Wurzelreizungen auftritt, z. B. bei Spondylitis, Tumor, Blu-

tung und entzündlichen Prozessen der Nervenwurzeln und Rückenmarkshäute, bei Tumoren im Beckenraum oder bei entzündlichen Erkrankungen der Iliosakralfuge und des peripheren Nervenstammes selbst.

Behandlung

Beim *lumbalen Bandscheibensyndrom* bezweckt die Therapie die Befreiung der eingeengten Wurzel und die Wiederherstellung der normalen Wirbelsäulenhaltung durch Beseitigung der reflektorischen Muskelkontraktur. Dazu dienen entquellende und redressierende Maßnahmen. Erstes kann durch Wärmeanwendung, Massage, Kurzwelle, Unterwassermassage der Lumbosakralregion und entzündungswidrige Medikamente sowie durch lokale Infiltrationsanästhesie (10 ccm 1%ige Novocainlösung paravertebral) erreicht werden. Wird bei genügender Abschwellung die Wurzel frei, so löst sich die Kontraktur meist von selbst. Bei resistenten Fällen sind redressierende Manöver in Narkose oder Periduralanästhesie wirkungsvoll. Dadurch kann eine Wirbelverstellung korrigiert und die Muskelkontraktur u. U. schlagartig beseitigt werden. Es empfiehlt sich, anschließend für 3 bis 4 Wochen ein Gipsmieder tragen zu lassen. In leichteren Fällen kann schon ein einfacher Längszug an der Wirbelsäule und geeignete krankengymnastische Behandlung eine günstige Änderung herbeiführen. Bei nicht rückbildungsfähiger Wurzelkompression mit neurologischen Ausfällen durch massiven Prolaps muß operiert werden.

Kranken mit ständigen Kreuzschmerzen bei Belastung infolge starker Lockerung des präsakralen Bandscheibengefüges gibt man für eine Zeitlang ein Rückenstützmieder (s. Abb. 9) zur Entlastung. Gelegentlich kommt auch die operative Segmentversteifung in Betracht.

Osteochondrose der Halswirbelsäule — Zervikalsyndrom

Die *Halswirbelsäule* als der beweglichste freitragende Teil des Rumpfskelettes wird nächst der Lendenwirbelsäule besonders häufig von degenerativen Veränderungen betroffen. Die ersten Anfänge können sich schon mit 20 bis 30 Jahren zeigen. Im höheren Lebensalter ist die zervikale Osteochondrose ein regelmäßiger Befund, der aber nicht immer klinische Erscheinungen macht. Der besondere Bau der Halswirbelsäule bedingt eine andere Entwicklung der Osteochondrose als im Lendenbereich. Der Halswirbel besitzt an seiner kranialen Fläche zu beiden Seiten eine leistenförmige Erhebung, den sogenannten Hakenfortsatz (Proc. uncinatus – Abb. 65). Zwischen diesem liegt die Zwischenwirbelscheibe wie in einem Sattel und kann nicht ohne weiteres nach lateral prolabieren. Der reine Bandscheibenvorfall mit Wurzelkompression im Intervertebralloch ist daher eine Seltenheit. Beim degenerativen Zusammensintern der Bandscheibe entwickeln sich dagegen schon ziemlich früh reaktive Knochenwucherungen und Deformierungen an den Processus uncinati (unkovertebrale Spondylose – Abb. 66), die zu einer Einengung, der Spinalwurzel und der sie begleitenden Gefäße im Zwischenwirbelloch führen können. Andererseits kann

Osteochondrose der Halswirbelsäule – Zervikalsyndrom

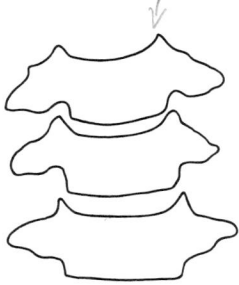

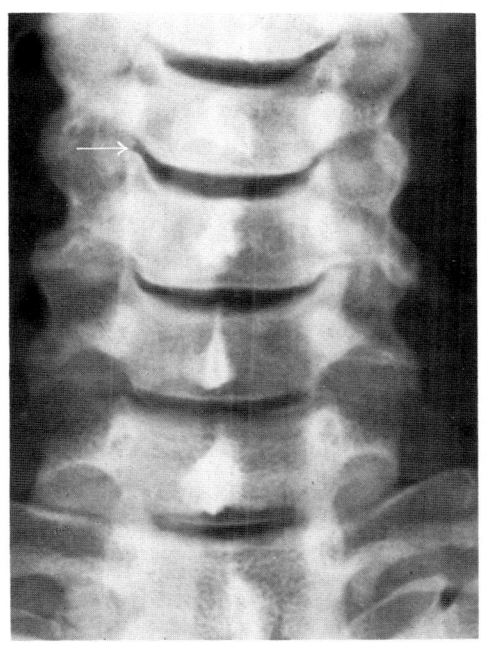

Abb. 65: Sagittalansicht der HWS (Röntgenpause, Ausschnitt) mit typischer Sattelform der Deckplatte durch Processus uncinatus.

Abb. 66: Unkovertebrale Deformierung bei C 5 rechts. – Laterale Umbiegung und zipflige Ausziehung des Hakenfortsatzes als röntgenologisches Frühsymptom bei *zervikaler Osteochondrose;* 28 Jahre, männlich.

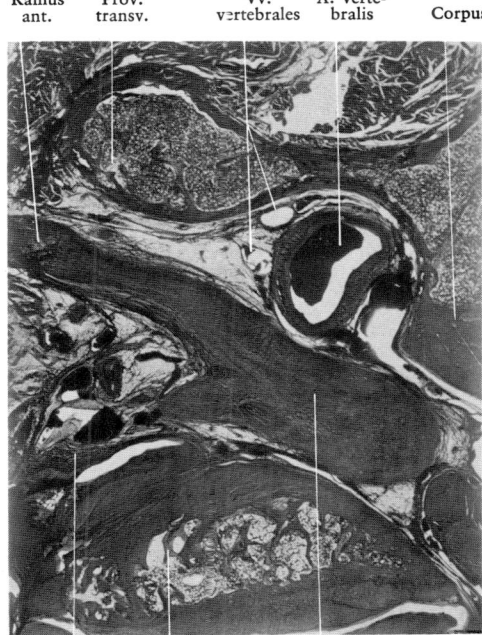

Ramus ant.   Prov. transv.   Vv. vertebrales   A. vertebralis   Corpus

Abb. 67: Lagebeziehung der A. vertebr. zum Spinalganglion (Horizontalschnitt; Lupenvergrößerung; Sektionspräparat; 58 Jahre, männlich).

Ramus post   Proc. artic. sup.   Ganglion spinale

88 Spezielle Orthopädie nach Körperregionen

die große Wirbelarterie (A. vertebralis), die in dem von den Querfortsatzlöchern gebildeten Kanal zum Hinterhauptsloch aufsteigt und von zwei Venen und dem wichtigen sympathischen »Plexus vertebralis« begleitet wird, durch solche, gegen den Canalis intertransversarius vorragende Randwülste irritiert werden. Daraus ergeben sich viele Möglichkeiten klinischer Erscheinungsformen bei der zervikalen Osteochondrose.
Im *Röntgenbild* zeigen sich die ersten degenerativen Veränderungen am Seitbild in einem Haltungsverfall; die normale Lordose geht in Streckstellung oder gar in Kyphose über (Abb. 68 u. 69). Auf der Sagittalaufnahme sind die Unkovertebralspalten verschmälert sowie zapfenartig und nach lateral zu Lippen ausgezogen. Die fortgeschrittene Osteochondrose ist sehr eindrucksvoll durch Bandscheibenverschmälerung, Wulst- und Zackenbildung besonders ventral, Kalkeinlagerung in das vordere Längsband, Deformierung der Wirbelkörper und Sklerosierung der Deckplatten gekennzeichnet (Abb. 69). Gleichzeitig sind meist auch die kleinen Wirbelgelenke arthrotisch verändert.
Hauptlokalisation der zervikalen Osteochondrose ist die Bandscheibenverbindung C 5/6, wo sie sehr oft isoliert auftritt. Ihr folgt an Häufigkeit C 6/7. Oft sind ausgedehnte Bezirke der unteren Halswirbelsäule betroffen. – Eine etwaige *Einengung der Zwischenwirbellöcher* durch unkovertebrale Randwülste läßt sich auf Schrägauf-

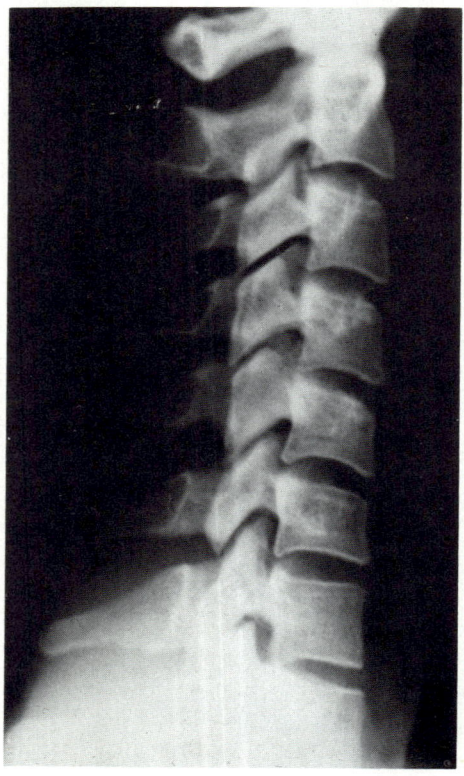

Abb. 68: Röntgenologische Frühzeichen der *zervikalen Osteochondrose*. – Aufhebung der Lordose, kyphotischer Knick bei 5/6; 28 Jahre, männlich.

Osteochondrose der Halswirbelsäule – Zervikalsyndrom

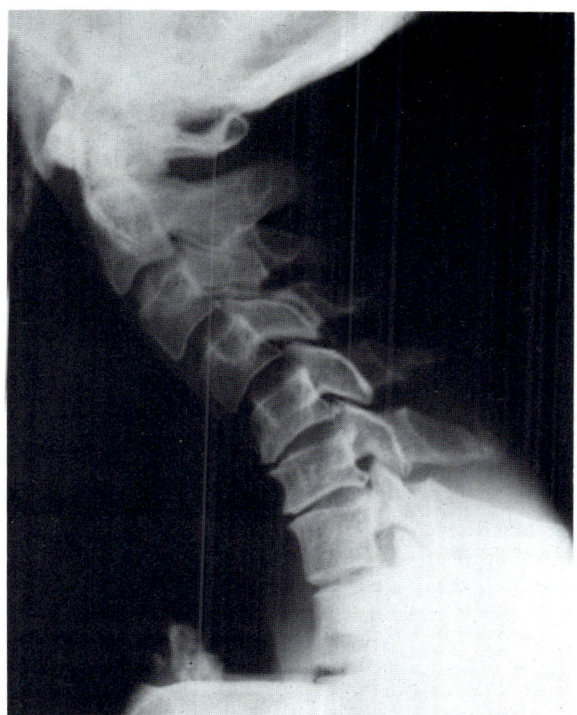

Abb. 69: *Zervikale Osteochondrose.* – Fortgeschrittenes Stadium mit kyphotischer Abknickung, Bandscheibenverschmälerung, Deformierung der Wirbelkörper mit Randwulst- und Zackenbildung; 58 Jahre, männlich.

nahmen der Halswirbelsäule erkennen. Sie kommt nur in fortgeschrittenen Stadien der Osteochondrose vor.

Die *klinischen Krankheitsbilder* der zervikalen Osteochondrose werden zweckmäßig in 3 Gruppen eingeteilt: 1. *Nacken-Schulter-Arm-Symptome,* 2. *Kopfsymptome,* 3. *Organfunktionsstörungen.*

Der *Schulterarmschmerz* ist das wichtigste *Leitsymptom* der zervikalen Osteochondrose. Er ist die »*Ischias des Armes*«. In der seitlichen Nackenregion beginnend, strahlt er über die Schulter zum Oberarm und weiter in Unterarm und Hand aus. Er hat typisch neuralgischen Charakter, tritt häufig bei Drehung und Seitwärtsneigung des Kopfes auf und verstärkt sich bei Zug am Arm. Oft gehen den starken Schmerzen Mißempfindungen (Parästhesien) wie Kribbeln in den Fingern, Ameisenlaufen oder Einschlafen der Hände voraus. Gelegentlich gehen die Erscheinungen über diese Vorläufer und Begleiter der *Brachialgie* nicht hinaus und bieten das Bild der *Akroparästhesie.* – In manchen Fällen treten die Beschwerden besonders nachts und gegen Morgen auf, wahrscheinlich durch abgeknicktes Liegen mit dem Kopf im Bett ausgelöst. Dieser Symptomenkomplex wird nach SCHULTE als *Brachialgia paraesthetica nocturna* bezeichnet.

Sehr oft tritt dann das zervikale Syndrom in Form der *Epicondylitis humeri* (vgl. S. 153) in Erscheinung. Im Schulterbereich führt die Osteochondrose der Halswirbelsäule zum Bild der sogenannten *Periarthritis humeroscapularis* (vgl. S. 146).

Das *Skalenussyndrom* stellt eine besondere Spielart des zervikobrachialen Syndroms der Halswirbelsäule dar. Im Vordergrund stehen typische Neuralgien, die blitzartig und mit großer Heftigkeit im Gebiet des Plexus brachialis, manchmal auch des Plexus cervicalis auftreten. Sie können durch bestimmte Kopf- und Armbewegungen oder durch Niesen und Hustenstöße ausgelöst werden. Dazu treten sensible Störungen an Hand und Unterarm in Form von Parästhesien oder Hypalgesien. Daneben werden häufig brennende, nicht scharf zu lokalisierende Schmerzen angegeben, die als *Kausalgie* bekannt und als Schmerzwahrnehmung über den Sympathikus anzusehen sind. Außerdem ist das Skalenussyndrom durch zirkulatorische Störungen ausgezeichnet, die sich in Zyanose der Finger oder größerer Bezirke der Extremität, in wurstförmiger, ödematöser Schwellung der Finger, mitunter sogar in meßbarer Verminderung des arteriellen Blutdrucks am betroffenen Arm äußern. – *Charakteristische Merkmale des Skalenussyndroms* sind die Veränderungen im Gebiet der hinteren Skalenuslücke. Die Ansatzstellender Mm. scalenus anterior und medius sind druckempfindlich; die Muskeln befinden sich in einem pathologischen Kontraktionszustand und beengen den durchtretenden Plexus brachialis und die A. subclavia. – Gelegentlich wird das gleiche Syndrom auch durch eine Halsrippe hervorgerufen. Es ist anzunehmen, daß der Skalenospasmus durch die zervikale Osteochondrose reflektorisch ausgelöst wird und andererseits eine bestehende Halsrippe beim Haltungsverfall der Halswirbelsäule zur Plexusirritation führen kann.

Kopfsymptome

Die zervikale Osteochondrose kann sich klinisch als *Okzipitalneuralgie* manifestieren. Diese ist durch einen typischen, meist halbseitigen Hinterhauptschmerz gekennzeichnet, der sich im Gebiet der Nn. occipitales major und minor ausbreitet. Die Austrittspunkte dieser beiden Nerven in Höhe der beiden oberen Halswirbel neben den Dornfortsätzen und am Hinterkopf sind druckschmerzhaft. Der Schmerz kann bis in die Stirngegend ausstrahlen. Er tritt zuweilen anfallsweise auf, nicht selten bei Drehbewegungen des Kopfes. Hustenstöße und Niesen verstärken ihn. Bisweilen ziehen die Schmerzen auch in die seitliche Halsgegend und zum Ohr, entsprechend den übrigen Ästen des Plexus cervicalis. Die von den betroffenen Hautnerven versorgten Bezirke sind hyperästhetisch oder auch hypalgetisch. In manchen Fällen werden die Schmerzen von Brechreiz, Ohrensausen, Augentränen und Schwindelgefühl begleitet. In dieser Form wird der vielfältige Symptomkomplex als *zervikale* Migräne bezeichnet. Man muß heute zwischen der idiopathischen Migräne und der zervikalen Migräne unterscheiden.

Das *posttraumatische Zervikalsyndrom* wird häufig nach sog. »Schleuderverletzungen« der HWS bei Auffahrunfällen beobachtet. Es äußert sich in hartnäckiger Nackensteifigkeit und Hinterhauptskopfschmerz, seltener in Brachialgien. Der objektive Nachweis der durch abrupte Zerrung oder Stauchung hervorgerufenen Gewebsschäden ist schwierig, wenn knöcherne Verletzungen an der HWS fehlen. Bandscheibenrisse sind an Röntgenfunktionsaufnahmen in maximaler Flexion und Extension mit isolierter verstärkter Anteposition und Retroposition eines Halswirbels erkennbar.

Sie führen in 3 bis 4 Monaten zu reaktiven spondylotischen Randzacken und Spangen. Für die gutachterliche Beurteilung sind vergleichende Aufnahmen vom Unfalltermin mit späteren Kontrollen wichtig. Eine klinisch stumme Osteochondrose kann durch Kontusion oder Distorsion anhaltend Symptome machen.
Es bestehen offenbar auch Beziehungen der zervikalen Osteochondrose zu manchen Formen der sogenannten rheumatischen *Fazialisparese,* einer spontan auftretenden Lähmung des Gesichtsnervs und zu Innenohrstörungen wie Menière-Komplex. Weiterhin steht das *Sudeck-Syndrom* und die *Dupuytrensche Fingerkontraktur* zur Diskussion im Symptomenkreis der zervikalen Osteochondrose. Zu erwähnen sind auch Beobachtungen von *Angina-pectoris-Anfällen* zusammen mit typischem zervikalem Schulter-Armschmerz, die in auffälliger Weise von bestimmten Kopfstellungen abhängig sind. Sie sind ein Beispiel zervikal bedingter Organfunktionsstörungen.

Behandlung des Zervikalsyndroms

Die *Behandlung* der vielfältigen Erscheinungen der zervikalen Osteochondrose ist verständlicherweise nicht einheitlich. Es sind die jeweiligen örtlichen Funktionsstörungen (Schulter, Ellbogen, Hand usw.) nach Erfordernis zu behandeln. Außerdem kommen Maßnahmen an der Halswirbelsäule selbst zur Anwendung, um die auslösenden Störungen zu beseitigen. Im wesentlichen kommt es darauf an, statische Veränderungen zu beseitigen, die Intervertebrallöcher durch Distraktionszug zu erweitern und die lokal gestörten Zirkulationsverhältnisse zu normalisieren. Eine wirklich kausale Therapie ist bei der Natur des Grundleidens als eines irreversiblen Umbauprozesses nicht möglich. Kyphotischer Haltungsverfall und Kontraktur der Halswirbelsäule werden am einfachsten durch *Extension mit der Glissonschlinge* behandelt. In vielen Fällen läßt ein heftiger Schulter-Armschmerz oder eine Okzipitalneuralgie schon nach kurzer Entlastung nach, so daß ein solcher Probezug direkt als diagnostischer Text verwandt werden kann. Die Extensionsbehandlung kann intermittierend oder als Dauerzug angewandt werden. Wichtig ist die *richtige Anwendung der Glissonschlinge:* Bei entspannter Haltung des Patienten im Sitzen wird mit 4–5 kg Gewicht extendiert. Die HWS soll nur vom Gewicht des Kopfes befreit werden (Abb. 70). Zu starker Zug erzeugt muskuläre Gegenspannung und hebt den therapeutischen Effekt wieder auf. In sehr hartnäckigen Fällen mit schwerem Haltungsverfall der HWS ist gelegentlich Dauerentlastung mit einer Gipskrawatte oder auch einer Kopfstütze aus Plexidur notwendig.
Die mechanische Behandlung wird durch *Wärmeanwendung, Massagen, Kurzwellenbestrahlung* und *Lockerungsübungen* unterstützt. Ihr Ziel ist, die Gewebsdurchblutungen zu erhöhen, Muskelverspannungen zu lösen und Quellungszustände an den Spinalwurzeln zu beseitigen. Oft wirkt die *Röntgenreizbestrahlung* günstig. Bestimmte *redressierende Handgriffe,* die besonders in der Chiropraxis angewandt werden, können in manchen Fällen Erleichterung bringen. Jedoch ist vor Überbewertung solcher Methoden und ihrer kritiklosen Anwendung zu warnen.
Stehen im Vordergrund der krankhaften Erscheinungen *Störungen der sympathischen Nerven* wie Durchblutungsstörungen, brennender Schmerz (Kausalgie) oder

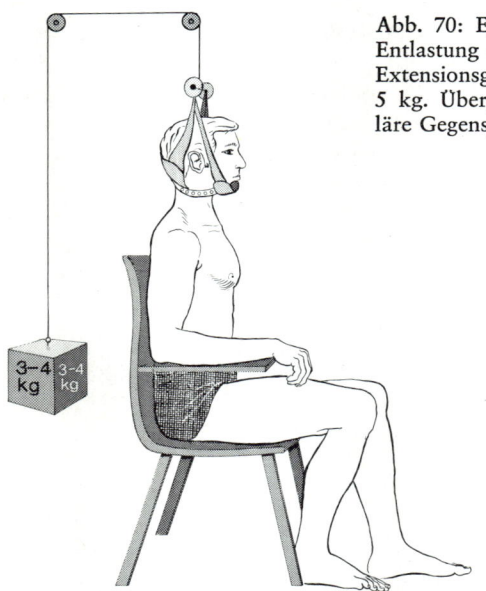

Abb. 70: Extension in der Glisson'schen Schlinge zur Entlastung der Halswirbelsäule. – Lockere Sitzhaltung. Extensionsgewicht über Rollenzüge zwischen 3 und 5 kg. Übergewicht ungünstig, da reflektorisch muskuläre Gegenspannung!

vermehrte örtliche Schweißsekretion, so kann die Novocainblockade des Ganglion stellatum versucht werden. Das Sternganglion liegt vor dem Köpfchen der ersten Rippe und ist die wichtigste Schaltstelle der sympathischen Bahnen im Hals- und Armgeflecht. Seine vorübergehende Ausschaltung bewirkt im wesentlichen eine maximale Erweiterung der arteriellen Endstrombahn, also der Arteriolen und Kapillaren. – Die schmerzbefreiende Wirkung ist oft verblüffend. Sie zeigt die enge Verflechtung zwischen den sensiblen Leitungsbahnen und dem vegetativen Nervensystem. – Die Behandlung der vielfältigen Erscheinungsformen der zervikalen Osteochondrose ist nicht in einem Schema festzulegen. Sie verlangt viel therapeutisches Fingerspitzengefühl und Geduld. Bei Skalenussyndrom, Halsrippen und hochgradiger Einengung eines Zwischenwirbelloches kann die Operation – Skalenotomie, Halsrippenentfernung oder Gelenkfortsatzresektion – angezeigt sein. Bei extremer Gefügelockerung eines zervikalen Bandscheibensegments mit rezidivierenden Neuralgien ist die Ausräumung des degenerierten Diskus mit sofortiger Knochenbolzung von ventral nach Cloward erfolgreich.

Das zervikale Syndrom wird nicht selten durch einen entzündlichen Fokus (Tonsillen, Zähne, Kieferhöhlen usw.) unterhalten. Etwa bestehende Herde müssen deshalb saniert werden.

Spondylolisthesis — Wirbelgleiten

Dem *Wirbelgleiten* (= Spondylolisthesis) liegt eine Spaltbildung im Zwischengelenkstück des Wirbelbogens (= Interartikularportion – IAP), der Taille zwischen dem oberen und unteren Gelenkfortsatz, zugrunde. Es handelt sich dabei wahrscheinlich um

eine angeborene, vererbbare Dysplasie des Wirbelbogens, welche die Entstehung der Spalten unter der Belastung begünstigt. Hauptsitz ist der 5. und 4., seltener der 3. Lendenwirbel. Auch im unteren Halswirbelsäulenbereich ist die Spondylolisthesis schon beobachtet worden. Wirbelkörper und vordere Bogenhälfte lösen sich und verschieben sich langsam nach ventral, während die hintere Bogenpartie mit dem Dornfortsatz stehenbleibt (Abb. 71). Mitunter macht der hintere Bogenteil eine Kippung, so daß klinisch der Eindruck eines kleinen Gibbus entsteht. Der Gleitprozeß beginnt meist in der Adoleszenz, ausnahmsweise schon bei Kindern von 8 bis 10 Jahren, um mit dem Wachstumsabschluß zum Stillstand zu kommen. Bei starken Verschiebungen kann der 5. Lendenwirbelkörper vor dem Kreuzbein stehen. Klinisch fällt eine Verkürzung der Taille, Aufrichtung des Beckens und eine scheinbar vertiefte Lordose durch Einsinken der unteren Lendenwirbeldorne zwischen die derb gespannten Längsmuskulaturwülste auf. Entscheidend ist die seitliche Röntgenaufnahme, welche den Gleitprozeß am Wirbelkörper, besonders wenn man deren Hinterkanten betrachtet, erkennen läßt. Die Spaltbildung in der Interartikularportion kommt nur auf Schrägaufnahmen richtig zur Darstellung. Die Beschwerden ähneln denen bei Osteochondrose und haben den Charakter chronischer Kreuzschmerzen; oder sie treten in Form von Hexenschüssen oder Ischiasattacken auf. Da der Gleitprozeß zu einer Zermürbung des zugehörigen Diskus führt, ist verständlich, daß die Symptome meist von diesem ausgehen. Hochgradige Verschiebungen bei Jugendlichen verursachen manchmal Kompressionserscheinungen der Cauda equina mit neurologischen Ausfällen. In vielen Fällen bleibt die Spondylolisthesis jedoch klinisch stumm. – Die Behandlung ist in den meisten Fällen konservativ mit Wärme, Massagen, Bestrahlungen. Gut wirkt die Unterwasserduschmassage. In hartnäckigen Fällen kann ein Stützmieder in Form eines Überbrückungskorsetts gegeben werden. Operativ kommt die Spanverriegelung der Lumbosakralregion, manchmal auch eine entlastende Laminektomie in Frage, wenn unbeeinflußbare Belastungsbeschwerden oder fortschreitende Kaudadrucksymptome bestehen.
Die Vorstufe der Spondylolisthesis bezeichnet man als *Spondylolyse,* bei der zwar die Spaltbildung im Zwischengelenkstück vorliegt, eine Ventralverschiebung des Wirbelkörpers aber noch nicht eingetreten ist.
Unter dem *Drehgleiten* versteht man die Verschiebung der einzelnen Lendenwir-

Laminektomie – Resektion des hinteren Anteils des Wirbelbogens

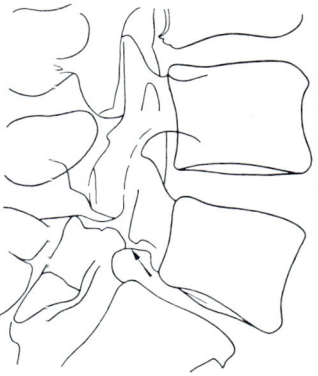

Abb. 71: *Spondylolisthesis.* – Ventralverschiebung des 5. LWK mit vorderem Bogenstück, Spaltbildung im Zwischengelenkstück beiderseits; präsakrale Bandscheibenverschmälerung und sekundäre Spondylose.

bel gegeneinander bei starken lumbalen Torsionsskoliosen. Diesem liegt eine Bogenspalte nicht zugrunde. –

Als *Pseudospondylolisthesis* bezeichnet JUNGHANNS die Ventralverlagerung eines ganzen Wirbels gegenüber dem nächsttieferen ohne Bogentrennung. Dieses Phänomen beruht auf einer Erschlaffung der Zwischenwirbelscheibe bei abnorm flacher Winkelstellung der Gelenkfortsätze.

Spondylitis

Die entzündlichen Prozesse der Wirbelsäule spielen sich überwiegend am Wirbelkörper ab. Man unterscheidet die unspezifisch-infektiöse und die spezifische Spondylitis.

Die *infektiöse Spondylitis* kann als akute und chronische Form auftreten. Sie entsteht als septische Metastase durch hämatogene Aussaat. Die *akute Form,* früher auch Wirbelosteomyelitis genannt, ist meist eine Infektion mit Staphylokokken oder Streptokokken, die nicht selten auch den Wirbelbogen befällt. Sie nimmt unter schweren Krankheitserscheinungen einen stürmischen, hochfieberhaften Verlauf und ist mit hoher Sterblichkeit belastet. Häufig kommt es zum Übergreifen auf die Rückenmarkshäute durch Einbruch des Eiters der einschmelzenden Wirbel und zur Querschnittslähmung. Die Abszesse können auch nach außen durchbrechen und Fisteln bilden. Klinisch besteht starke Druck- und Klopfschmerzhaftigkeit über dem Dornfortsatz des erkrankten Wirbels, schmerzhafte Bewegungseinschränkung und zuweilen neuralgischer Schmerz (Ischias, Interkostalneuralgie, Brachialgie, je nach Sitz, oft bilateral ausstrahlend). – Die Behandlung besteht in sofortiger Ruhigstellung im Gipsbett und Anwendung von Sulfonamiden und Antibiotika, am besten nach Austestung des wirksamsten Mittels aus gewonnenem Eiter. Abszesse liegen anfangs meist tief in der Rückenmuskulatur und müssen eröffnet und drainiert werden.

Die *chronische unspezifische Spondylitis* kann nach allen Infektionskrankheiten wie eine Infektarthritis auftreten. Sie beginnt schleichend mit unbestimmten Beschwerden. Fieber ist nicht die Regel. Die Senkung ist beschleunigt. Im Röntgenbild zeigen sich die ersten Veränderungen an der Zwischenwirbelscheibe und der angrenzenden Deckplatte des Wirbelkörpers als Verschmälerung und fleckige Verdichtung. In wenigen Monaten kommt es entweder zur Verschmelzung zweier Wirbelkörper unter Verlust der Bandscheibe; oder diese bleibt erhalten und wird durch massive Spangen an den Rändern überbrückt. Stärkere Zusammenbrüche wie bei tuberkulöser Wirbelkaries sind selten.

Nach Bandscheibenoperationen kann es durch eingeschleppte Infektionen zu einer lokalen Spondylitis kommen. Verlauf und Therapie entsprechen der unspezifisch chronischen Form.

Die *Spondylitis tuberculosa* ist die wichtigste und häufigste der chronisch spezifischen Wirbelentzündungen. Sie spielt sich fast ausschließlich am Wirbelkörper ab. In ihrem klinischen Verlauf ähnelt sie der unspezifischen chronischen Spondylitis. Es werden alle Lebensalter betroffen. Sie entsteht als sekundäre Organtuberkulose durch hämatogene Aussat. Durch Einschmelzung des Wirbelkörpers kommt es zum keilförmigen Zusammenbruch desselben, wodurch äußerlich ein *Gibbus* in Erscheinung tritt (Abb. 72). Dieser klärt häufig erst die Diagnose, nachdem schon Monate vorher Rückenschmerzen, rheumatische Beschwerden oder Ischias (meist doppelseitig) bestanden haben. Die Senkung ist mittel beschleunigt. Fieber fehlt gewöhnlich. Hauptlokalisation ist die untere Brust- und obere Lendenwirbelsäule. Durch die tuberkulöse Einschmelzung des Wirbelkörpers entstehen Abszesse, die im sagittalen Röntgenbild als paravertebrale Spindelschatten sichtbar sind (Abb. 73), oder die, ihrer Schwere folgend, abwärts wandern und als *Senkungsabszesse* an die Oberfläche treten können; hauptsächlich in der Leisten- und Adduktorengegend, aber auch im Mediastinum bei zervikaler Spondylitis. Drückt der Abszeß auf das Rückenmark, können spastische Paraparesen oder komplette Querschnittslähmungen auftreten. – Die Behandlung der Wirbeltuberkulose ist in erster Linie konservativ und erfordert Liegekur im Gipsbett für mindestens 1 Jahr, oft auch länger. Die Abwehrkräfte des Körpers müssen durch gute Ernährung, viel frische Luft und tuberkulostatische Mittel (Streptomycin, Paraaminosalizylsäure, Isonikotinsäurehydrazid) gehoben und unterstützt werden. Senkungsabszesse werden punktiert, aber nie inzidiert, um misch-

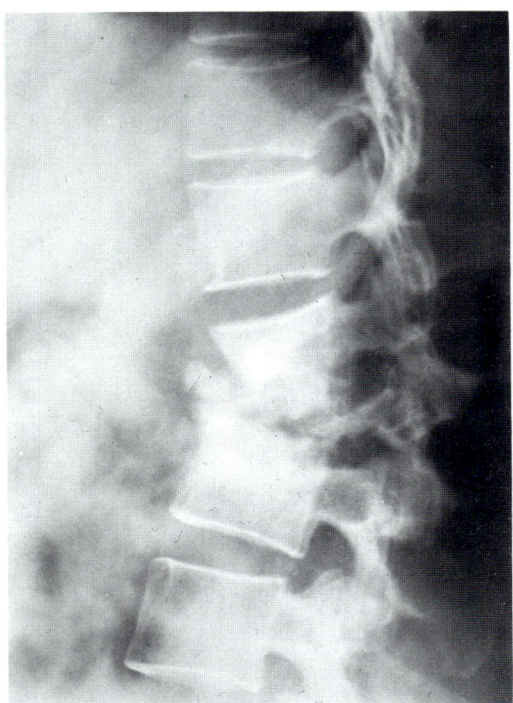

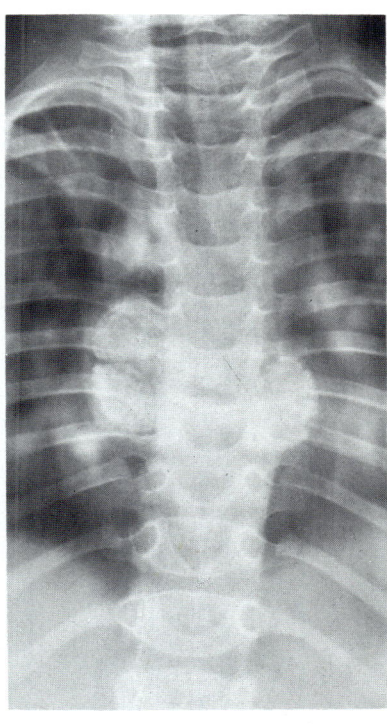

Abb. 72: *Spondylitis tuberculosa.* – Einschmelzung und keilfömiger Zusammenbruch von 2 LKW unter Einbeziehung der Zwischenwirbelscheibe. Kyphotischer Knick mit Gibbus.

Abb. 73: *Paravertebrale Abszesse,* verkalkt, bei Spondylitis tuberculosa der BWS. – Charakteristisches Zusammenlaufen der Rippen auf den Wirbelherd. (Spinnenbeine!)

infizierte Fisteln zu vermeiden. – Die Ausheilung der Wirbeltuberkulose erfolgt durch Verschmelzung der Wirbelreste zu einem knöchernen Block. Dieser Prozeß kann durch dorsale Knochenspanung des erkrankten Wirbelsäulenabschnittes nach LANGE-ALBEE beschleunigt werden. Nach Eintritt der Blockbildung kann bei normaler Blutsenkung mit reklinierendem Stützkorsett vorsichtig belastet werden. Da die Rezidivgefahr groß ist, soll der Kranke das Korsett mehrere Jahre tragen, dabei aber seine Muskulatur durch Gymnastik und Massagen kräftigen. – Die chirurgische Behandlung der Wirbeltuberkulose nach KASTERT durch operative Ausräumung der tuberkulösen Herde und Abszesse bleibt bestimmten ausgesuchten Fällen vorbehalten.

Wirbelbrüche

Die Mehrzahl der *Wirbelbrüche* sind Kompressionsfrakturen des spongiösen Wirbelkörpers. Bevorzugter Sitz ist der Brustlendenübergang. Typisch ist der keilförmige Zusammenbruch des Wirbelkörpers mit Erniedrigung seiner Vorderkante, wodurch der Dornfortsatz als Gibbus vorspringen kann. Der Verletzung geht gewöhnlich ein schweres Trauma voraus (Sturz aus großer Höhe, Verschüttung), welches zur Stauchung oder kyphotischen Abknickung der Wirbelsäule führt. – Beim Zusammenbruch eines Wirbelkörpers ohne äußere Gewalteinwirkung muß an krankhafte Veränderun-

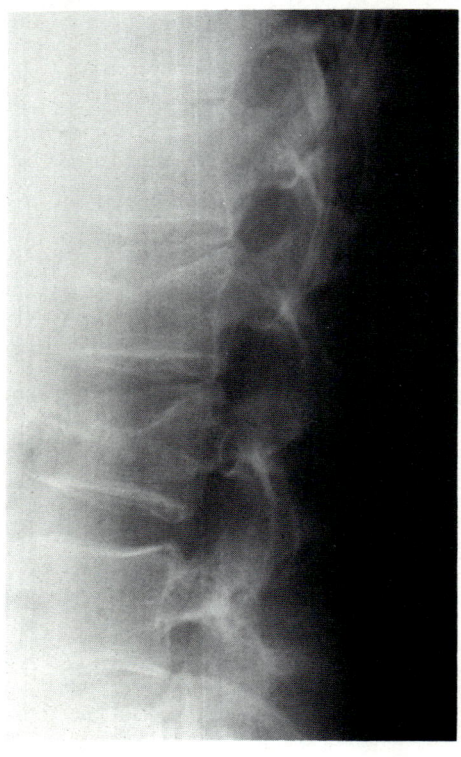

Abb. 74: Kompressionsfraktur des 10. Brustwirbels mit keilförmiger Einstauchung bei Osteoporose; 64 Jahre, weiblich.

gen wie Tuberkulose, Geschwulstmetastasen oder Osteoporose gedacht werden. – Mehrere aufeinanderfolgende Keilwirbel im Röntgenbild mit gleichmäßiger Struktur sprechen nicht für abgelaufene Frakturen, sondern für Entwicklungsstörungen aus der Adoleszenz oder für spätere degenerative Deformierung. Es ist stets nach Schmorlschen Knorpelknötchen zu fahnden.
Die klinischen Zeichen des frischen Wirbelbruches sind der Gibbus, örtlicher Druck- und Klopfschmerz sowie Stauchungsschmerz. Die benachbarte Muskulatur ist reflektorisch hart angespannt. Die Röntgenaufnahmen müssen in der Sagittal- und Frontalebene angefertigt werden.
Bei den meisten Wirbelbrüchen ist die benachbarte Zwischenwirbelscheibe mitverletzt. Gewöhnlich dringt Diskusgewebe in den Wirbelkörper ein, oder es kommt zum Diskusprolaps. Die dadurch ausgelösten Symptome können die eigentlichen Frakturzeichen lange überdauern.
Die schwerste *Komplikation des Wirbelbruches* ist die Mitbeteiligung des Rückenmarks. Die zur Querschnittslähmung führende Rückenmarkskompression kann verursacht sein 1. durch direkte Verschiebung des frakturierten Wirbels, besonders in Verbindung mit einer echten Verrenkung in den Intervertebralgelenken, 2. durch massiven hinteren Bandscheibenvorfall und 3. durch Blutung in den Wirbelkanal und in die Medulla selbst.
Die *Behandlung* des Wirbelbruches erfolgt entweder durch Flachlagerung auf harter Matratze unter Verzicht auf eine Reposition oder nach Redression im lordosierenden Gipskorsett. Bei Fällen mit Querschnittslähmung ist Lagerung auf Schaumstoffmatratze mit regelmäßiger Umlagerung zur Vermeidung von Dekubitalgeschwüren notwendig. Es empfiehlt sich unbedingt, bei der Behandlung von Paraplegikern den Urologen hinzuzuziehen.
Von besonderer orthopädischer Bedeutung sind die Zustände nach Wirbelbrüchen und die Querschnittslähmungen. Ein durch Fraktur entstandener Keilwirbel führt zu einer nachhaltigen Änderung der Wirbelsäulenstatik. Bei den häufigen Brüchen am Brustlendenübergang mit Gibbusbildung kommt es zwangsläufig zu einer Überlordosierung der Lumbosakralregion. Es kann sich unter der dadurch bedingten Fehlbelastung vorzeitig eine Osteochondrose entwickeln, die zu typischen Beschwerden führt, während der alte Bruchbereich klinisch stumm bleibt. – Die Querschnittslähmung macht frühzeitige Versorgung mit orthopädischen Gehhilfen oder Rollstuhl erforderlich, um die Verletzten aus dem Bett zu bringen. Spastische Dauerzustände sind je nach Lage operativ oder durch Apparat und orthopädischen Schuh zu behandeln. In allen Fällen kommt eine intensive orthopädische Übungsbehandlung zur Anwendung. Vgl. auch Kapitel »Querschnittslähmung« auf Seite 68 f

Beckenerkrankungen

Orthopädische Krankheiten am Becken spielen sich vorzugsweise im Bereich der Kreuz-Darmbeinfugen (= Iliosakralgelenk) ab. Sie sind häufig Sitz entzündlicher Prozesse und müssen bei Kreuzschmerzen stets differentialdiagnostisch berücksichtigt werden. Verschiebungen des Beckengefüges, besonders nach Frakturen, führen oft zu schmerzhafter Arthrose der Iliosakralfuge. Auch ischiasartige Beschwerden können hier ihre Ursache haben, da der N. ischiadicus in unmittelbarer Nachbarschaft verläuft.

Bei der *Untersuchung der Iliosakralfugen,* welche sich dorsal gut abtasten lassen, ist auf Schwellungen und fluktuierende Abszesse zu achten. Eine Druckempfindlichkeit des Gelenks kann durch darüberliegende schmerzhafte Myogelosen vorgetäuscht sein. Durch Bewegung der Iliosakralfuge ausgelöste Schmerzen werden zuverlässig durch den »Froschversuch« geprüft: Federnder Druck des rechtwinklig gebeugten und bis zum Anschlag im Hüftgelenk außenrotierten Oberschenkels (Froschstellung!) gegen das fixierte Becken. Der Versuch kann in Bauch- und Rückenlage ausgeführt werden. Ebenso wirkt Hüpfenlassen auf einem Bein und die seitliche Kompression der Beckenhälften. Die Abtastung der Iliosakralfugen von rektal her kann wichtige Aufschlüsse bei Entzündungen und Abszessen geben. – Die *röntgenologische Darstellung* der Kreuz-Darmbeinfugen erfolgt am besten durch Schrägaufnahmen, welche in bestimmten Fällen durch Schichtaufnahmen ergänzt werden können.

Die Iliosakralfugen sind mit großer Konstanz bei Bechterewscher Krankheit mitbefallen, wobei sie frühzeitig veröden. Eine Abart des Morbus Paget ist die *Iliitis condensans,* eine chronische Ostitis, die sich hier lokalisiert. Röntgenologisch kennzeichnend ist eine diffuse Sklerosierung der an die Fuge angrenzenden Knochenbezirke des Darmbeins, manchmal auch des Kreuzbeins.

Die *Iliosakraltuberkulose,* häufigste chronische Entzündung der Kreuz-Darmbeinfuge, verläuft meist als exsudativ-verkäsende Form mit Bildung von Abszessen, die nach außen oder retroperitoneal in die Beckenhöhle durchbrechen können. Die Behandlung ist die gleiche wie bei sonstiger Gelenktuberkulose. Die Ruhigstellung erfolgt in der Gipsliegeschale; bei unruhigen Kindern besser im doppelseitigen Beckenbeingipsverband. Der Heilungsprozeß kann durch die operative Herdausräumung und Spanverriegelung der Fuge beschleunigt werden. Senkungsabszesse muß man punktieren.

Auch *septische Metastasen* der Kreuz-Darmbeinfugen mit retroperitonealen oder paranephritischen Abszessen und Fisteleiterungen werden beobachtet.

Entzündliche Erkrankungen der Symphyse kommen als Osteomyelitis und Tuberkulose vor. Im Vergleich zur Iliosakralfuge sind sie selten. Therapeutisch kommt die operative Ausräumung des Herdes in Betracht.

Abnorme Lockerung von Symphyse und Iliosakralfugen mit beträchtlichen Belastungsbeschwerden kommt bei Frauen nach Entbindung vor. Zur Behandlung ist längere Bettruhe und die Versorgung mit einem straffen Hüftmieder erforderlich.

Das Becken ist häufig Sitz von *Tumormetastasen.*

Bei Jugendlichen treten in Zeiten schnellen Wachstums gelegentlich Schmerzen an den Beckenkämmen und am vorderen unteren Darmbeinstachel auf. Hier läßt sich auch örtliche Druckempfindlichkeit nachweisen. Tangentiale Röntgenaufnahmen zeigen Auflockerungen der Beckenapophysen wie bei Morbus Schlatter. Es handelt sich um verwandte Erscheinungen, die zur Gruppe der aseptischen Knochennekrosen zu rechnen sind. Eine besondere Behandlung ist meist nicht erforderlich. Die Prognose ist gut.

Beschwerden Jugendlicher in der Leistenregion mit umschriebener Druckempfind-

lichkeit am absteigenden Schambeinast beruhen auf einer Ossifikationsstörung der Synchondrosis ischiopubico (= van-Neck-Syndrom vgl. S. 35).
Bei Verkehrsunfällen sind *Beckenbrüche* mit Sprengung der Symphyse oder der Iliosakralfugen und Hüftpfannerverletzungen relativ häufig. Besonders Folgezustände von letzteren haben große orthopädische Bedeutung und bedürfen häufig operativer Korrekturen.

Extremitäten

Hüftgelenk

Angeborene Hüftverrenkung

Die sogenannte angeborene Hüftverrenkung ist die häufigste kongenitale Skelettmißbildung. Wirklich angeboren ist die *Pfannendysplasie,* eine mangelhafte Entwicklung der Hüftpfanne, welche flach und steil gestellt ist. Das Pfannendach ist unvollkommen ausgebildet. Die eigentliche Verrenkung vollzieht sich gewöhnlich erst unter der Belastung; zunächst durch den Zug des Muskelmantels von Hüfte und Oberschenkel und schließlich unter der Körperlast selbst, wenn das Kind zu stehen und gehen beginnt. Die Mehrzahl der Luxationen wird daher erst im 2. Lebensjahr diagnostiziert. Mädchen sind 4- bis 6mal häufiger betroffen als Knaben. Das Leiden wird häufig vererbt. Der Erbgang ist unregelmäßig dominant. Es ist bisher nicht entschieden, ob der Pfannendysplasie ein vererbter Keimfehler der Gelenkanlage zugrunde liegt oder eine Lageanomalie während der fetalen Entwicklung, für die gleichfalls ein Erbfaktor bestimmend sein müßte. Die Luxationshüfte zeigt weiterhin völkisch-rassische Besonderheiten. In Deutschland sind Sachsen, Oberpfalz und Oberhessen ausgesprochene Luxationszentren, außerdem das ehemalige Sudetengebiet. Die Luxationshüfte kann doppelseitig und einseitig auftreten. Die linke Hüfte ist häufiger und stärker betroffen als die rechte. Nach dem sich allmählich vollziehenden Verrenkungsvorgang, bei dem der Hüftkopf die Pfanne über den hinteren oberen Rand verläßt, werden verschiedene Stadien unterschieden:

1. Die Dysplasie
2. Die Subluxation
3. Die komplette Luxation I. bis III. Grades.

Im Stadium der *Dysplasie* hat sich das Gelenkgefüge noch nicht wesentlich gelockert. Der Hüftkopf wird von der knorpeligen Pfanne und dem Limbus noch richtig umfaßt. Fehlerhaft ist lediglich die unvollkommene Verknöcherung des Pfannendaches.
Bei der *Subluxation* hat sich der Hüftkopf etwas vom Pfannengrund entfernt und nach oben und außen verlagert, indem er das knorpelige Pfannendach vor sich herschiebt. Bei der *kompletten Verrenkung* ist der Hüftkopf über den Knorpelrand (Limbus) hinweggeglitten, so daß dieser zwischen Kopf und Pfanne als Interpositum

liegt. Der allmählich in Richtung Beckenschaufel höhertretende Hüftkopf weitet die Gelenkkapsel schlauchartig aus, wobei sie sich zwischen Kopf und Pfanne zu einem Isthmus verengt.

Klinische Diagnose

Klinische Symptome und Röntgenbefund sind bei Dysplasie, Subluxation und kompletter Verrenkung verschieden. Die *klinische Diagnose der Dysplasie,* die am Anfang des Luxationsvorganges steht und sich in den ersten 6 bis 9 Lebensmonaten findet, ist mangels sicherer Symptome schwierig. Verdachtsmomente sind Asymmetrie der Gesäß- und Oberschenkelfalten (Abb. 78), Abduktionsbehinderung einer oder beider Hüften sowie Abduktions- und Außenrotationshaltung eines Beinchens. Manchmal läßt sich nach der Geburt ein Schnappen der Hüfte bei passiver Abspreizung des rechtwinklig gebeugten Oberschenkels auslösen (= Ortolani-Zeichen). Dieses Phänomen läßt sich nur bei völliger Entspannung des Kindes nachweisen. Es ist meist flüchtig. Grundsätzlich sollen alle Kinder aus Luxationsfamilien in den ersten drei Monaten untersucht werden; ferner alle Steiß- und Zwillingsgeburten sowie Kinder mit angeborenen Mißbildungen oder Deformierungen, die auf eine intrauterine Zwangslage schließen lassen (Klumpfuß, Schiefhals, Totalskoliose u. ä.). – Die Beurteilung des Röntgenbildes der Hüfte ist beim jungen Säugling vor dem Erscheinen der Knochenkerne in den Hüftköpfen schwierig und unsicher. Es empfiehlt sich, die Röntgenaufnahmen erst im Alter von 3–4 Monaten zu machen, sofern nicht klinisch dringender Verdacht auf bereits eingetretene Luxation besteht. Exakte Aufnahmetechnik mit sagittalem Strahlengang und gestreckten, nicht gedrehten Beinen ist unerläßlich. – Das Röntgenbild der Dysplasie (Abb. 75) zeigt eine steilgestellte, nur wenig gekrümmte und oft verkürzte Figur der knöchernen Pfanne oberhalb der Knorpelfuge (= Y-Fuge).

Bei stärkerer *Subluxation* und bei *vollständiger Verrenkung,* also meist um die Wende zum 2. Lebensjahr, werden die klinischen Symptome deutlicher und zuverlässiger. Beinverkürzung, Trochanterhochstand sind dringende Verdachtsmomente. Sichere Luxationszeichen sind die *Lockerung des Gelenkgefüges* und die *Verlagerung des Hüftkopfes aus der Pfanne nach außen und oben.* Der Hüftkopf läßt sich nicht an normaler Stelle im äußeren unteren Winkel der Überkreuzung von Leistenband und Schenkelarterie tasten, sondern mehr lateral oberhalb, wo er bei Überstreckung des Beines auch sichtbar werden kann. – Die Lockerung des Gelenks, d. h. die Verschieblichkeit des Oberschenkels gegenüber dem Becken prüft man, indem man bei fixiertem Becken den in der Hüfte rechtwinklig gebeugten Oberschenkel nach vorn und hinten zu verschieben sucht.

Mit Laufbeginn stellt sich auf der luxierten Seite Hinken oder der klassische »Watschelgang« ein, bei dem der Oberkörper nach der jeweils belasteten Seite herübergeworfen wird. Hinken und Watscheln beruhen weniger auf der Beinverkürzung als auf der Insuffizienz der abduzierenden Hüftmuskeln. Das Trendelenburgsche Phänomen ist positiv (vgl. Abb. 1!). Den diagnostischen Ausschlag gibt in jedem Fall die *Röntgenaufnahme* des Beckens. Sie zeigt die klassische Abflachung und Steilstellung

Klinische Diagnose 101

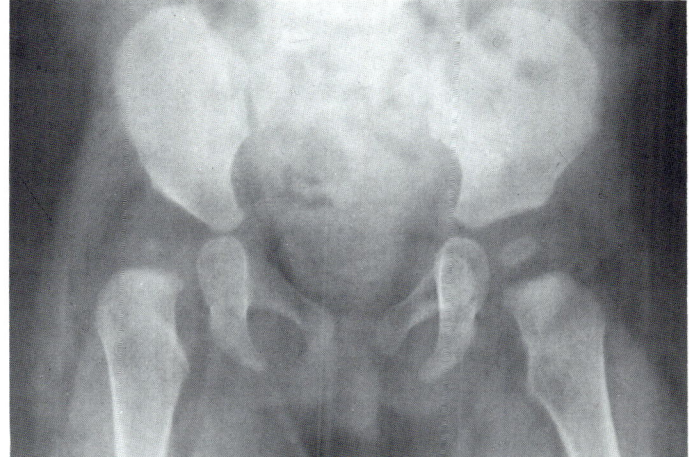

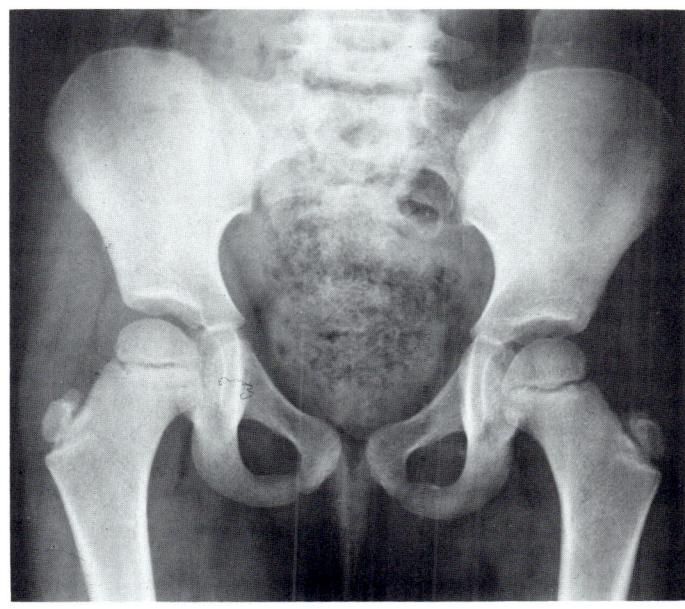

Abb. 75 a u. b: Hüftgelenksdysplasie rechts: a) flache Pfanne, stumpfer Schenkelhalswinkel, verzögerte Entwicklung des Epiphysenkerns; b) 5 Jahre später normale Gelenkentwicklung nach konsequenter Spreizlagerung.

der Pfanne und die Verlagerung des Hüftkopfkernes nach außen oben. Der Knochenkern, welcher normalerweise mit 4 bis 5 Lebensmonaten in Erscheinung tritt, ossifiziert bei der Luxationshüfte verspätet und ist oft schwächer entwickelt.
Die *Therapie* richtet sich nach dem Zeitpunkt der Diagnose und dem Stadium der Luxation. Grundsätzlich ist früheste Erkennung und Behandlung zu erstreben. Bei der einfachen *Dysplasie* und bei leichter *Subluxation* im Säuglingsalter genügt Spreizlagerung mit einem Spreizhöschen (Abb. 79) oder in einer verstellbaren Leichtmetall-

Spezielle Orthopädie nach Körperregionen

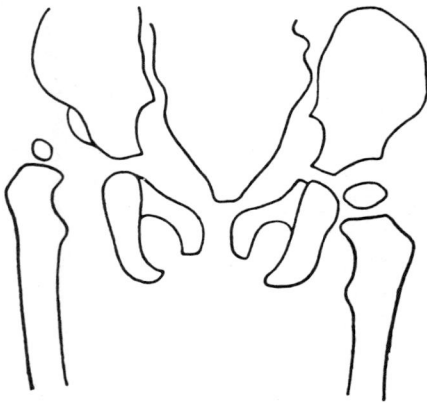

Abb. 76: *Angeborene Hüftverrenkung* rechts im Stadium der Subluxation. – Pfanne abgeflacht, Kopfkern unterentwickelt, zu weit lateral und oberhalb der Beckenfuge (Y-Knorpel) stehend.

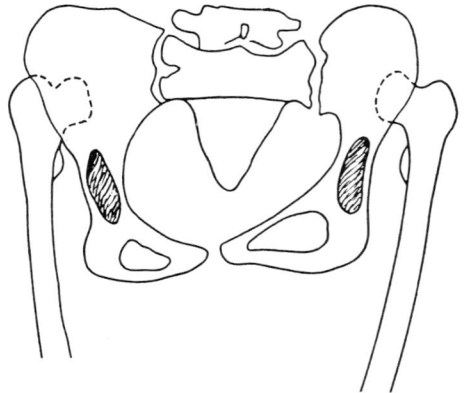

Abb. 77: Doppelseitige *angeborene Hüftverrenkung* III. Grades (Luxatio iliaca). – Gelenkpfannen extrem flach, Becken nach vorn gekippt, 36 Jahre, weiblich.

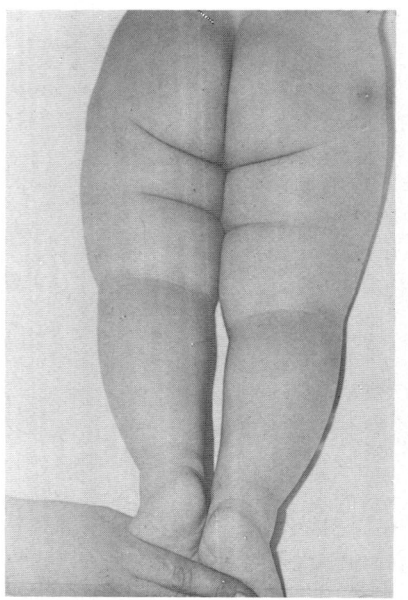

Abb. 78: Asymmetrie der Gefäß- und Adduktorenfalten als Verdachtsmoment bei Hüftgelenkdysplasie.

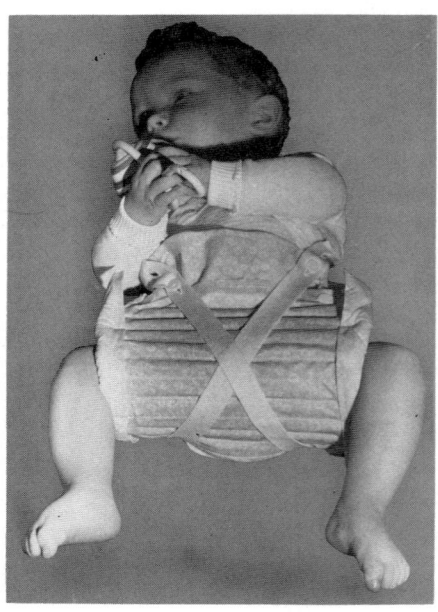

Abb. 79: Spreizhöschen zur Dauerlagerung in Abduktion der Beine bei Pfannendysplasie.

schiene wie auf Abb. 80 bis zur Entwicklung einer normalen Pfanne. Dies dauert durchschnittlich 6 Monate. Jede Gewaltanwendung zur Überwindung irgendwelcher Weichteilwiderstände ist zu vermeiden, da schwere Wachstumsstörungen und Deformierungen des Hüftkopfes auftreten können (Luxationsperthes!).
Bei hoher Subluxation und vollständiger Hüftverrenkung wird die Hüfte nach LORENZ reponiert. Zur Dehnung der verkürzten Weichteile der Hüfte läßt man eine Dauerextension für 2 bis 3 Wochen mit Heftpflasterzug oder Zinkleim-Gipsverband am Bein vorausgehen. Die Einrenkung erfolgt in Narkose. Der Kopf wird vorsichtig über den hinteren Pfannenrand gehoben und unter Umlegung des Oberschenkels in rechtwinklige Beugung und Außendrehung tief in die Pfanne eingestellt. Die Beinchen stehen dadurch in »Froschstellung«, in der sie für 2 Monate in Gips kommen (Lorenzsche Primärstellung; Abb. 82). Danach wird die Hüfte nochmals in Narkose und unter Röntgenkontrolle in starke Abduktion und Innenrotation (LANGE I) überführt und für weitere 2 Monate eingegipst (Abb. 83). Schließlich erhält das Kind

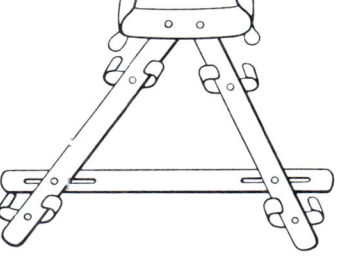

Abb. 80: Verstellbare Schiene aus Leichtmetall zur Spreizlagerung bei einfacher Dysplasie oder nach Abschluß der Gipsbehandlung bei angeborener Hüftverrenkung.

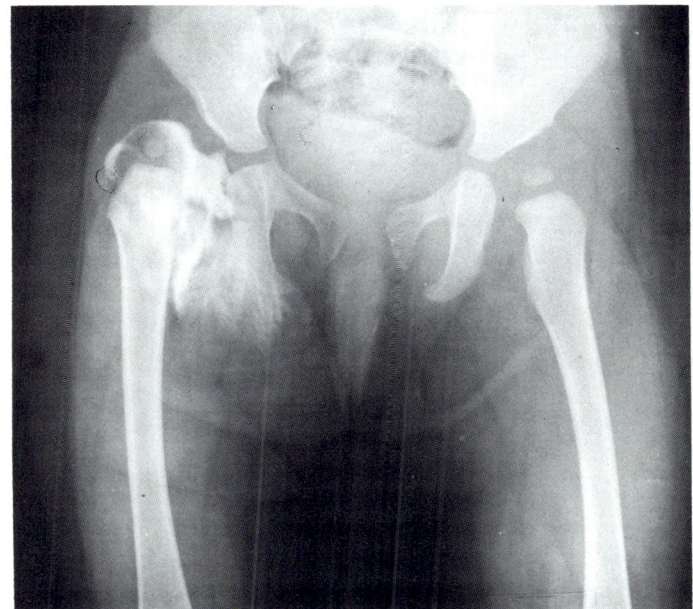

Abb. 81: Kontrastarthographie; rechter Hüftkopf luxiert. Kontrastmittelansammlung in der leeren Pfannenhöhle. Limbus (→) eingeschlagen.

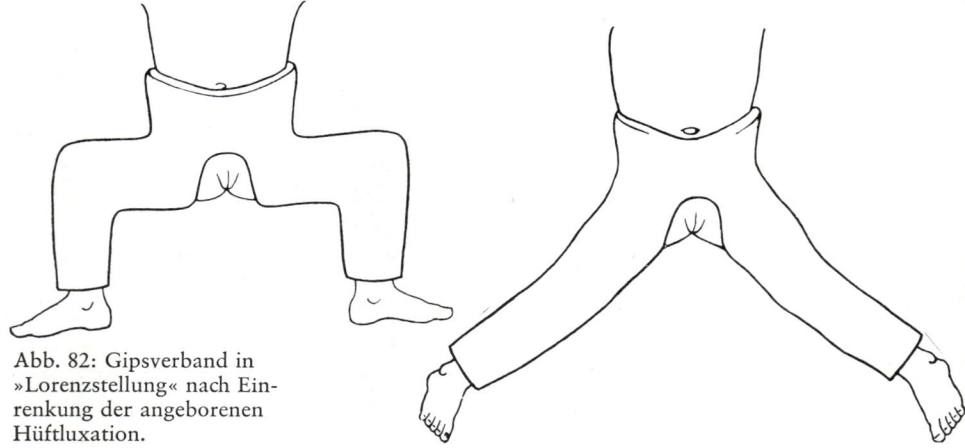

Abb. 82: Gipsverband in »Lorenzstellung« nach Einrenkung der angeborenen Hüftluxation.

Abb. 83: Gipsverband in »Lange-I-Stellung« (2. Retentionsstellung). – Spreizung, Streckung, Innendrehung.

einen dritten Gips in mittlerer Spreizung und Innendrehung (LANGE II) für nochmals 8 Wochen. Anschließend wird noch in der Spreizschiene gelagert und mit aktiven Bewegungsübungen begonnen. – An Stelle der Gipsverbände können auch entsprechend konstruierte Schienen verwendet werden.

Die Reposition der luxierten Hüfte, wie jede der beiden Retentionsstellungen, werden jeweils vor Anlegen des Gipsverbandes röntgenologisch kontrolliert. Zur Einrenkung, besonders der höheren Luxation, ist die Kontrastdarstellung des Gelenkinnenraumes durch Injektion von wässerigem Jod-Kontrastmittel (Arthrographie) zu empfehlen, um das Verhalten des Limbus und der Kapsel sicher beurteilen zu können (Abb. 81).

Die Retentionsgipse bezwecken eine Tiefeinstellung des Hüftkopfes in der Pfanne und eine wirksame Entlastung des Pfannendaches. Der Wechsel von der Lorenz-Stellung zur Lange-Stellung soll die Gewöhnung der Weichteile an die starke Beuge-Außendrehstellung verhindern. Nach insgesamt 6 Monaten geschlossener Gipsbehandlung haben sich die vorher überdehnten Gelenkweichteile gewöhnlich genügend verkürzt, um eine Reluxation nicht mehr befürchten zu lassen. Wiederholte Reluxationen sprechen für ein anatomisches Repositionshindernis und erfordern die *operative Revision* des Gelenkes.

Die *Erstbehandlung* der Hüftluxation von der Einrenkung bis zum Laufbeginn dauert durchschnittlich 9 bis 12 Monate. Das in seiner Entwicklung primär gestörte Pfannendach braucht zum Ausgleich des Defektes lange Zeit. Die Einrenkung erfolgt am besten nach Vollendung des ersten Lebensjahres und möglichst nicht mehr nach dem zweiten Lebensjahr.

Die *weitere Entwicklung der Luxationshüfte* erfordert laufende klinische und röntgenologische Kontrolle, wenigstens bis zum Abschluß der Körperentwicklung. Die erfolgreiche Reposition der Verrenkung bedeutet noch niemals eine Heilung der zugrunde liegenden Entwicklungsstörung, auch wenn die Kinder beschwerdefrei sind

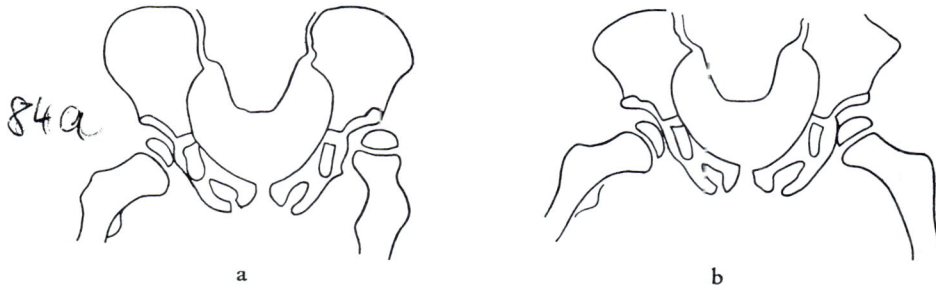

Abb. 84: *Coxa valga und pathologische Antetorsion* links bei dysplastischer Hüftpfanne als Fehlentwicklung nach erfolgreicher Einrenkung. – Die ungünstige Stellung des Hüftkopfes ist bei Spreizung und Innendrehung des Beins völlig ausgeglichen. – Korrektur durch intertrockantere Drehosteotomie angezeigt!

und ein unauffälliges Gangbild bieten. Eine häufige Komplikation, die nicht selten schon unter der Gipsbehandlung oder im Anschluß daran auftritt, ist der sogenannte Luxationsperthes. Wie bei der echten juvenilen Hüftkopfnekrose (s. Perthes!) zeigt sich im Röntgenbild ein scholliger Zerfall der Epiphyse, der bis zu weitgehendem dauernden Schwund des Kopfes oder zu schwerer Deformierung führen kann. Nach heutiger Auffassung beruht der Luxationsperthes auf einer Durchblutungsstörung der Epiphyse, die durch das Einrenkungstrauma oder durch die lang andauernde unphysiologische Zwangsstellung im Retentionsgips wesentlich begünstigt wird. Zahl und Grad des Luxationsperthes sind bei Einrenkungen im frühen Säuglingsalter wegen der Empfindlichkeit der Gewebe besonders groß. Auch vom 3. Lebensjahr ab wird diese Komplikation mit zunehmendem Weichteilwiderstand wieder häufiger.

Die mangelhafte Abstützung des Hüftkopfes durch die flache Pfanne und ein Überwiegen der außenrotierenden Muskelkräfte führt zu einer zunehmenden Steilstellung des Schenkelhalses und einer Verwindung des ganzen oberen Femurabschnittes. Es entsteht eine *Coxa valga* mit pathologischer *Antetorsion,* im Röntgenbild erkennbar an der Steilstellung und scheinbaren Verkürzung des Schenkelhalses sowie der horizontalen Lage der Schenkelhalsepiphysenfuge (Abb. 84a). Klinisch steht der Kopf vorn oben an der zu flachen Pfanne. Die Entwicklung der Luxationshüfte verläuft daher in einem Circulus vitiosus, der zwangsläufig zu einer schleichenden Re-Subluxation führt, die als *Coxa valga luxans* bekannt ist. Der fehlerhafte Gelenkmechanismus mit seiner Inkongruenz der Gelenkkörper bewirkt vorzeitigen Verschleiß und eine *Arthrosis deformans,* die nicht selten schon im Pubertätsalter mit Schmerzen und Funktionsstörungen einsetzt (Abb. 85).

Die *Nachbehandlung* der angeborenen Hüftverrenkung muß also bemüht sein, den fehlerhaften Gelenkmechanismus zu korrigieren und die Entwicklung frühzeitig in möglichst normale Bahnen zu lenken. Dies kann nur auf operativem Wege erreicht werden. Antetorsion und Coxa valga werden nach BERNBECK durch intertrochantere Drehosteotomie ausgeglichen. Die flache Pfanne kann durch Einschlagen oder Herunterklappen eines Knochenspans am oberen Pfannenrand oder durch Verschiebeosteotomie des Beckens (CHIARI) plastisch verbreitert werden. Bei der Methode von

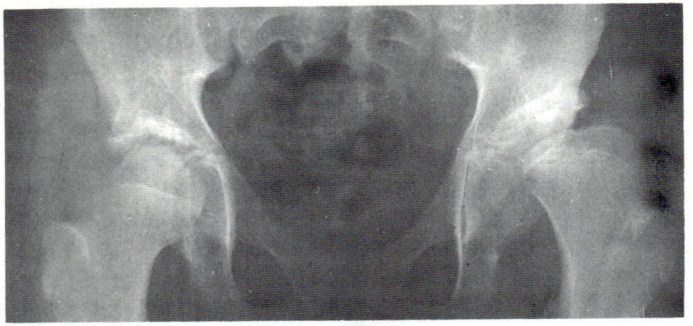

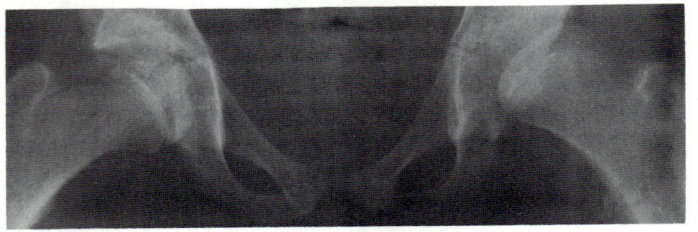

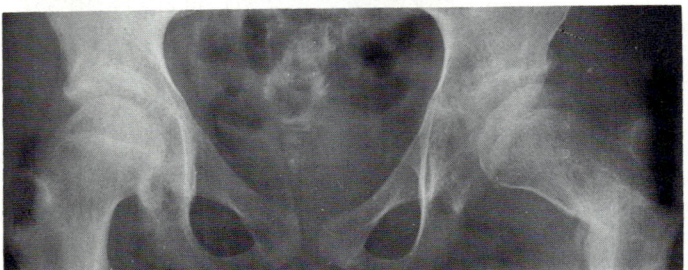

Abb. 85: a) Coxa valga luxans mit verstärkter Antetorsion; b) korrigierte Einstellung des Hüftkopfes durch Abduktion und Innenrotation; c) Korrektur nach intertrochantärer Osteotomie.

COLONNA wird die Pfanne instrumentell vertieft und der Kopf mit der über ihm zu einem rund geschlossenen Sack vernähten Kapsel eingestellt (Pfannendachplastiken).
Wenn nach erfolgreicher Einrenkung die normale Gelenkentwicklung ausbleibt, werden die erforderlichen Korrekturoperationen zweckmäßig vor Erreichung des Schulalters ausgeführt.
Die Prognose ist am günstigsten, wenn die Luxationshüfte im Stadium der Dysplasie behandelt wird, bevor eine fehlerhafte Gelenkmechanik zu deformem Wachstum geführt hat. Die konsequente Spreizlagerung führt in den meisten Fällen zur Heilung, d. h., es entwickelt sich ein normales Gelenk (Abb. 76). – Echte Heilungen nach Einrenkung sind dagegen sehr selten. Fast immer bleibt ein mehr oder weniger ausgeprägter Defekt am Pfannendach mit seinen Folgen für die weitere Wachstumsentwicklung des Gelenks und der Gefahr einer vorzeitigen Arthrosis deformans.
Die Erfahrung hat gezeigt, daß auch die nicht eingerenkte Hüftluxation lange Zeit gute Funktion haben und beschwerdefrei sein kann. Im Hinblick auf die Gefahr eines schweren Luxationsperthes oder einer Gelenkkontraktur soll man die Reposition jen-

seits des dritten oder vierten Lebensjahres nicht mehr erzwingen. Die nicht behandelte Hüftverrenkung, die schließlich zur Luxatio iliaca (Abb. 77) wird, ist immer durch das Trendelenburgsche Phänomen, den watschelnden Gang gekennzeichnet. Zwangsläufig entwickelt sich durch Kippung des Beckens nach vorn ein Hohlkreuz, welches im Erwachsenenalter häufig der Anlaß von Kreuzschmerzen ist. Bei der veralteten hohen Hüftverrenkung läßt sich eine Verbesserung des Gangbildes durch die subtrochantere Abduktionsosteotomie (BAEYER, LORENZ, SCHANZ) erzielen. Diese bringt die seitliche Glutäalmuskulatur zu günstigerer Wirkung. Sie wird aber am besten nicht vor dem Pubertätsalter ausgeführt.

Schwierige therapeutische Probleme bereiten die *arthrotischen Folgezustände* der Luxationshüfte, die sich häufig schon in recht jugendlichem Alter durch Schmerzhaftigkeit, Bewegungsminderung und Kontraktur einstellen können. Nach dem heutigen Erfahrungsstand mit der *Hüftgelenkplastik* verschiedenster Technik muß man damit bei der arthrotischen Luxationshüfte sehr zurückhaltend sein. Konservative Methoden (Übungen, Massagen, Unterwassermassagen, Bestrahlungen, Bäder) sollen so lange wie möglich versucht werden. Operativ am besten bewährt haben sich bisher die Umstellungsosteotomien, welche vorher unbelastete und noch gut erhaltene Gelenkpartien zur Artikulation bringen.

Abgesehen von den wenigen Luxationsfällen, die mit praktisch normaler Gelenkbildung ausheilen, schafft auch die beste Behandlung immer nur einen unvollkommenen Gelenkersatz, der früher von der Arthrosis deformans betroffen wird als das Normalgelenk. Um die Funktion möglichst lange zu erhalten, darf man von der Luxationshüfte keine körperliche Höchstleistungen verlangen. Leistungssport ist zu vermeiden; dagegen ist regelmäßige gymnastische Übung zur Erhaltung der Beweglichkeit sehr nützlich. Dazu ist Schwimmen und Radfahren zu empfehlen. Die Berufswahl hat auf die begrenzte Leistungsfähigkeit der Luxationshüfte Rücksicht zu nehmen.

Perthessche Krankheit

(Osteochondrosis coxae juvenilis)

Die *Perthessche Krankheit* ist die aseptische Nekrose des kindlichen Hüftkopfes. Durch ischämischen Infarkt kommt es zum Absterben des Knochenkernes. Ursache der mangelhaften Durchblutung ist vermutlich eine ödematöse Verquellung des Gelenkknorpels, durch welche die zum Knochenkern durchtretenden Gefäße gedrosselt werden. Aus diesem Grunde ist die Perthessche Krankheit ausschließlich an das Alter gebunden, in dem der Knochenkern allseitig von einer Knorpelkapsel umgeben ist. In der Hauptsache kommt der »Perthes« zwischen 3 und 12 Lebensjahren zur Beobachtung. Knaben sind häufiger betroffen als Mädchen. Die Erkrankung beginnt schleichend mit Schonhinken. Schmerzen können anfangs lange fehlen, oder sie werden ins Knie projiziert. Die Funktionsstörung der Hüfte zeigt sich meist in einer leichten Beugekontraktur und einer Einschränkung der Rotationsbewegungen. In fortgeschrittenen Fällen ist auch die Abduktion gehemmt, und das Trendelenburgsche

Phänomen kann positiv werden. Örtliche und allgemeine Entzündungserscheinungen gehören nicht zum Krankheitsbild.

Das *Röntgenbild* (Abb. 86) zeigt im Beginn eine auffällige Verbreiterung des Gelenkspaltes (Knorpelödem!), wie sie sonst bei keiner Hüfterkrankung, insbesondere nicht bei der chronischen Coxitis, vorkommt; (es sei denn, daß als sehr seltenes Ereignis ein stärkerer Gelenkerguß, wie manchmal bei akuter Polyarthritis der Hüfte besteht). Die Knochennekrose zeigt sich entweder in einer allgemeinen Verdichtung des Epiphysenkerns, der verkleinert und abgeplattet sein kann, oder in seinem Zerfall zu mehreren Fragmenten. Der nekrotisierte Kopfkern ist nicht mehr tragfähig und erleidet bei weiterer Belastung schwere Deformierungen. Er wird abgeplattet und walzenförmig verbreitert. Im extremen Falle kann er pilzhutförmig werden. Die schwere Verformung führt zwangsläufig schon im frühen Erwachsenenalter zu ausgeprägter Coxarthrose.

Da die Hüftkopfnekrose bei Perthes durch langsame Substitution neuer Knochenstruktur im allgemeinen spontan ausheilt, liegt die Hauptaufgabe der *Behandlung in der Verhütung der Deformierung*. Bei Erkennung des Leidens ist sofortige Entlastung im Beckenbeingips und konsequente Liegekur erforderlich. Die Gipse bleiben jeweils 2 bis 3 Monate liegen. Dazwischen schaltet man mehrtägige Übungsphasen zur Lockerung der Beingelenke ein. Der Wiederaufbau des Hüftkopfes wird an Röntgenaufnahmen verfolgt. Erst wenn sich wieder normale Knochenstruktur gebildet hat, kann zum entlastenden Apparat (Thomas-Schiene; Abb. 8) übergegangen werden. Die Liegebehandlung erfordert gewöhnlich 9 Monate. Es kommen aber auch wesentlich langsamere Heilverläufe vor. Der entlastende Apparat soll ein weiteres Jahr getragen werden. Eine Beschleunigung des Heilungsprozesses kann in einem Teil der Fälle

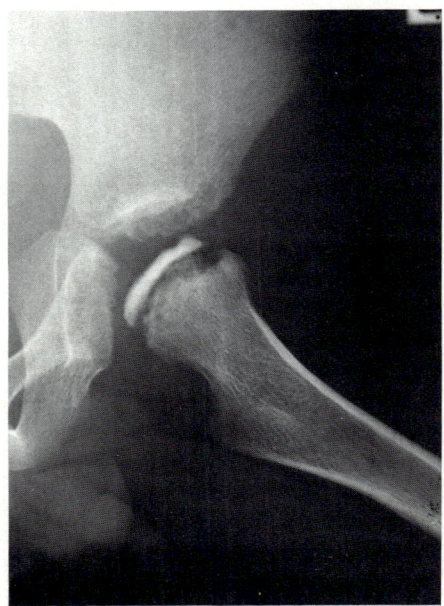

Abb. 86: *Morbus Perthes.* – Abplattung und intensive Strukturverdichtung des Hüftkopfkernes. Zystische Aufhellungen im Schenkelhals, scheinbare Gelenkspaltverbreiterung! 5 Jahre, männlich.

durch operativen Reiz (permanente Hyperämisierung!) in Form von Schenkelhalstrepanation, Reizosteotomie, Bohrdrahtimplantation u. ä. erreicht werden.
Luxationsperthes s. S. 105.

Coxa vara

Normalerweise steht der Schenkelhals zum Femurschaft unter einem Winkel von 126 bis 128 Grad. Die Winkelgröße unterliegt in den einzelnen Lebensabschnitten physiologischen Schwankungen.
Ist der Schenkelhalswinkel kleiner als der Mittelwert, so spricht man von einer *Coxa vara*. Sie bedingt klinisch Beinverkürzung, einen Hochstand des Trochanter major und dadurch meist eine Einschränkung der Abduktion. Das Trendelenburgsche Phänomen ist gewöhnlich positiv wegen der Verkürzung der seitlichen Glutäalmuskeln. Der Gang ist daher hinkend. In hochgradigen Fällen kommt es auch zu Formveränderungen der Hüftgelenkkörper mit Einschränkung der Drehbewegungen und der Streckung. Die Coxa vara neigt frühzeitig zur Arthrosis deformans. Sie ist eine Belastungsdeformität und entsteht, wenn der Schenkelhals der mechanischen Beanspruchung durch Druck und Muskelzug nicht gewachsen ist. Sie ist somit keine eigentliche Krankheit sondern ein Symptom.
Im *Kindesalter* werden *zwei Formen* beobachtet. Die erste beruht auf einer mangelhaften und verzögerten Verknöcherung des Trochantergebietes und des Schenkelhalses. Da die Ossifikationsstörung angeboren ist, führt sie den Namen *Coxa vara congenita* (Abb. 87). Die eigentliche Schenkelhalsverbiegung zeigt sich meist erst im 2. bis 3. Lebensjahr unter der zunehmenden Belastung der Hüfte. Die Coxa vara congenita tritt ein- und doppelseitig auf. Sie betrifft Knaben und Mädchen und kann extreme spitzwinkelige Verbiegungen, sogenannte »Hirtenstabform«, erreichen. Infolge der ungünstigen statischen Verhältnisse entwickeln sich lateral von der Epiphysenfuge des Hüftkopfes häufig Umbauzonen. Es kann zur vollständigen Trennung des Schenkelhalses und zur Pseudarthrose mit starker Dislokation kommen (Abb. 87). Therapeutisch verlangt die Coxa vara congenita wegen der zugrunde liegenden Ossifikationsstörung frühzeitige Entlastung zur Verhütung der fortschreitenden Deformierung. Die eigentliche Korrektur erfolgt operativ durch subtrochantere oder intertrochantere Osteotomie (Abb. 88). Auch nach der Operation ist meist jahrelange Entlastung durch Apparat oder Thomasschiene erforderlich, bis es zur endgültigen Festigung des Collum femoris gekommen ist.
Eine weitere angeborene Form von Coxa vara wird bei Chondrodystrophie beobachtet.
Die *Coxa vara rachitica* tritt gelegentlich bei schwerer Rachitis auf. Sie ist eine symmetrische Deformität und führt zu einer Verkrümmung des gesamten Schenkelhalses. Sie erreicht nie die extremen Grade der angeborenen Form. Pseudarthrosenbildung ist bei ihr nicht bekannt. Niemals fehlen andere rachitische Skelettveränderungen (siehe Rachitis!).
Gelegentlich kommt es auch beim »Perthes« (siehe S. 107 f.!) durch starke Abplattung des Hüftkopfes zur Coxa vara. — Eine Verminderung des Schenkelhalswinkels wird zuweilen auch bei der angeborenen Hüftverrenkung mit Wachstumsverzögerung des Schenkelhalses und bei hochstehender unbehandelter »Luxatio iliaca« beobachtet.

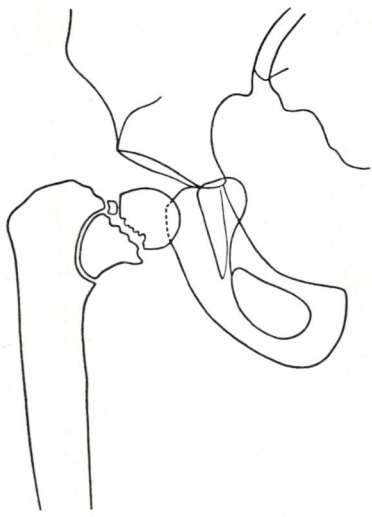 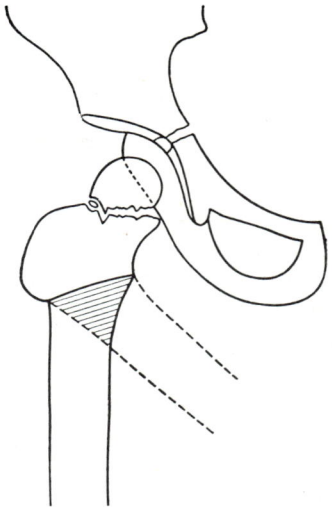

Abb. 87: *Coxa vara congenita* rechts. – Schenkelhalswinkel stark vermindert, Collum verkürzt, Demarkierung eines Dreiecks im Schenkelhals durch Umbauzonen. 12 Jahre, weiblich.

Abb. 88: Korrektur der Coxa vara congenita durch subtrochantäre Osteotomie.

Epiphysenlösung der Hüfte

Im Adoleszentenalter führt die *Epiphysenlösung des Hüftkopfes* (Epiphysiolysis capitis femoris) zu einer typischen Deformität. Sie wird als Coxa vara epiphysarea oder Coxa vara adolescentium bezeichnet (sogenanntes Bauernbein!). Betroffen werden Jugendliche beider Geschlechter. Grundlage der Kopfkappenlösung, die nicht selten auf beiden Seiten nacheinander auftritt, ist eine in der Pubertät entstehende hormonelle Störung, die sich meist auch im Gesamttypus der Kranken ausdrückt. Sie bieten häufig das Bild einer Dystrophia adiposo-genitalis (Fettsucht mit geschlechtlicher Unterentwicklung) oder eines eunuchoiden Hochwuchses, ähnlich wie bei der Adoleszentenkyphose.
Durch die Auflockerung der Epiphysenfuge verschiebt sich die Kopfkappe zum Schenkelhals nach unten und hinten. Es entsteht also eine kombinierte Deformität: Coxa vara und Retroversion (Abb. 89a-b). Im Beginn kann nur die Retroversion bestehen. Da sie auf der üblichen Röntgenaufnahme (Beckenübersicht) nicht sicher zu erkennen ist, muß immer auch die axiale Aufnahme des Schenkelhalses angefertigt werden!
Typisches klinisches Zeichen ist die Einschränkung der Innenrotation, bzw. eine Außenrotationskontraktur. Sie tritt besonders bei Beugung der Hüfte in Erscheinung; die Flexion ist zwangsläufig mit einer Außenrollung des Oberschenkels verbunden. Der Verlauf des Leidens ist meist schleichend, mit Hinken und langsam zunehmen-

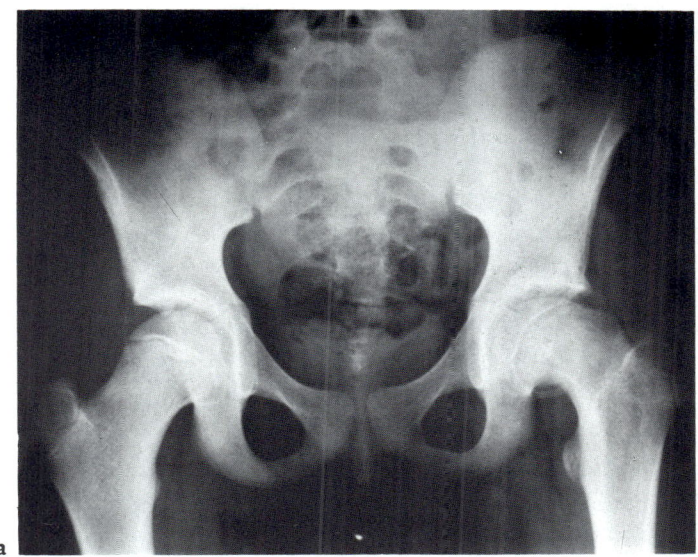

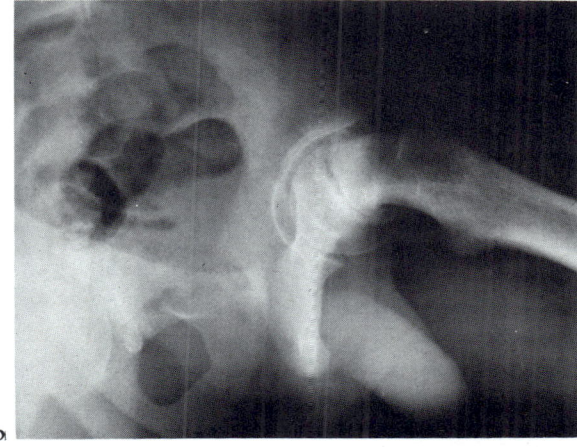

Abb. 89 a–b: *Coxa vara epiphysarea* links. – Epiphysenlösung mit Verschiebung der Kopfkappe gegen den Schenkelhals nach unten und hinten; besonders eindrucksvoll die Retroversion auf der Axialaufnahme.

den Schmerzen. Entzündliche Erscheinungen fehlen. Gelegentlich ist ein leichtes Trauma, wie Fall auf die Hüfte, Anlaß zur plötzlichen Dislokation der Epiphyse. Bei der Beurteilung derartiger »Unfälle« ist aber das Grundleiden zu berücksichtigen, um versicherungsrechtliche Fehlentscheidungen zu vermeiden. Kleine Traumen vermögen bei einem gesunden Jugendlichen niemals eine Epiphysiolysis capitis hervorzurufen.
Die Ausheilung erfolgt spontan durch allmähliche Verknöcherung der Epiphysenfuge. Wird die Deformität nicht beseitigt, so entwickelt sich meist frühzeitig eine schwere Coxarthrose. Geringe Verschiebungen der Kopfkappe, die in der Jugend klinisch symptomlos verlaufen können, zeigen sich oft im Erwachsenenalter als vor-

zeitige deformierende Arthrose. Im Röntgenbild sind sie an der längsovalen Form des Hüftkopfes und einer leichten Varusknickung erkennbar.

Die *Behandlung* muß frühzeitig erfolgen. Im floriden Stadium ist strikte Entlastung erforderlich, um das Fortschreiten der Deformität zu verhindern. Solange noch keine wesentliche Dislokation besteht, wird die gelockerte Epiphyse möglichst bald operativ durch Schenkelhalsnagel oder Schraube fixiert. — Bei bereits eingetretener Verschiebung der Kopfkappe kann man durch Dauerzug in Abduktion und Innenrotation eine langsame Reposition versuchen. Gewaltsame Repositionsmanöver sind gefährlich, da es zu Durchblutungsstörungen des Hüftkopfes mit Nekrose und Gelenksteife kommen kann. Am sichersten wird die Fehlstellung durch korrigierende Osteotomie beseitigt, entweder durch direkte operative Aufrichtung mit anschließender Verschraubung oder Nagelung oder intertrochanter nach Spontanschluß der Fuge.

Die rein konservative Behandlung erfordert meist monatelanges Liegen im Beckengips.

Im *Erwachsenenalter* kommt es zur Coxa vara durch Schenkelhalsbrüche, die in dieser Fehlstellung verheilen, am häufigsten aber durch die nicht knöchern verheilte Kollumfraktur, die Schenkelhalspseudarthrose. Durch den analogen Mechanismus bei der Kontinuitätstrennung des Schenkelhalses sind die klinischen Zeichen der juvenilen Kopfkappenlösung und des Schenkelhalsbruches sehr ähnlich.

Von differentialdiagnostischer Bedeutung sind Erweichungsprozesse des Schenkelhalses mit Coxa vara durch entzündliche Einschmelzung, Osteomalazie, Zysten oder Tumormetastasen.

Hüftgelenksentzündung — Coxitis

Bei der Coxitis werden akute und chronische, unspezifische und spezifische Hüftgelenksentzündungen unterschieden. An Coxitis können alle Lebensalter erkranken. Es handelt sich immer um eine schwere und ernste Erkrankung.

Die *akute Hüftgelenksentzündung* beginnt mit schweren allgemeinen Krankheitserscheinungen, hohem Fieber und starken Schmerzen. Der Oberschenkel steht in Beugung, Abduktion und Außenrotation (Ausfallstellung des Fechters!). Jede Bewegung wird ängstlich vermieden. Örtlich besteht heftiger Druckschmerz. Die Blutsenkung ist stark beschleunigt, und die Leukozyten sind vermehrt. Im *Röntgenbild* zeigt sich infolge Knorpelschwundes bald eine Verschmälerung des Gelenkspaltes; die Knochenstruktur wird kalkarm, und es kann zur teilweisen Einschmelzung der Gelenkkörper kommen. Gewöhnlich führt die akute Coxitis schnell zur Ankylose des Gelenkes in Abduktions- und Beugestellung. Für die *Säuglingscoxitis* ist die totale Einschmelzung des Hüftkopfes mit folgender sogenannter »pathologischer Luxation« typisch (s. Abb. 19!). Eine akute Hüftgelenkentzündung kann als »septische Metastase« nach den verschiedensten Infektionskrankheiten (eitrige Angina, Karbunkel, Scharlach, Typhus, Gonorrhö, Bangsche Krankheit usw.) auftreten. Abszedierung und Fistelung sind nicht selten. Die gleichen Infektionen können auch eine chronische Verlaufsform der Coxitis verursachen, die klinisch der Hüftgelenkstuberkulose sehr ähnelt.

Klinische Diagnose 113

Die *rheumatische Coxitis* ist eine recht häufige monartikuläre Lokalisationsform im Ablauf der Polyarthritis. Der klinische Verlauf ist weniger akut als bei septischer Coxitis: Leichte Beuge- und Abduktionskontraktur, Spreiz- und Drehbehinderung, leichtes Fieber, mäßige Senkungsbeschleunigung, keine oder uncharakteristische Veränderungen im Differentialblutbild bei nur leichter Schmerzhaftigkeit kennzeichnen das Krankheitsbild. Vorwiegend betroffen sind Kinder und Jugendliche. Häufig sind die Erscheinungen dieser »Reizhüfte« flüchtig wie bei einer Distorsion. Histologisch findet sich eine Synovitis. Die Prognose ist im allgemeinen günstig. Die *Behandlung* besteht in Bettruhe und Gipsfixation für etwa 6 Wochen. Etwaige Infektherde müssen saniert werden.

Oft handelt es sich bei solchen Coxitiden um den ersten, manchmal auch einzigen, Schub eines subakuten Gelenkrheumatismus, der bei Kindern und Jugendlichen nicht selten auf ein Gelenk beschränkt ist. In allen diesen Fällen sind die sog. Rheumafaktoren im Blutserum zu bestimmen, die bei positivem Ausfall zur Klärung der Diagnose beitragen können.

Coxitis tuberculosa

Die *Hüftgelenkstuberkulose* ist die bedeutendste der chronisch-spezifischen Coxitiden. Sie befällt in erster Linie Kinder und Jugendliche. Der Beginn ist schleichend mit einer Beuge- und Adduktionskontraktur. Fieber kann anfangs bestehen, ist aber nicht die Regel. Die Senkung ist meist erhöht. Oft werden die ersten Schmerzen ins Knie lokalisiert (!). Das Röntgenbild (Abb. 90 und 91) zeigt erst relativ spät Veränderungen. Je nachdem, ob es sich um eine synoviale oder ossäre Form der Tuberkulose handelt, finden sich knöcherne Destruktionsherde. Im Vordergrund steht die Knochenatrophie. Bei ossärer Tuberkulose kommt es häufig zur Einschmelzung der Pfanne mit Abszeßbildung. Die Pfanne wird gegen die Beckenschaufel hin stark ausgeweitet (Pfannenwanderung).

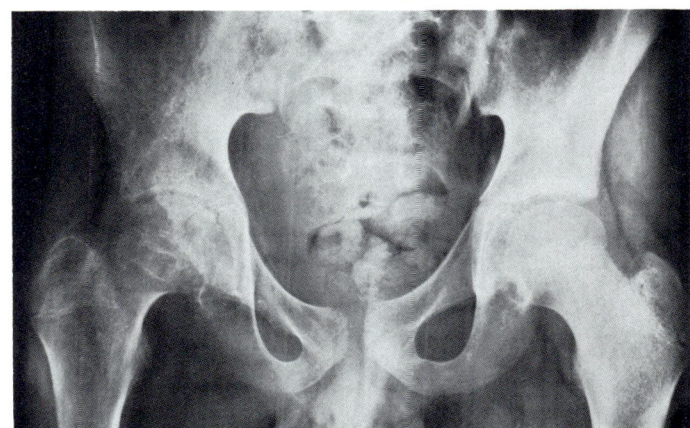

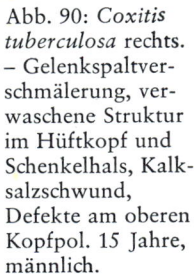

Abb. 90: *Coxitis tuberculosa* rechts. – Gelenkspaltverschmälerung, verwaschene Struktur im Hüftkopf und Schenkelhals, Kalksalzschwund, Defekte am oberen Kopfpol. 15 Jahre, männlich.

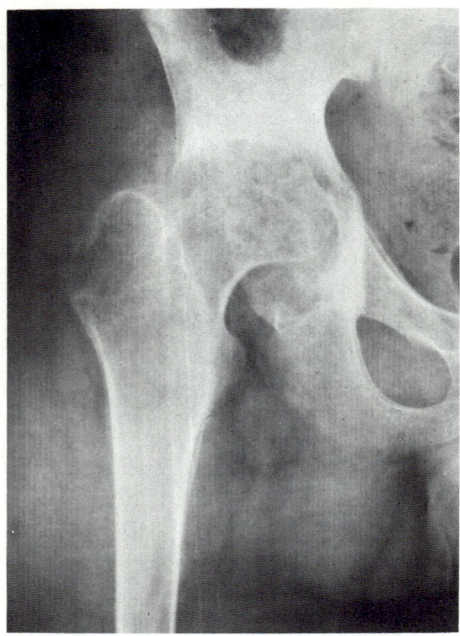

Abb. 91: *Coxitis tuberculosa*, fortgeschrittenes Stadium. Der zum Teil eingeschmolzene Hüftkopf hat sich weit in die Pfanne hineingeschoben (Pfannenwanderung); Abszeßschatten medial vom Trochanter minor. – Ders. Fall wie Abb. 90 nach 2 Jahren.

Die *Behandlung der Coxitis* verlangt in jedem Falle die unbedingte Ruhigstellung im Liegegips, der das erkrankte Bein mit dem Becken und den gesunden Oberschenkel umfassen soll. Bei der akuten Hüftgelenksentzündung müssen 6 bis 9 Monate Liegezeit veranschlagt werden, bei der Tuberkulose mindestens ein Jahr. Da immer mit einer Versteifung gerechnet werden muß, ist im Gips von vornherein eine günstige Gebrauchsstellung anzustreben; diese ist Mittelstellung bis geringe Adduktion bei leichter Beugung. Eine Versteifung in Abduktion mit funktioneller Beinverlängerung ist schlecht. Nach Beendigung der Gipsperiode ist meist noch ein entlastender Apparat erforderlich. Die Ausheilung der Coxitis tuberculosa kann durch extraartikuläre Spanverriegelung beschleunigt werden. Antibiotika und Chemotherapeutika werden bei akuten und chronischen Formen sofort energisch eingesetzt, bei Tuberkulose die Tuberkulostatika. Heilklimatische Kuren haben gute Wirkung. Gelenkversteifungen in funktionell ungünstiger Fehlstellung bedürfen später der korrigierenden Osteotomie.

Protrusio acetabuli

Unter der *Protrusio acetabuli* wird eine Hüftgelenkdeformität verstanden, bei welcher der auffallend dünne Pfannenboden durch die Hüftköpfe stark nach medial in die Beckenhöhle hineingetrieben ist (Abb. 92). Der Femurkopf steht dadurch ungewöhnlich tief in der Pfanne. Es entwickelt sich vorzeitig eine ausgeprägte Arthrosis deformans mit erheblicher Bewegungseinschränkung. Die Deformität entsteht wahr-

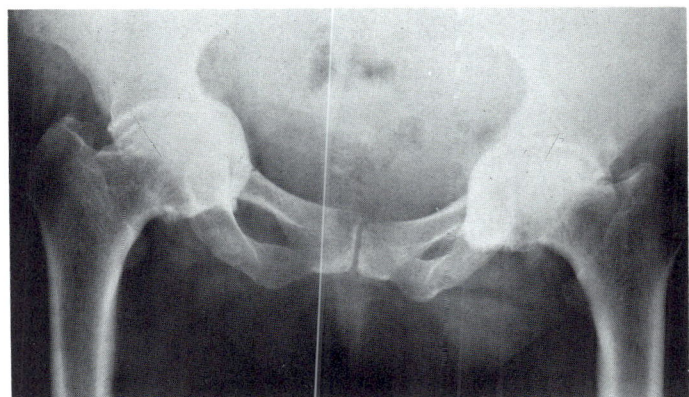

Abb. 92: Protrusio acetabuli. – Vorwölbung des dünnen Pfannenbodens gegen das kleine Becken, Hüftkopf tief in das Acetabulum eingetreten, Coxa vara, sekundäre Arthrose; 59 Jahre, weiblich.

scheinlich schon in der Pubertät. Das weibliche Geschlecht überwiegt. Die Ursache ist unbekannt. Therapeutisch ist frühzeitig valgisierende Osteotomie zu empfehlen, um den zentrierenden Druck der gewöhnlich varisierten Schenkelhälse zu korrigieren. – Unabhängig von der primären Protrusio acetabuli gibt es sekundäre Protrusionen des Pfannenbodens bei destruierenden und malazischen Prozessen sowie posttraumatisch.

Koxarthrose

Die Arthrosis deformans ist das Schicksal aller Hüfterkrankungen, die zur Deformierung und Inkongruenz der Gelenkkörper oder zum Schwund ihres Knorpelüberzuges führen. Abgesehen von der allgemeinen Alterskoxarthrose ist der Keim für den pathologischen Gelenkverschleiß oft schon in der Jugend gelegt. Eine große Rolle spielt die kongenitale Pfannendysplasie (Luxationshüfte!), die Perthessche Krankheit und die Kopfkappenlösung des Adoleszentenalters. Schließlich gehen die meisten entzündlichen Prozesse der Hüfte in eine Arthrosis deformans über. Dazu kommen traumatische Schäden, malazische Knochenerweichungen des Beckens, Protrusio acetabuli und Osteoporose, besonders bei Frauen in der Menopause. Nicht immer läßt sich retrospektiv die Ursache einer ausgebildeten Hüftarthrose ermitteln.
Der *Verlauf* der Koxarthrose ist schleichend. Unter zunehmenden Schmerzen entwickelt sich eine Beuge-, Außenrotations- und Adduktionskontraktur. Zuerst fallen die Spreiz- und Drehbewegungen aus. Die Bewegungseinschränkung kann den Kranken oft lange verborgen bleiben, besonders, wenn noch so viel Beugefähigkeit erhalten ist, daß das Anziehen der Strümpfe und Schuhe nicht behindert ist. Die Schmerzen werden nicht immer in die Hüftgegend lokalisiert. Häufig wird über Kniebeschwerden und über Schmerzen an der Innen- und Vorderseite des Oberschenkels geklagt. Körpertemperatur, Blutbild und Senkung sind normal, sofern die Arthrose nicht zusätzlich entzündlich gereizt ist. – Das *Röntgenbild* zeigt Verschmälerung des Gelenkspaltes, Deformierung und Verdichtung der Konturen, manchmal zystische Aufhellungen in Kopf und Pfanne (Abb. 93). An den Gelenken können Randzacken

116 Spezielle Orthopädie nach Körperregionen

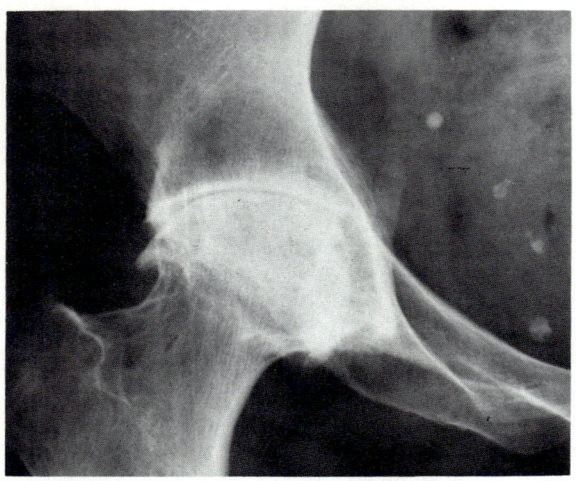

Abb. 93: Koxarthrose rechts; schmaler Gelenkspalt durch Knorpelschwund, Kopf- und Pfanne abgeplattet, sklerotische Strukturverdichtung mit wabiger Zeichnung. (Zysten!), arthrotische Randwülste. – 53 Jahre, weiblich.

und Wülste bestehen. Die Art der Deformierung der Gelenkkörper (flache Pfanne, Pilzkopf, Kappenverschiebung usw.) läßt auf das Grundleiden schließen.

Die *Behandlung der Koxarthrose* gehört zu den schwierigsten therapeutischen Problemen der Orthopädie. Beginnende, leichtere Fälle reagieren gut auf Wärme, Massage, Bäder, Bestrahlungen. Wichtig ist, durch Übungen die Beweglichkeit zu erhalten. Bewegung ist gut, Überbelastung schadet. Eine entsprechende Umstellung der Lebensgepflogenheiten, gegebenenfalls Berufsumschulung, ist notwendig. – In fortgeschrittenen Fällen ist zur Lösung sekundärer Weichteilkontrakturen Bettruhe mit Manschettenextension im Wechsel mit einer physikalisch-krankengymnastischen Behandlung erforderlich. Die Röntgenbestrahlung, die bei der Arthrose von Knie, Schulter und Ellbogen günstig wirkt, hat bei der Hüftarthrose keinen nachhaltigen Erfolg; wahrscheinlich wegen des dicken Weichteilmantels über dem Hüftgelenk.

Treten Schmerzen besonders bei Spreizung und Drehung im Hüftgelenk auf, so hilft eine Rotationsbandage (Hohmann), welche diese Bewegungen unterbindet und das Bein ausschließlich in der Sagittalebene führt.

Operative Maßnahmen haben bei Koxarthrose mehr und mehr Bedeutung gewonnen. Korrigierende Osteotomien, valgisierend oder varisierend, dienen der Beseitigung statischer Gelenkfehler und bringen intakte Knorpelpartien zur Artikulation. Rechtzeitig ausgeführt kann, besonders bei jüngeren Patienten, Stillstand der Arthrose erreicht werden. – In vielen Fällen beginnender Koxarthrose werden die Beschwerden im wesentlichen durch starke Muskelspasmen der Adduktoren und der Hüftbeuger unterhalten. Hierbei führen ausgiebige Tenotomien (sogen. temporäre Hängehüfte) zur notwendigen Entspannung des Gelenks und damit zur Erholung von Kapsel und Knorpel. Nach wie vor problematisch sind die fortgeschrittenen Koxarthrosen mit kontrakten Fehlstellungen des Beines und schmerzhaftem Restwackeln. In den letzten Jahren hat die Totalendoprothese der Hüfte mit alloplastischem Ersatz von Kopf und Pfanne zunehmend Verbreitung gefunden (Abb. 94). Durch die feste Einbettung der Endoprothesenteile in den Knochen mit schnell härtenden Kunststoffen (Knochenzement, Palacos), sind die Ergebnisse besser und dauerhafter geworden. Allerdings sollte die Anwendung möglichst auf Patienten über 60 Jahre beschränkt werden, wenn volle körperliche Dauerbeanspruchung nicht mehr erwartet wird. Rein einseitige Koxarthrosen jüngerer Patienten werden durch die Arthrodese schmerzfrei belastbar.

Klinische Diagnose 117

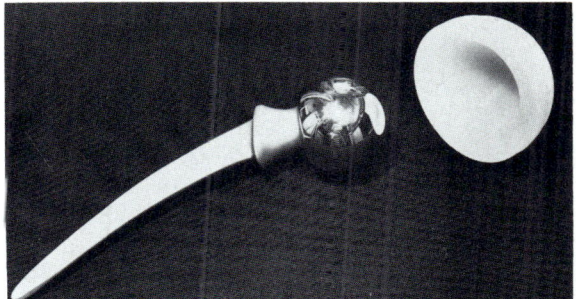

Abb. 94 a–b: Hüftgelenks-Totalendoprothese bestehend aus metallischem Kopfteil und Kunststoffkappe als Pfannenersatz.

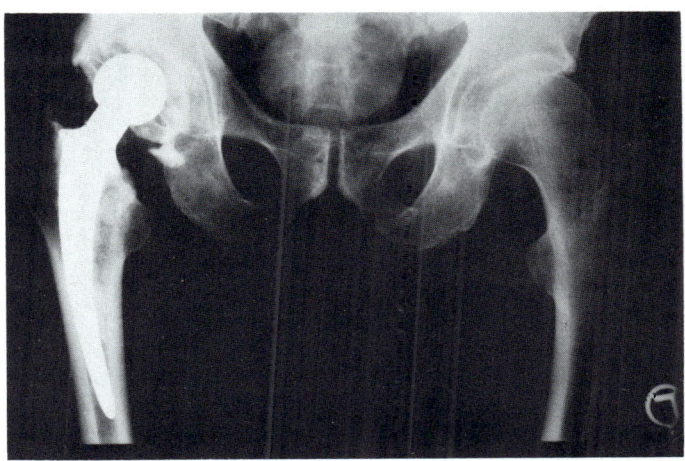

Abb. 94 b: Hüft-Totalendoprothese in situ.

Schenkelhalsbruch und -pseudarthrose

Der *Schenkelhalsbruch* ist vorwiegend eine Altersverletzung. Frauen werden häufiger betroffen als Männer. Man unterscheidet mediale und laterale Kollumfrakturen. Nach ihrer Beziehung zum Hüftgelenk ist die mediale eine intraartikuläre, die laterale eine extraartikuläre Fraktur (Abb. 95). Die Heilungstendenz des medialen, intraartikulären Bruches ist wegen der ungünstigeren Durchblutungsverhältnisse und wegen des Eindringens der osteolytisch wirkenden Synovialflüssigkeit in den Bruchspalt

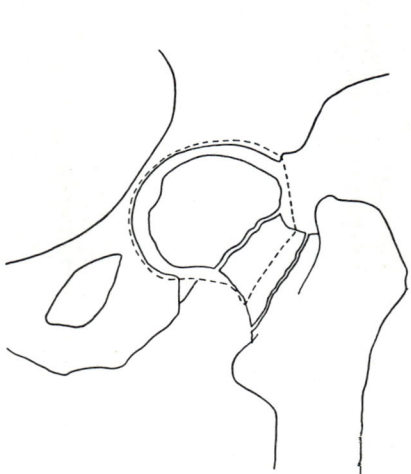
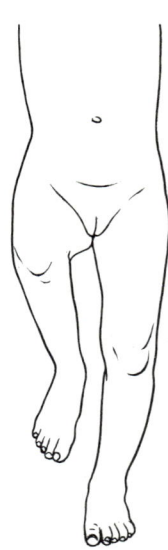

Abb. 95: *Schenkelhalsbrüche* (schematisch) – Beziehung der medialen (intraartikulären) und der lateralen (extraartikulären) Kollumfraktur zur Hüftgelenkkapsel.

Abb. 96: *Kongenitaler Femurdeffekt* rechts. – Angeborene Mißbildung, Kniegelenk angelegt. Hypoplasie der ganzen Extremität. Prothetische Versorgung erforderlich.

schlechter. Außerdem besteht noch eine mechanische Abhängigkeit von der Stellung der Bruchfläche. Nach PAUWELS sind 3 Typen zu unterscheiden: Horizontalstellung (I), Schrägstellung (II) und Vertikalstellung (III) der Bruchlinie. Bei Typ III werden die Fragmente durch Muskelzug und Belastungsdruck aneinander vorbeigeschoben, wodurch die Kallusentwicklung gestört wird. Beim frischen Schenkelhalsbruch liegt das Bein in Abduktion und Außenrotation und ist verkürzt mit Trochanterhochstand. Gelegentlich ist der Schenkelhalsbruch eingekeilt, so daß irrtümlich nur Hüftprellung diagnostiziert wird. Meist löst sich die Verkeilung, wenn nach Abklingen der vermeintlichen »Prellung« wieder belastet wird. Die *Röntgenuntersuchung* erfordert außer der Beckenübersichtsaufnahme immer auch eine Axialaufnahme des Schenkelhalses in sogenannter »Lauensteinposition«, da das reine Übersichtsbild den Bruch oft nicht oder nur ungenau erkennen läßt.

Bei der *konservativen* Behandlung mit Dauerdrahtextension oder Beckengips ist Bettruhe für die Dauer von 3 Monaten erforderlich. Diese für alte Menschen bedenklich lange Liegezeit wird durch die Nagelung oder Verschraubung erheblich verkürzt. Ein gut reponierter und genagelter Bruch kann bereits nach 2 bis 3 Wochen aktiv bewegt werden, so daß der Kranke das Bett verlassen darf. Die freie Belastung des Beines soll allerdings auch nicht vor 10 bis 12 Wochen erfolgen.

Bei sehr alten Kranken ermöglicht die Exstirpation des Hüftkopfes und das Einbringen einer Totalendoprothese (vgl. Abb. 94!) die Belastung des Beines schon nach wenigen Tagen.

Die häufigsten und folgenschwersten Komplikationen des medialen Schenkelhals-

bruches sind die *Schenkelhalspseudarthrose* und die *Hüftkopfnekrose*. Die ungünstigen Ernährungsverhältnisse der intraartikulären Fraktur, abscherende Kräfte beim Typ *Pauwels* III, zu späte Nagelung bei erst eingekeilten, dann gelösten Brüchen und Knochenschwund im Frakturspalt sind die Ursachen für die Entstehung einer Pseudarthrose. Sie äußert sich in Belastungsschmerz, zunehmender Beinverkürzung und Bewegungseinschränkung. – Die *Hüftkopfnekrose* tritt gewöhnlich mit einer Latenz von mehreren Monaten nach abgeschlossener Bruchheilung in Erscheinung. Infolge unzureichender Revaskularisation des Kopffragmentes kommt es zu Knorpeldefekten und Knocheneinbrüchen in der Randzone, denen rasch eine schmerzhafte Arthrose mit Kontraktur folgt. Kopfnekrose und Pseudarthrose sind beim Schenkelhalsbruch des Jugendlichen besonders häufig, da die Unterbrechung der Blutzufuhr bei dem hinsichtlich seiner Ernährung anspruchsvolleren Knochen auch schwere Strukturschäden eher auftreten läßt. – Die *Behandlung* der Schenkelhalspseudarthrose ist immer operativ, entweder durch Nagelung resp. Verschraubung oder Knochenspanbolzung. Beim Abscherungsbruch kann die Pseudarthrose durch Umlagerung des Bruchspaltes aus der Vertikallage in die Horizontallage mit einer hohen subtrochanteren Osteotomie nach PAUWELS zur Ausheilung gebracht werden. In den letzten Jahren hat sich für die Behandlung der Schenkelhalspseudarthrose wie der Hüftkopfnekrose zunehmend die Totalendoprothese durchgesetzt. Die inoperable Schenkelhalspseudarthrose bedarf gelegentlich eines entlastenden Apparates.
Bei Schenkelhalsbrüchen ohne erhebliches Trauma (pathologische oder Spontanfraktur) muß an Tumoren, Metastasen oder Osteomyelitis gedacht werden!

Kongenitaler Femurdefekt

Der *kongenitale Femurdefekt* ist eine sehr seltene, meist einseitige angeborene Mißbildung des Oberschenkels. Das betroffene Bein ist auffallend verkürzt, schwächer und steht in leichter Außendrehung. Die Verkürzung betrifft den Oberschenkel, so daß das Knie höher steht als auf der gesunden Seite, in extremen Fällen in Hüfthöhe (Abb. 96). Ursache der Verkürzung ist eine Entwicklungshemmung des Femur, die gewöhnlich das Trochantergebiet und den proximalen Schaftteil betrifft. Das Kniegelenk ist fast immer ausgebildet, meist auch das Hüftgelenk, während die Ossifikation des proximalen Femurendes verzögert und unvollkommen erfolgt. Es bestehen gewisse Beziehungen zur Coxa vara congenita. Der kongenitale Femurdefekt ist häufig mit angeborenem Kniescheiben- und Wadenbeindefekt kombiniert. Auch Hemmungsmißbildungen des Fußes kommen gleichzeitig vor. – Eine kausale Therapie ist nicht möglich. Je nach dem Grade der Beinverkürzung ist Ausgleich durch Schuherhöhung oder Apparat erforderlich, sobald das Kind das Laufalter erreicht. Zu berücksichtigen ist, daß das verkümmerte proximale Femurende lange knorpelig bleibt und bei freier Belastung schwere Varuskrümmung auftreten kann, so daß für Entlastung durch Tubersitz Sorge getragen werden muß.
Der kongenitale Femurdefekt tritt auch zusammen mit Defektmißbildungen der oberen Extremität auf.

Erkrankungen des Kniegelenks

Kniegelenkserguß

Der *Kniegelenkserguß* ist die häufige Begleiterscheinung verschiedener Knieaffektionen. Er kann serös (Hydrops), blutig (Hämarthros) oder eitrig (Empyem) sein. Über seinen Charakter entscheidet die Punktion. Bei Flüssigkeitsansammlung im Gelenkraum ist das äußere Knierelief verstrichen; der Umfang nimmt meßbar zu (Abb. 97). Charakteristisch ist die Anschwellung beiderseits oberhalb der Patella im Gebiet des oberen Rezessus. Die Kniescheibe hebt sich von der Unterlage ab und zeigt bei Druck von vorn Fluktuation (= tanzende Patella). Dieses Phänomen wird deutlicher, wenn man mit einer Hand von oben her den oberen Rezessus auspreßt. – Durch Überdehnung der Gelenkkapsel treten Schmerzen auf. Das Knie wird leicht gebeugt gehalten; die Beugung ist infolge vermehrter Kapselspannung eingeschränkt. Die Haut fühlt sich meist wärmer an. Gelegentlich ist auch eine Lockerung des Bandapparates nachweisbar. Im Röntgenbild ist der Gelenkspalt beiderseits erweitert. Die *Ursachen* sind Verletzungen, Entzündungen oder allergische Reizzustände. Da sich bei der letzten Gruppe die primäre Ursache meist nicht nachweisen läßt, spricht man auch vom idiopathischen Knieerguß. Dieser ist rein serös, von bernsteingelber Farbe. Er tritt als *chronisch rezidivierender Knieerguß* auf; gelegentlich spontan, manchmal im Verlauf eines Sudeckschen Syndroms als sympathischer Erguß.

Die Feststellung eines Knieergusses erfordert die Klärung seiner Ursache. Vorgeschichte, Verlauf, klinischer Befund, Röntgenbild, Blutuntersuchung und schließlich die Punktion mit bakteriologischer und histologischer Untersuchung werden in den meisten Fällen die Ätiologie aufdecken.

Die Behandlung des Knieergusses richtet sich in erster Linie nach dem Grundleiden. Eine ausgedehnte Flüssigkeitsansammlung im Gelenk, die unter feuchtwarmen Kom-

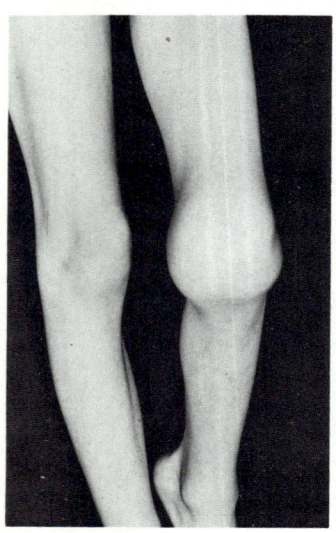

Abb. 97: Kniegelenkserguß – Hydrops genus.

pressionsverbänden im Verlaufe von 1–2 Wochen keine Rückbildungstendenz zeigt, führt zur Überdehnung der Gelenkkapsel und des Bandapparates. Die entlastende Punktion ist dann unbedingt notwendig.

Beim chronisch rezidivierenden Knieerguß wird bei Versagen konservativer Maßnahmen durch ausgiebige Exzision von Synovialgewebe eine Fensterung der Gelenkkapsel vorgenommen, um die Resorption des Exsudates durch das subkutane Gewebe zu erreichen. (Vgl. Synovektomie S. 44!).

In vielen Fällen beseitigt auch die 2 bis 3mal wiederholte Instillation einer Hydrocortisonkristallsuspension den synovialen Reizzustand.

Wackelknie

Das *Wackelknie* ist durch eine Erschlaffung des Kapsel- und Bandapparates begründet. Im Vordergrund steht die Lockerung der Seitenbänder, meist kombiniert mit Insuffizienz der Kreuzbänder. Als Ursachen kommen in Betracht: Aplasie des Bandapparates, traumatischer Bänderschaden, alte Einbrüche des Schienbeinkopfes oder der Femurkondylen, chronischer Erguß, Lähmungen (Polio, Tabes), Muskelschwund nach langer Gipsbehandlung oder Überdehnung durch Dauerzugbehandlung mit großen Gewichten. Regelmäßig entsteht ein Wackelknie nach Hüftversteifung in der Kindheit infolge Übertragung der Spreiz- und Drehbewegungen auf das Kniegelenk. Oder es tritt als Teilsymptom einer allgemeinen schweren Bindegewebsschwäche oder Muskelschlaffheit auf, z. B. bei kongenitaler Muskeldystrophie. Bei starkem Schlotterknie lassen sich extreme Bewegungen nach allen Richtungen ausführen. Der Gang ist unsicher. Dem Wackelknie droht rascher Knorpelverschleiß und deformierende Arthrose.

Die Behandlung muß versuchen, ursächliche Faktoren nach Möglichkeit auszuschalten: Rechtzeitiges Erkennen traumatischer Bänderschäden, Punktion größerer Ergüsse, Vermeidung von Überdehnung bei Dauerextension, frühzeitige Muskelspannungsübungen im Gips; Beseitigung von Fehlstellungen. Die Lockerung des Halteapparates selbst wird durch intensive krankengymnastische Übungsbehandlung beseitigt. An operativen Möglichkeiten kommt die Bänderraffung, Bänderplastik oder korrigierende Osteotomie in Betracht. Irreparable Schlotterknie bedürfen der Sicherung durch Bandage oder stützende Gelenkschiene. Eine einfache Methode ist das Langesche Filzkreuz, welches mit elastischer Binde angewickelt wird. Nur in Ausnahmefällen wird man sich zur operativen Kniversteifung entschließen.

Kniebandschaden

Der *Innenbandschaden* ist die häufigste Seitenbandverletzung des Knies. Er entsteht durch Überdehnung bei gewaltsamem Einknicken des Knies nach medial, häufig als Sportunfall. Je nach Stärke der Gewalteinwirkung kommt es zu Zerrung, Überdehnung oder Riß. Dabei entstehen die Zerreißungen hauptsächlich an der Einstrahlung des Bandes in den Femurkondylus. Klinisch lassen sich seitliche Wackelbewe-

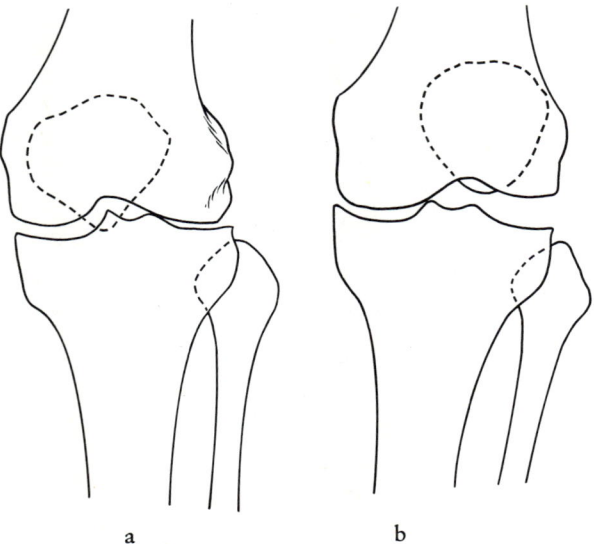

Abb. 98: *Wackelknie durch Außenbandschaden.* – Röntgenologische Darstellung durch »gehaltene Aufnahme« (a: Unterschenkel abduziert; b: Unterschenkel adduziert).

gungen auslösen. Die Abduktion des Unterschenkels ist schmerzhaft. Der Druckschmerz liegt gewöhnlich medial am Condylus femoris, dicht oberhalb des Gelenkspaltes. Das Klaffen des betroffenen Gelenkspaltes kann durch »gehaltene« Röntgenaufnahmen dargestellt werden (Abb. 98). Mitunter besteht auch ein kleiner Kortikalisabriß. Als Folge einer Innenbandverletzung kann sich am Condylus medialis femoris ein sichelförmiger Verkalkungsstreifen, der *Stiedasche Schatten* entwickeln. Die Behandlung besteht nach Abklingen der im Beginn häufig vorhandenen Gelenkschwellung in Ruhigstellung mit einer langen Gipshülse für etwa 6 Wochen. Totale Bandrisse mit starker Aufklappbarkeit des Gelenks bedürfen der operativen Naht oder des plastischen Ersatzes.

Bei der *Außenbandverletzung* sind die Symptome entsprechend. Ein stärkerer Gelenkerguß ist jedoch selten (vgl. Abb. 98b).

Die *Kreuzbänder* haben die Aufgabe, sagittale Verschiebungen des Unterschenkels gegen den Oberschenkel zu verhindern. Bei ihrer Verletzung wird das »Schubladenphänomen« positiv. Regelmäßig besteht bei der frischen Verletzung ein erheblicher Bluterguß im Gelenk mit »tanzender Patella«. Liegt der Riß im Band selbst, so zeigt das Röntgenbild keine Veränderungen. Manchmal ist jedoch ein Knochenstück aus der Tibia oder dem Femur herausgerissen. Die konservative Behandlung besteht in Fixation des Knies im Gips in Beugestellung von 145 Grad für 6 bis 8 Wochen. Bis zu gewissem Grade läßt sich eine bleibende Lockerung der Ligamenta cruciata durch aktive Kräftigung der Oberschenkelmuskulatur kompensieren. Sonst kommt die Kreuzbandplastik in Frage.

Meniskus

Verletzungen und Erkrankungen

Das Kniegelenk besitzt als Zwischenlager zwei faserknorpelige Menisci, die den beiden Gelenkflächen des Schienbeinkopfes halbmondförmig aufliegen. Der mediale Meniskus ist größer als der laterale, den er etwas umgreift. Das innere Längsband ist ein Kapselverstärkungszug und fest mit dem Innenmeniskus verwachsen, während das äußere Kollateralband zum Außenmeniskus keine feste Verbindung hat. Verletzungen betreffen deshalb den medialen Meniskus wesentlich häufiger, da eine starke Zerrung des Innenbandes diesen von seiner Unterlage abreißen kann.

Zum *traumatischen Meniskusriß* kommt es, wenn das Knie im Valgussinne einknickt und der Rumpf gleichzeitig bei feststehendem Unterschenkel eine Drehung vollführt. Derartige »verwindende Traumen« sind u. a. typische Sportverletzungen beim Skilauf und Fußball. – Zeichen der frischen Meniskusverletzung sind:
1. Schmerzhafte Streckhemmung.
2. Spontanschmerz am Gelenkspalt bei Rotation des gebeugten Unterschenkels (I. Steinmannsches Zeichen).
3. Wandern des Druckschmerzes am Gelenkspalt von vorn nach hinten bei passiver Beugung des Knies (Steinmann II).

Der begleitende Gelenkerguß ist serös bis leicht blutig, je nachdem, ob Gefäße mitverletzt sind. – Gewöhnlich reißt der vordere innere Teil des medialen Meniskus ab, schlupft ins Gelenk zurück und verursacht dadurch eine Einklemmung.

Die frische Meniskusverletzung wird im allgemeinen konservativ behandelt: Bettruhe, Schienenlagerung und feuchte Umschläge bis zum Rückgang des Ergusses; dann Gipshülse von der Leiste bis zum Knöchel für etwa 6 Wochen. Einklemmungen werden in Narkose reponiert.

Infolge der spärlichen Gefäßversorgung des Meniskus – die Ernährung geschieht hauptsächlich durch Diffusion aus der Synovia – ist die Heilungstendenz ungünstig. Komplette Risse oder Abtrennungen größerer Streifen heilen meist nicht.

Der *alte Meniskusschaden* ist durch die rezidivierende Einklemmung gekennzeichnet, die schon durch leichte Distorsionen des Knies auftritt und von serösen Gelenkergüssen begleitet wird. Solche Knie verursachen Unsicherheit beim Gehen und Stehen und werden vorzeitig arthrotisch. Gehäufte Einklemmungen sind eine Indikation zur Operation.

Meniskusrisse entstehen auch durch *degenerative Veränderungen*. Sie treten als Überlastungsschaden besonders bei Männern auf, die viel in Hockstellung arbeiten (Berufserkrankung der Bergleute im Untertagebau!).

Eine nicht ganz seltene *Mißbildung des Außenmeniskus* ist dessen Ausbildung als komplette Scheibe. Scheibenmenisken sind besonders leicht verletzlich und verursachen meist schon im Kindesalter Beschwerden und ein charakteristisches Schnappen des Gelenks beim Durchstrecken. In diesen Fällen ist meist die operative Entfernung angezeigt.

Meniskusganglien sind Degenerationszysten, die mit einer glasklaren Gallerte gefüllt sind und fast ausschließlich im Außenmeniskus vorkommen. Sie entwickeln sich im Innern und treten als pralle, druckempfindliche Knoten hinter oder unter dem fibularen Kollateralband an die Oberfläche. Sie müssen radikal exstirpiert werden.

X-Bein = Genu valgum

Das *X-Bein* (Genu valgum) ist die häufigste Fehlstellung des Kniegelenkes. Selten tritt es kongenital auf. Am häufigsten entwickelt es sich symmetrisch im Kleinkindesalter zwischen 2 und 5 Jahren. In diesem Alter ist ein leichtes X-Bein physiologisch. Unter langsamer Zunahme erreicht es etwa im 5. Lebensjahr seinen Höhepunkt und bildet sich dann wieder zurück. Stärkere Knickungen sind bei bindegewebsschwachen und rachitischen Kindern zu beobachten, die dann regelmäßig auch lockere Knicksenkfüße haben (Abb. 99a). — Im Beginn tritt die Fehlstellung nur bei Belastung infolge abnormer Lockerung des Kniebandapparates, besonders durch Überdehnung des medialen Seitenbandes in Erscheinung. Dauernde Fehlbelastung führt dann zu knöcherner Deformierung der Femur- und Tibiakondylen durch verlangsamtes Wachstum der lateralen Epiphysenpartie, die ständig stärkerem Druck ausgesetzt ist. Im *Pubertätsalter* entstehen gelegentlich bei Jugendlichen, die viel stehen müssen, schwere Genua valga auf Grund hormoneller Wachstumsstörungen oder durch Spätrachitis (Bäckerbein).

Ein *kompensatorisches Genu valgum* entwickelt sich nach Adduktionskontraktur der Hüfte im Wachstumsalter oder bei Pes varus.

Fast regelmäßig entsteht ein schweres X-Bein nach poliomyelitischer Lähmung der Oberschenkelmuskulatur. Häufig ist es auch Symptom einer Verletzung oder eines zerstörenden Prozesses im Gelenkbereich, z. B. Knochenzysten, Tumoren, Entzündungen oder tabische Arthropathie.

Das X-Bein bedingt eine ungünstige Veränderung der Gesamtstatik und des Ganges. Am betroffenen Gelenk selbst kommt es zwangsläufig zur Überdehnung des Innenbandes, zum Wackelknie und zur vorzeitigen Arthrosis deformans.

Die *Behandlung* des Genu valgum im Kindesalter ist zunächst konservativ: Ausgleich des Knickfußes, Kräftigung der Muskulatur und des Bandapparates, korrigie-

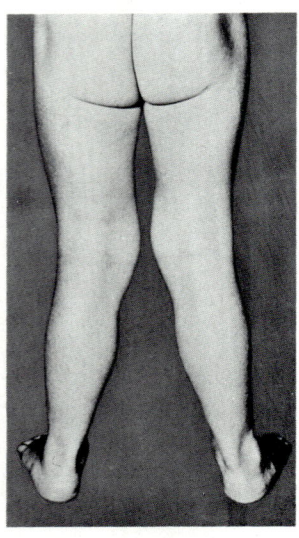
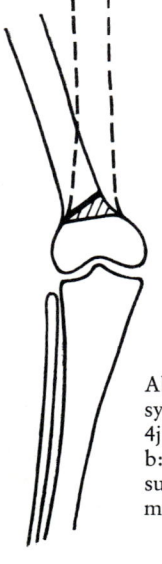

Abb. 99 a–b: Genu valgum; symmetrische Deformität, 4jähriges Mädchen. – b: X-Beinkorrektur durch suprakondyläre Osteotomie.

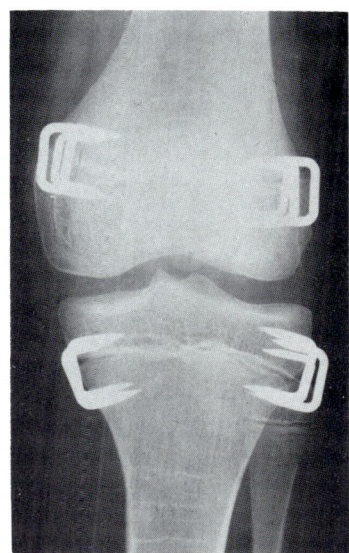

Abb. 100: Epiphysiodese zur temporären Unterbrechung des Längenwachstums. – X-Bein und O-Bein werden durch einseitige Klammerung korrigiert.

rende Übungen; während der Ruhezeiten korrigierende Schienen oder Bandagierung. Der natürliche Ausgleich durch das Wachstum muß berücksichtigt werden. – Eine hochgradige Knickung mit mehr als 12 cm Knöcheldistanz beseitigt man durch Osteotomie, am besten dicht oberhalb der distalen Femurepiphyse (Abb. 99b). Während der Wachstumsphase läßt sich die X-Beinkorrektur auch durch die temporäre Blockierung der Wachstumsfugen auf der Innenseite mit Metallklammern (Epiphysiodese) erreichen (Abb. 100).

Die infrakondyläre X-Beinosteotomie ist bei Kindern nach Möglichkeit zu vermeiden, da dabei nicht selten eine Fibularislähmung und Zirkulationsstörungen auftreten.

Im Adoleszenten- und Erwachsenenalter ist die Behandlung des Genu valgum immer operativ. In jedem Fall muß die Ursache der Deformität festgestellt und nach Möglichkeit beseitigt werden.

Genu varum

Das *Genu varum*, die O-förmige Verbiegung im Kniebereich, hat ihre Ursache meist in einer Deformierung des Tibiakopfes, dessen medialer Teil eingesunken ist: Zustand nach Schienbeinkopfbruch, epiphysäre Wachstumsstörung, destruierende Prozesse und Tumoren. Im Säuglingsalter ist ein leichtes Genu varum physiologisch. Die schwere Rachitis erzeugt gelegentlich auch Genua vara. Regelmäßig findet man sie bei der Chondrodystrophie. – Behandelt wird meist durch Osteotomie ober- oder unterhalb des Knies. Bei Kleinkindern kann man konservativ mit korrigierenden Bandagen, Schienen und Gymnastik vorgehen. – Wie das X-Bein führt auch das Genu varum zu frühem Gelenkverschleiß. Zwangsläufig entwickelt sich ein kompensatorischer Knickfuß.

Genu recurvatum

Dem *Genu recurvatum,* das sich durch abnorme Überstreckbarkeit des Unterschenkels auszeichnet, liegen die gleichen Ursachen zugrunde, die zum X-Knie und O-Knie führen. Am häufigsten tritt es bei poliomyelitischer Totallähmung des Oberschenkels in Erscheinung. Durch Rekurvation des Knies erlangt der Kranke die notwendige Standsicherheit. Dabei werden der Bandapparat und die Kapsel allmählich stark gelockert. Sekundär kommt es auch zu einer Neigung der Tibiagelenkfläche nach vorn. Diese ist sonst die primäre Ursache der Rekurvation und entsteht meist durch Frakturen und entzündlichen Zusammenbruch (Osteomyelitis, Tuberkulose).
Die *Behandlung* des Genu recurvatum erfolgt operativ durch Osteotomie, oder durch Hebung der Tibiagelenkfläche nach LEXERs Vorschlag mit horizontaler Durchmeißelung und Unterfütterung der vorderen Knochenkante mit Knochenspänen. Im Kindesalter soll wegen der Gefahr einer Epiphysenschädigung noch nicht operiert werden. Zur Überbrückung gibt man einen Stützapparat, der die Überstreckung verhindert.

Kniegelenksentzündung

Die *akute Kniegelenksentzündung* (Gonitis) tritt in der Hauptsache als Folge bakterieller Infektionen auf. Der Einbruch der Erreger geschieht entweder direkt durch penetrierende Verletzungen (Stich, Quetschung, Schuß), durch Einwanderung aus der Nachbarschaft (Phlegmonen, Osteomyelitis) oder auf dem Blutweg als septische Metastase bei verschiedenen Infektionen (eitrige Angina, Furunkel, Mittelohrentzündung, Gonorrhö, Pneumonie, Typhus, Paratyphus u. a.).
Außerdem kann sich die Gonitis als *toxo-allergische Gelenkentzündung* unter der Einwirkung von Bakterientoxinen, z. B. nach Scharlach oder Ruhr, entwickeln.
Die *infektiöse Gonitis* beginnt mit akuten schweren Krankheitserscheinungen: Plötzlicher Erguß, erhebliche Schmerzen, Beugekontraktur, Fieber, starke Senkungsbeschleunigung. Die Haut über dem Erguß ist warm, gespannt und glänzend. Das Punktat ist trübe bis eitrig. Mitunter kommt es zum Durchbruch nach außen und zur Fistelung. — Im Röntgenbild zeigen sich bald Knochenatrophie, Gelenkspaltverschmälerung und schließlich Zerstörungen an den Gelenkkörpern. In vielen Fällen kommt es zur knöchernen Versteifung des Knies; fast immer aber zu Knorpeldefekten und Weichteilverlötungen mit Bewegungseinschränkung. Bei guter Abwehrlage des Organismus oder unter der Einwirkung antibiotischer Mittel kann die infektiöse Gonitis auch einen subakuten bis chronischen Verlauf nehmen.
Oberste Grundregel der *Behandlung* ist die Ruhigstellung im Becken-Bein-Gips bis zum Abklingen der Reizerscheinungen. Der Erguß wird durch Punktionen entleert. Je nach Erregerart werden die durch Resistenzprüfung ermittelten Antibiotika oder Chemotherapeutika gegeben, und zwar sowohl oral oder parenteral als auch örtlich durch Gelenkdauerspülung. Abszesse, Phlegmonen und Fisteln verlangen entsprechende chirurgische Behandlung. Muß mit einer Versteifung des Knies gerechnet werden, so ist eine leichte Beugestellung von 10 bis 15 Grad wegen des besseren

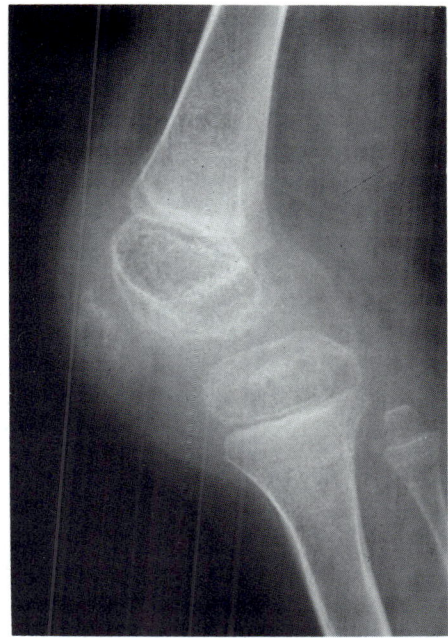

Abb. 101: Rheumatische Kniegelenksentzündung, weiblich, 4 Jahre; Gelenkschwellung, dichter Weichteilschatten. Knochenatrophie, Beugekontraktur mit beginnender Subluxationsstellung der Tibia nach hinten.

Ganges anzustreben. Eine Ankylose in Rekurvation ist dagegen funktionell denkbar schlecht.

Das Bild einer schleichenden unspezifischen Gonitis bietet die *primär chronische Polyarthritis* am Kniegelenk. Auffallend ist die starke Neigung zu Ergüssen, die nach Punktion schnell rezidivieren. Das Punktat ist klar bis leicht getrübt, fibrinreich und enthält meist Lymphozyten. Es entwickelt sich eine hypertrophierende Synovialitis mit klinisch deutlicher Kapselverdickung. Im übrigen sei auf das bei der rheumatischen Coxitis Gesagte verwiesen. Die *rheumatische* Gonitis ist heute die wichtigste Indikation für die *totale Synovektomie*, welche frühzeitig ausgeführt werden soll, wenn sich die Synovialitis unter der konservativ-antirheumatischen Therapie nicht zurückbildet.

Gonitis tuberculosa

Die *tuberkulöse Kniegelenksentzündung*, die zweithäufigste Gelenktuberkulose überhaupt, kann als *synoviale* oder *ossäre* Form auftreten. Bei der ersten ist der Prozeß im wesentlichen auf die Gelenkinnenhaut beschränkt. Sie äußert sich in einer spindelförmigen Auftreibung des Knies mit Erguß und Verdickung, die wegen ihres schwammigen Charakters zur Bezeichnung Knieschwamm – *Fungus* – geführt hat. Das Gelenk ist bei Betastung und Bewegung nur wenig schmerzhaft, die Haut warm und glänzend. Das trübe Punktat kann mit Fibrinflocken durchsetzt sein, die sich zu

Reiskörpern verdichten, welche von außen mitunter zu tasten sind. Die Körpertemperatur ist leicht erhöht, die Senkung mäßig beschleunigt. Der Fungus kann nach außen durchbrechen und zur Mischinfektion mit Fisteleiterung führen. Regelmäßig kommt es zur Beugekontraktur mit nachfolgender Subluxation des Unterschenkels nach hinten.
Die fungöse Kniegelenkstuberkulose tritt vorzugsweise im Kindesalter auf. Der Verlauf ist sehr schleppend. Im Röntgenbild fallen Verdichtung des Weichteilschattens und allgemeine Entkalkung des Knochens ohne knöcherne Defekte auf.
Behandlung: Unter exakter Ruhigstellung im Beckenbeingips, Klimakur, Hebung des Allgemeinzustandes und tuberkulostatischen Mitteln – letzte allgemein und örtlich angewandt – kommt es, besonders bei Kindern, häufig zur Ausheilung mit weitgehender Beweglichkeit. Nach vollständigem Abklingen des Ergusses, der äußeren entzündlichen Reizerscheinungen und nach Normalisierung der Senkung darf vom fixierenden Gips zum entlastenden Apparat (ohne Beingelenke!) übergegangen werden. Bleibt das Gelenk dabei weiter reizlos, so kann nach 9 bis 12 Monaten vorsichtig bewegt werden. – Beim alten oder fistelnden Fungus des Erwachsenen muß das Knie reseziert und versteift werden.
Eine zunächst rein synoviale Gonitis tuberculosa kann nach Durchbrechung der schützenden Knorpelzone auch auf den Knochen übergreifen und diesen zerstören.
Die *ossäre Form* der Kniegelenktuberkulose nimmt ihren Ausgang von einem granulierenden oder verkäsenden Herd in den Femur- oder Tibiakondylen, der zum Gelenkspalt durchbrechen und sekundär die Synovia ergreifen kann. Die Zerfallshöhlen erreichen oft große Ausdehnung. Die klinischen Erscheinungen sind ähnlich wie beim Fungus; es fehlen jedoch die starke Gelenkauftreibung und größere Ergüsse. Im *Röntgenbild* findet man neben der allgemeinen Entkalkung zystische Einschmelzungsherde, Usurierung der Gelenkflächen und Gelenkspaltverschmälerung (vgl. Abb. 90 u. 91!). Der Prozeß führt immer zur Gelenksteife, wobei die endgültige Ankylose meist nicht eintritt, so daß unter Muskelzug und Belastung starke Beugefehlstellung und seitliche Deviation entstehen können.
Die *Behandlung* ist im Kindesalter konservativ und hat nach Abklingen der Entzündungserscheinungen durch eine Walkleder-Schienenhülse die Entstehung von Deformitäten zu verhindern. Operativ kommt höchstens eine Stellungsosteotomie in Betracht. Die Arthrodese resp. Resektion soll erst nach Abschluß des Wachstums durchgeführt werden.

Kniearthrose

Die *Arthrosis deformans genus* ist eine der wichtigsten klinischen Manifestationen dieser Gelenkveränderung.
Je nach dem Zeitpunkt des Einwirkens der vorausgehenden Schädigung (Fehlhaltung, Trauma, Entzündung) kann sie schon in der Jugend beginnen. Im Alter entsteht sie regelmäßig als Aufbrauchserscheinung des größten belasteten Gelenks des menschlichen Körpers. Vorboten der Kniearthrose sind Reibegeräusche bei Bewegungen, besonders unter der Patella. Sie können lange schmerzlos sein. Der Schmerz ist

nicht einheitlich. Manchmal liegt er am Gelenkspalt, manchmal in der Kniekehle oder beiderseits der Kniescheibe. Die Hauttemperatur kann leicht erhöht sein. Während bei der einfachen Arthrose ein Erguß fehlt, ist beim »Reizknie« gelegentlich Flüssigkeitsansammlung nachweisbar. Die Unterscheidung zwischen einer subakuten Kniegelenksentzündung und einer Arthrosis deformans im Reizzustand ist nicht immer sicher möglich, da auch bei letzterer manchmal eine mäßige Senkungsbeschleunigung besteht. Das *Röntgenbild* der Kniearthrose zeigt im Beginn nur geringe Randwulstbildung an den seitlichen Ecken der Tibia und der Femurkondylen sowie spitze Ausziehung der Eminentia intercondylica. Im vorgerückten Stadium ist der Gelenkspalt verschmälert, die Kongruenz der Gelenkkörper bis zur schweren Deformierung gestört, die Gelenkkonturen sind verdichtet. Die Struktur der Knochen wird grobsträhnig. Oft finden sich gelenknahe Zysten mit scharfer Begrenzung. Die Gelenkkörper können gegeneinander verschoben (subluxiert) sein (vgl. Abb. 37a!).
Die *Behandlung der Kniearthrose* ist meist konservativ symptomatisch: Hyperämisierende Maßnahmen in Form der Wärmeanwendung als heiße Packung (Moor, Paraffin, Fango, Enelbin, Breiumschlag usw.), Rotlicht und Infratotbestrahlung. Sehr günstig ist oft die Wirkung des direkten Sonnenlichtes. Leichte Massage in Form der Streichung oder Bürstung sowie die Kurzwellendurchflutung erhöhen den Blutumlauf. Bei schmerzhaften Reizzuständen mit Erguß kann Bettruhe mit feuchtwarmen Umschlägen notwendig sein; dabei ist aber für Bewegung des Gelenks zu sorgen, evtl. im warmen Bad. Günstige Wirkung zeigt in manchen Fällen die intraartikuläre Anwendung von Hydrocortison oder Heparinabkömmlingen, wobei anhaltende Ergüsse gleichzeitig entleert werden können. Gegen die Standunsicherheit mancher Kniearthrosen und die Schmerzen beim Gehen auf unebenem Boden empfiehlt sich die halbstarre Bandagierung mit dem Filzkreuz. In schweren Fällen gibt man eine Kniehülse, die je nach Bedarf mit einem Scharniergelenk ausgestattet ist. — Bei gleichzeitigem Bestehen von Krampfadern oder Fußsenkung ist ein Stützverband bzw. entlastende Einlage nützlich. Gute Wirkung hat die Röntgenreizbestrahlung (Gesamtdosis 400–500 r). Es läßt sich damit für längere Zeit Schmerzfreiheit erreichen. Allerdings soll man die Röntgentherapie auf schwere, ältere Fälle beschränken, da mit Wiederholung der Bestrahlung deren Wirksamkeit abnimmt. — In ausgesuchten Einzelfällen kommen auch operative Maßnahmen in Betracht, z. B. die korrigierende Osteotomie zur Beseitigung einer die Arthrose begünstigenden fehlerhaften Statik (O-Bein, X-Bein), die Fettlappeninterpositionsplastik bei größeren partiellen Knorpeldefekten oder die operative Glättung von Randzacken und Randwülsten. — Bei der Natur des Grundleidens als Knorpelverschleißschaden wird verständlich, daß eine ursächliche Behandlung durch Medikamente nicht möglich ist. Ihre Wirkung ist im wesentlichen eine analgetische, was eine Dauerbehandlung problematisch macht.

Chondropathia patellae

Unter der *Chondropathia patellae* – auch fissurale Knorpeldegeneration – versteht man eine Veränderung des Gelenkknorpels der Kniescheibe mit Auffaserung und Abschilferungen. Sie kann schon in jüngerem Alter auftreten und befällt dann vorwiegend Mädchen. Gelegentlich entwickelt sich das Krankheitsbild im Anschluß an ein Trauma. Klinische Zeichen sind das feinsandige Reiben unter der Patella, Schmerz bei Verschiebung der Kniescheibe gegen die Kondylen unter Druck. Erguß fehlt. Das Knie macht einen »trockenen« Eindruck. Der Spontanschmerz tritt besonders dann in Erscheinung, wenn die Kniescheibe durch den Muskelzug fest an das Femur gepreßt und dabei bewegt wird, also beim Treppabsteigen und beim Gehen in bergigem Gelände. Die seitliche *Röntgenaufnahme* der Patella läßt nur in fortgeschrittenen Stadien Unebenheiten oder kleine Defekte an der Kniescheibengelenkfläche erkennen. – Die Therapie ist meist konservativ wie bei Arthrosis deformans. Günstig wirken intraartikuläre Hydrocortisoninstillationen. Die operative Glättung der Kniescheibe kommt gelegentlich in Betracht. In extremen Fällen ist die Exstirpation der Patella zu erwägen.

Osteochondrosis dissecans des Kniegelenks

Die *Osteochondrosis dissecans* ist eine lokale aseptische Knorpelknochennekrose, die sich aus dem Verband des Gelenkknorpels löst und schließlich einen freien Gelenkkörper bilden kann. Das Krankheitsbild tritt außer am Knie noch am Ellbogengelenk und seltener am Knöchelgelenk und an der Hüfte auf. Anfangs erkennt man im Röntgenbild den randständig demarkierten Sequester in seinem Bett liegend (Abb. 102). Nach der Ausstoßung ist das Bett leer. Die freien Körper sind nur in verkalktem Zustand sichtbar. Das Leiden ist nicht selten doppelseitig und beginnt immer in jugendlichem Alter. Ursächlich werden neben einem Anlagefaktor kleine Dauertraumen und toxische Schäden, die zu einem Endgefäßverslchuß führen, angenommen.

Typische Lokalisation für das Knie ist die den Kreuzbändern zugewandte Gelenkfläche des medialen Femurkondylus (Abb. 102). Klinisch besteht Schmerzhaftigkeit am inneren Gelenkspalt und leichte Streckhemmung, ähnlich wie beim Meniskusschaden. Intermittierende Einklemmungen treten erst auf, wenn sich eine »Gelenkmaus« ausgestoßen hat. – Die Therapie ist im Beginn des Prozesses konservativ. Durch konsequente Ruhigstellung im Gips oder in einer Walklederhülse über mehrere Monate gelingt manchmal die Wiedereinheilung des Nekroseherdes in seinem Bett. – Der freie Körper mit Einklemmungen macht wegen der Gefahr der schweren Arthrose die operative Entfernung notwendig. Der Knochendefekt kann durch eine Autoplastik gedeckt werden. Neuerdings setzt sich die Frühoperation gegenüber der rein konservativen Behandlung mehr durch. Die subchondralen Herden werden extraartikulär trepaniert und mit gesunder Spongiosa aufgefüllt.

Habituelle Patellaluxation

Während die traumatische Verrenkung der Kniescheibe ein relativ seltenes Ereignis ist, kommt der *habituellen Patellaluxation* größere Bedeutung zu. Bei geringfügigen Anlässen oder schon bei gewöhnlicher Beugung oder Streckung des Knies springt die

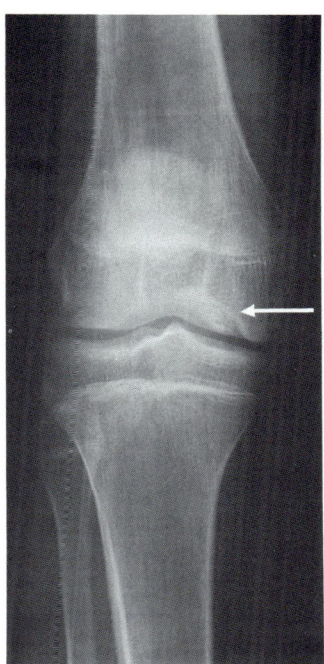

Abb. 102: Osteochondrosis dissecans des Knies; charakteristische Lokalisation am medialen Femurkondylus.

Kniescheibe nach außen über den lateralen Femurkondylus hinweg. Auch eine Dauerluxation kommt vor, bei der die Patella ständig neben der Oberschenkelrolle steht, oft bis zu 90 Grad gedreht. Doppelseitiges Auftreten ist nicht selten. Vorwiegend sind junge Mädchen betroffen. Ursachen sind meist kongenitale Formfehler der Kniekondylen oder Wachstumsstörungen. Außerdem kommen Lähmungen oder Erschlaffung des Kniebandapparates nach Verletzungen oder Entzündungen in Frage. Häufig besteht auf der Seite der habituellen Luxation ein ausgesprochenes X-Bein. Die habituelle Kniescheibenverrenkung verursacht erhebliche Funktionsstörungen und Schmerzen. Veraltete Fälle führen immer zu vorzeitiger Arthrose. Die konservative Behandlung mit Übungen zur Straffung des Bandapparates oder mit Bandagen führt zu keiner Heilung. Unter den verschiedenen Operationsverfahren gibt die Verlagerung des Ligamentum patellae mitsamt der Tuberositas nach medial zuverlässige Resultate.

Hoffascher Fettkörper

Das Patellarband ist von einem Fettkörper unterfüttert, der den dreieckigen Raum der vorderen Kniegelenkshöhle zwischen Tibiakopf und Femurrollen ausfüllt. Bei vollständiger Kniestreckung schiebt er sich sichtbar über die seitlichen Ränder des Patellarbandes vor und kann getastet werden. Der Fettkörper hat viele Formvarianten und kann von Natur aus oder nach unspezifischen Entzündungen hypertrophisch sein. Seine entzündliche Reizung verursacht Druckschmerz an typischer Stelle. Die

Behandlung ist konservativ: Ruhigstellung, feuchtwarme Umschläge, später vorsichtige Hyperämie. Gelegentlich ist ein Gipstutor für 3—4 Wochen erforderlich.
Hypertrophische Zotten des Fettkörpers können akute Einklemmungserscheinungen wie ein Meniskus machen und zur Nekrose führen. Sie werden operativ behandelt, wobei nur eine Verkleinerung des Fettkörpers vorgenommen wird.
Fettkörpervergrößerung kann auch posttraumatisch durch direkte Kontusion mit blutiger Infarzierung und nachfolgender Vernarbung entstehen.

Unterschenkel

Das O-Bein

Die O-Beinverkrümmung betrifft in typischer Weise meist den Unterschenkel (Crus varum). Sie kann aber auch das Femur mit einbeziehen. Im Säuglingsalter ist eine leichte Varuskrümmung des Unterschenkels physiologisch. Sie verliert sich aber um die Wende vom 2. zum 3. Lebensjahr.
Häufigste Ursache kindlicher O-Beine ist die Rachitis. Immer doppelseitig, können sie extreme Grade erreichen. Fast regelmäßig besteht gleichzeitig eine Einwärtsdrehung (Torsion) der Unterschenkel, welche sichtbar wird, wenn man die Beinchen so stellt, daß die Kniescheiben genau nach vorn sehen. Der Krümmungsscheitel des rachitischen O-Beins liegt meist am Übergang vom mittleren zum unteren Schaftdrittel; er kann aber auch dicht an die Knöchel rücken. – (Das rachitische *Femur varum* greift häufig auch auf den Schenkelhals über als *Coxa vara rachitica*.) – Im *Röntgenbild* treten klinisch auffallende rachitische O-Beine wegen der gleichzeitigen Torsion manchmal nicht so stark in Erscheinung. Charakteristisch ist die Verbreiterung und Verdichtung der Kortikalis auf der Konkavseite der Krümmung neben der sogenannten »Becherform« der Epiphysen (vgl. Abb. 22).

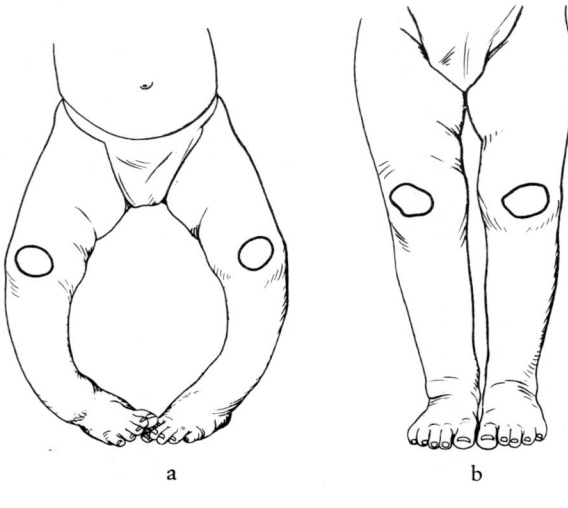

Abb. 103: Schwere *rachitische O-Beine*. – b: Zustand nach Korrektur durch Osteotomie am Unterschenkel.

Andere Ursachen für die Entstehung von O-Beinen sind in Fehlstellung verheilte Knochenbrüche der Tibia und des Tibiakopfes, zur Erweichung des Knochens führende Erkrankungen wie die *Ostitis deformans Paget, tabische Arthropathie des Kniegelenks, Tumoren* oder Wachstumsstörungen der Epiphysen im Kindesalter nach Verletzungen oder Entzündungen.

O-Beine haben stets Stellungsänderungen der Knie- und Sprunggelenke zur Folge und müssen deshalb frühzeitig korrigiert werden, um dauernde Störungen der Statik und fortschreitende Gelenkdeformierungen zu verhüten. Beim rachitischen O-Bein leichteren Grades kann im Säuglingsalter Umkrümmung mit redressierenden Schienen erfolgreich sein. Starke Verkrümmungen können in diesem Alter durch Osteoklase entweder manuell über dem Gummikeil oder maschinell mit dem Osteoklasten eingeknickt werden. Allerdings wird heute auch beim Kleinkind wie für das ältere Kind und den Erwachsenen die offene Osteotomie beider Unterschenkelknochen bevorzugt.

Crus varum congenitum

Eine Sonderstellung unter den O-Beinverbiegungen nimmt das *Crus varum congenitum* ein. Es handelt sich um eine einseitige angeborene Mißbildung mit minderwertigem Knochen, der zu fortschreitender Verkrümmung im Sinne des O-Beins und der Antekurvation neigt. Es entstehen leicht Spontanfrakturen, aus denen sich regelmäßig eine Pseudarthrose ohne jegliche spontane Heilungstendenz entwickelt. Diese Eigenschaft verbietet jeden brüsken konservativen und operativen Korrekturversuch. Das Leiden ist auch als »angeborene Unterschenkelpseudarthrose« bekannt und früher als »intrauterine Fraktur« bezeichnet worden (s. Abb. 104, 105, 106!). Beim Träger eines angeborenen O-Beins finden sich fast regelmäßig die Zeichen der erblichen *Neurofibromatose* (Recklinghausen) in Form von Milchkaffeeflecken und Fibromknoten. Das Crus varum congenitum bedarf meist der dauernden Stützung durch

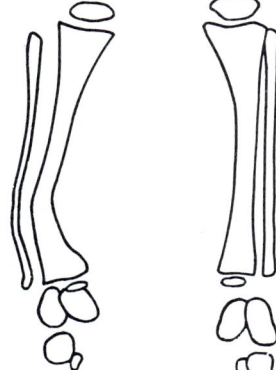

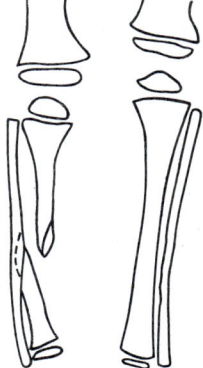

Abb. 104: *Angeborenes O-Bein rechts.* – Einseitige Mißbildung mit typischer Knickung im distalen Schaftdrittel.

Abb. 105: Dasselbe Bein mit Tibiapseudarthrose und Längenwachstumsstörung nach Korrekturversuch durch Osteoklase.

134 Spezielle Orthopädie nach Körperregionen

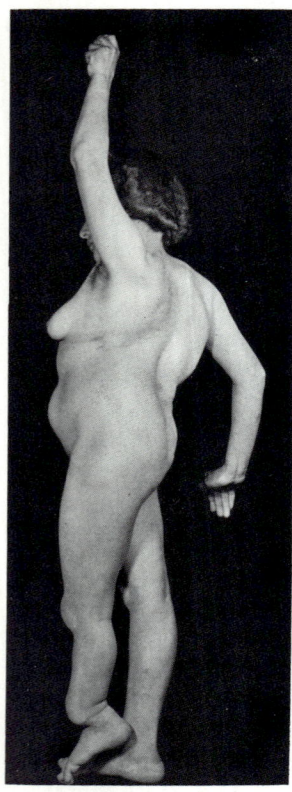

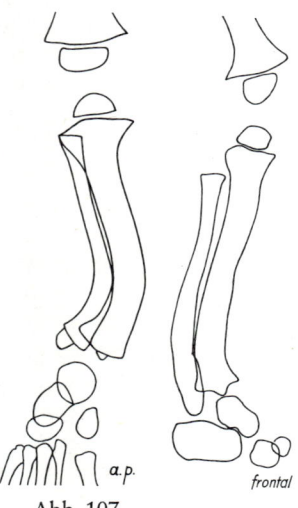

Abb. 106: *Sog. kongenitale Unterschenkelpseudarthrose* links mit schwerer Wachstumsstörung und sekundärer statischer Skoliose. Milchkaffeeflecken am Thorax als typische Merkmale der *Neurofibromatose*. 22 Jahre, weiblich.

Abb. 107: *Angeborenes X-Bein* mit Rekurvation des Unterschenkels. – Durch Zwangslage entstandene Deformität, meist mit Hackenplattfuß verbunden. – Im Gegensatz zum angeborenen O-Bein keine Verknöcherungsstörung, keine Pseudarthrosengefahr!

Abb. 106   Abb. 107

einen Schienenhülsenapparat. Der zu schwache Knochen kann durch eine Anlegespanplastik nach PHEMISTER verstärkt werden.

Die sog. *angeborene Unterschenkelpseudarthrose* bedarf der stabilen Metallplattenosteosynthese in Verbindung mit dem Phemisterspan.

Das *angeborene X-Bein* mit Rekurvation des Unterschenkels (Abb. 107) kann als die klinische Umkehrung des Crus varum congenitum angesehen werden. Ätiologisch hat es zu diesem aber keine Beziehungen. Es handelt sich um eine wahrscheinlich durch Zwangslage entstandene intrauterine Deformität, die häufig mit Hackenfuß kombiniert ist. Spontanfrakturen und Pseudoarthrosen treten hier nicht auf.

Beinlängendifferenz

Beinlängendifferenzen sind die Folge von epiphysären Wachstumsstörungen nach Trauma, Entzündung, Tumor, Durchblutungsstörung, von primären Entwicklungsfehlern oder von verkürzt verheilten Frakturen. Einseitige Verkürzung oder Verlängerung bewirkt *Beckenschiefstand* und kompensatorische, sog. *statische Skoliose* (vgl. Abb. 61!). Der Gang ist hinkend, wobei entweder das verkürzte Bein auf der Fußspitze oder das zu lange Bein in Hüfte und Knie gebeugt belastet wird. Häufig sind statische Beschwerden.

Die *Therapie* geringerer Längendifferenzen bis etwa 3 cm erfolgt durch Absatzerhöhung am Konfektionsschuh und durch Einlage mit erhöhtem Fersenteil. Größere Längenunterschiede erfordern den orthopädischen Schuh oder Apparat, vor allem bei Kindern bis zum Wachstumsabschluß. Die operative Korrektur geschieht durch Verlängerungsosteotomie der zu kurzen, oder Verkürzungsosteotomie der zu langen Seite. Die Operation wird je nach der Situation am Ober- oder Unterschenkel ausgeführt. – Während der Wachstumsphase kann eine dosierte Drosselung des Längenwachstums auch durch die temporäre Epiphysiodese (vgl. Abb. 100!) erreicht werden. – Eine wirkungsvolle künstliche Beschleunigung des Epiphysenwachstums gibt es noch nicht.

Beinleiden

Krampfadern – Venenentzündungen – Unterschenkelgeschwüre

Die sogenannten »Beinleiden« sind außerordentlich verbreitet, besonders unter den älteren Jahrgängen der arbeitenden Bevölkerung; bei Männern ebenso wie bei Frauen. Man versteht darunter die mit den Erkrankungen der Venen einhergehenden Beschwerden und Störungen; das sind Venenentzündung, Thrombose, Krampfadern und »Offene Beine«. Da alle diese Erkrankungen miteinander zusammenhängen, spricht man auch vom *varikösen Symptomenkomplex*. Den Zirkulationsstörungen der Blutadern geht eine Erweiterung ihres Lumens infolge Erschlaffung ihrer Wandung voraus. Sie sind sackartig dilatiert und nehmen einen stark geschlängelten Verlauf. Die Wand des Varix ist durch die Überdehnung außerordentlich dünn und brüchig. Durch die Vergrößerung des Querschnittes weichen die Venenklappen auseinander und schließen nicht mehr dicht. Neben der Strömungsverlangsamung kommt es daher zu einer rückläufigen Bewegung des Blutes in der varikös veränderten Vene. Die Insuffizienz der Venenklappen wird durch den *Trendelenburgschen Versuch* geprüft: Nach Leerlaufenlassen und Ausstreichen der Varizen am liegenden Patienten komprimiert man in der Schenkelbeuge die V. saphena magna mit dem Finger und läßt dann aufstehen. Nach Weglassen der Kompression füllt sich die Vene schnell von proximal, also rückläufig, da die Klappen nicht mehr schließen. – Die variköse Entartung der Blutadern ist eine Systemerkrankung, die sich an den Stellen auswirkt, wo der venöse Blutstrom besondere Widerstände zu überwinden hat. An den Beinvenen ist speziell das Strömungsgebiet der *V. saphena magna* betroffen, die das venöse Blut des Fußes und Unterschenkels sammelt und der Schenkelvene in der Leistenbeuge zuführt. Dementsprechend verlaufen die Krampfadern meist an der Wade und Innenseite des Unterschenkels sowie medial am Oberschenkel. Bei oberflächlicher Lage sind sie am stehenden Kranken leicht zu erkennen. Im Liegen laufen sie leer und sind dann meist nicht mehr sichtbar. Schwierig kann die Erkennung tiefer Varizen sein. Gelegentlich lassen sie sich mit dem leicht über die Haut streichenden Finger fühlen.

Normalerweise erfolgt der Rückstrom des venösen Blutes aus der unteren Extremität zum Herzen durch das Zusammenwirken mehrerer Faktoren: Saugwirkung des Herzens in der Diastole sowie der V. cava inferior (untere Hohlvene!) unter dem Einfluß der Atmung (Exspiration), Eigenelastizität der Blutadern selbst, zusammen mit dem Klappensystem, und schließlich das ständige Wechselspiel von Zusammenziehung und Erschlaffung der Extremitätenmuskeln sorgen für den kontinuierlichen zentripetalen venösen Blutstrom. Dieser kunstvolle Mechanismus ist beim Vorliegen von Krampfadern erheblich gestört. Die Extremität ist ständig mit CO_2-übersättigtem Blut überfüllt. Dadurch verschlechtert sich die Ernährung der Gewebe. Die sauerstoffverarmte Muskulatur reagiert mit krampfartigen Schmerzen. Daher die volkstümliche Bezeichnung »Krampfader«! – Aber auch alle übrigen Gewebe sind in Mitleidenschaft gezogen. Die Haut wird trocken, dünn und *ekzematös.* Die Kranken klagen über störendes Hautjucken. Kleine Hautverletzungen heilen außerordentlich schlecht; häufig entwickeln sich aus ihnen die typischen *chronischen Unterschenkelgeschwüre* (Ulcus cruris varicosum). In der Umgebung von Varizen zeigt die Haut oft bräunliche Verfärbung durch die Ablagerung von Blutpigment, welches aus einer Vielzahl kleiner Blutungen stammt. – Die Brüchigkeit der Krampfaderwandung ist eine ihrer Haupteigenschaften. Schon harmlose Prellungen können einen strotzend gefüllten Varix zum Platzen bringen und große Blutergüsse hervorrufen.

Die varikös veränderte Vene neigt in besonderem Maße zur *Entzündung* und *Thrombose.* Offenbar spielt die toxische Wirkung des übersäuerten und schlackenreichen Blutes hierbei die entscheidende Rolle.

Die *Venenentzündung* tritt als einfache Phlebitis oder unter gleichzeitiger Thrombosierung als Thrombophlebitis auf. Die erkrankte Vene, meist ist es die V. saphena magna, ist druckempfindlich. Die darüber liegende Haut fühlt sich heiß an und ist manchmal gerötet. Wird die Vene als verdickter Strang getastet, so spricht dies für ihre Thrombosierung. Eine Venenentzündung kann akut mit Schüttelfrost und Fieber einsetzen. Sie kann aber auch ohne stärkere Beeinträchtigung des Allgemeinbefindens verlaufen. In erstem Falle handelt es sich gewöhnlich um eine septische Metastase von einem entfernt liegenden Infektionsherd.

Die *Thrombose,* bei der es zur Verstopfung des Venenrohres durch geronnenes Blut kommt, verläuft unter ähnlichen Erscheinungen wie die Venenentzündung. Ein charakteristisches *Frühsymptom* ist der Druckschmerz an der Fußsohle (PAYR), der oft schon 1 bis 2 Tage vorhanden ist, bevor sich der verdickte Venenstrang am Bein selbst nachweisen läßt. Thrombosen treten mit Vorliebe an varikös veränderten Venen auf, besonders bei bettlägerigen Kranken. Die frische Thrombose ist schmerzhaft. Sie kann fortschreiten. Die gefürchtete Komplikation ist die Verschleppung von Blutgerinnseln in die Lunge mit der Gefahr der tödlichen Embolie. – Die Thrombose führt entweder zur Verödung der Vene durch bindegewebige Durchwucherung, oder es kommt zur Restitution und Rekanalisation des Gefäßes.

Thrombose und Venenentzündung neigen zu Rezidiven.

Therapie der Beinleiden

Bei der Entstehung von Krampfadern wirken die konstitutionelle Bindegewebsschwäche als Anlagefaktor und exogene mechanische Einflüsse zusammen. Die Ausschaltung der letzten ermöglicht eine wirkungsvolle *Prophylaxe*. Unnötiges Stehen bei der Arbeit ist zu vermeiden. Bei Fußgewölbesenkung soll für Entlastung durch Einlagen gesorgt werden. Zu schwache Beinmuskeln können durch Widerstandsübungen gekräftigt werden. Für bessere venöse Durchblutung sorgen Trockenbürstungen, Streichmassagen, Wechselbäder und eine Atemgymnastik, welche zu einer allgemeinen Körperhygiene des zivilisierten Menschen gehören sollten. Besondere Aufmerksamkeit ist dieser Prophylaxe während der Schwangerschaft und nach Entbindungen zu schenken. Hier sind bei Neigung zu Varizen auch elastische Wickelungen der Beine, ebenso wie nach längerem Krankenlager zu empfehlen. Die unter der Schwangerschaft auftretenden Krampfadern bilden sich häufig spontan zurück. Prophylaktisch günstige Wirkung haben auch Medikamente, die die venöse Durchblutung fördern wie Roßkastanienextrakt und Heparinabkömmlinge.

Stärker ausgeprägte Varizen sind mit konservativen Maßnahmen kaum zu beseitigen. Durch Tragen von Gummistrümpfen können sie in Schranken gehalten werden. Manchmal ist durch Stützverbände, besonders durch den Zinkleimverband, in Verbindung mit der geschilderten gymnastisch-physikalischen Behandlung auch eine objektive Besserung zu erzielen. Die *Verödung der Krampfadern* geschieht durch Injektion hypertonischer Lösungen, die meist noch einen Fettsäurezusatz enthalten (Varicocid, Varicocalorose, Varsyl u. a.). Die Stillegung der Vene erfolgt über eine künstliche Thrombosierung. Die Injektionsbehandlung ist außerordentlich verbreitet. Sie ist kontraindiziert bei Venenentzündung und Thrombose. – Ausgedehnte Krampfadergeflechte, besonders am Oberschenkel, werden operativ behandelt. Es gibt eine ganze Reihe von *Operationsverfahren*. Aus kosmetischen Gründen werden die radikalen Exstirpationen wegen der großen Narben heute kaum noch ausgeführt. Am meisten angewandt sind die hohe Unterbindung der V. saphena und die Exhairese der varikösen Vene mit der Babcock-Sonde in Verbindung mit der offenen oder subkutanen Injektionsbehandlung.

Vor der Verödung oder Ausrottung von Krampfadern muß man sich Gewißheit darüber verschaffen, daß der venöse Rückstrom über die tiefen Venen gewährleistet ist. Dazu dient der Versuch nach PERTHES: Der Patient geht nach Anlegen einer Staubinde hoch am Oberschenkel (= Kompression der V. saphena magna vor ihrem Eintritt in die V. femoralis!) etwas herum. Bei freier Verbindung zu den tiefen Venen kann das Blut über diese abfließen; die Krampfadern entleeren sich. Anderenfalls treten rasch Stauung und Schmerzen auf. Die Varizen sind hier also unentbehrlich und dürfen nicht ausgeschaltet werden. Von diesen Patienten werden auch Gummistrümpfe und Stützverbände nicht vertragen.

Die frische *Venenentzündung und Thrombose* erfordert Bettruhe und Hochlagerung der Beine mit feuchten Umschlägen und die Anwendung von Antikoagulantien. Nach Abklingen der akuten Erscheinungen kann mit einem Zinkleimverband belastet werden. Für die Umschläge bewährt sich verdünnter Alkohol über einem Anstrich mit Antikoagulantiensalbe. Prallgefüllte Venen läßt man durch Blutegel (Hirudo medicinalis) entleeren. Wird die Erkrankung frühzeitig erkannt, kann ein sofort angelegter Zinkleimverband das weitere Fortschreiten verhindern. Wir bevorzugen den Unnaschen Zinkleim (Rp! Zinkleim DAB 6), der durch Erwärmen flüssig gemacht und dann aufgetragen wird, gegenüber gebrauchsfertig präparierten Binden wegen seiner größeren Haftfähigkeit und besseren Hautverträglichkeit.

Das *Unterschenkelgeschwür* bedarf zu seiner sinngemäßen Behandlung einer Normalisierung der venösen Abflußverhältnisse. Auch hier leistet der Zinkleimverband gute Dienste. Bestehende Varizen werden in mehreren Sitzungen verödet. Große, schmierende Geschwüre erfordern Bettruhe und Hochlagerung des Beins zur Ausschaltung des Flüssigkeitsdruckes. Feuchte Umschläge mit hypertonischer Kochsalzlösung (3–5%ig) reinigen den Ulkusgrund und regen die Granulation an. Epithelisierende Salben sollen nur bei abgetrocknetem Geschwür angewandt werden. Versagen konservative Methoden auf die Dauer, so kann das Ulcus cruris *operativ* geschlossen werden. Gut bewährt hat sich die *zirkuläre Umschneidung* des Geschwürs im Gesunden, wodurch die Geschwürsränder entspannt werden und junge Kapillaren von außen her einsprossen. – Bei der Radikaloperation wird das Geschwür mitsamt der schlecht durchbluteten Haut exzidiert und durch frei transplantierte Haut (Dermatomlappen) ersetzt.

Fuß

Der Plattfuß

Der *Plattfuß* ist eine typische Belastungsdeformität. Die Längsgewölbe sinken ein. Der Calcaneus legt sich dem Boden an, der Talus kippt nach vorn, das Naviculare sinkt plantarwärts durch. Meist gleitet das Sprungbein auch nach medial vom Fersenbein herab, und dieses gerät in Valgusstellung. Es kommt zur Knickung zwischen Achillessehne und Ferse: *Knickfuß* (Abb. 108 b).

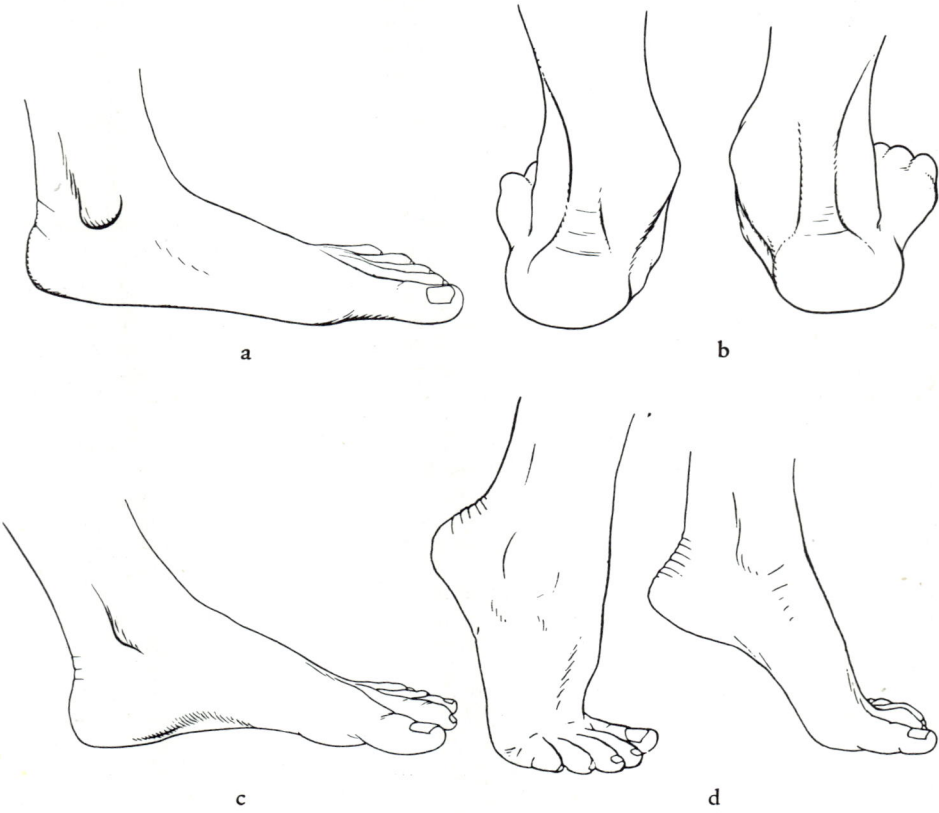

Abb. 108 a–d: *Lockerer kindlicher Knick-Plattfuß.* – Ausgeprägte Deformität bei Belastung (a/b) und aktive Korrektur bei Anspannung der Fußsohlenmuskulatur und bei Zehenstand (c/d).

Im Kindesalter tritt die Fehlstellung des Fußes nur bei Belastung auf, um sich bei Entlastung sofort wieder auszugleichen (Abb. 108 a-d). Knöcherne Formveränderungen fehlen. Es besteht lediglich eine Bänder- und Muskelschwäche. Schmerzen treten meist nicht auf, nur leichte Ermüdbarkeit. Ursache des kindlichen bänderschwachen Knicksenkfußes ist entweder eine konstitutionelle, nicht selten erbliche Bindegewebsschwäche oder eine Gewebserschlaffung auf rachitischer Grundlage. — Seltener ist der schwere angeborene Knickplattfuß oder Hackenplattfuß, der wie manche Klumpfüße durch intrauterine Zwangshaltung entsteht.

Der lockere Knickplattfuß kann im Adoleszentenalter seinen Charakter entscheidend ändern. Die Deformität nimmt zu, wird hart und schmerzhaft. Die Fixation betrifft besonders das hintere untere Sprunggelenk, so daß Pronation und Supination des Fußes nicht mehr möglich sind. Der Fuß ist *kontrakt* geworden. Eine Kontraktur kann auch nach einem Trauma, z. B. häufig bei Ferseneinbruch, oder bei Prellung oder Verstauchung auftreten. Nicht selten entwickelt sich ein kontrakter Plattfuß als indirekte Unfallfolge nach Unterschenkel- und Knöchelbrüchen, besonders wenn eine Sudecksche Dystrophie abgelaufen ist. Der kontrakte Plattfuß führt durch bleibende Subluxationsstellungen der Fußwurzelknochen vorzeitig zur Arthrosis deformans und damit zu schweren dauernden Funktionsstörungen, die sich vielfältig auf den Gesamtorganismus auswirken.

Besonders enge Beziehungen bestehen zwischen kontraktem Plattfuß und varikösem Symptomenkomplex (siehe dort).

Die *Behandlung* muß beim lockeren Knicksenkfuß gegen die ursächliche Schwäche der gewölbespannenden Muskeln vorgehen. Dies geschieht durch eine konsequente und zweckmäßige *Fußgymnastik*. Sehr nützlich ist das Barfußlaufen auf natürlichem Boden. Die starke Verbreitung der Fußschwäche — etwa 80 Prozent der Gesamtbevölkerung — macht eine allgemeine vorbeugende Fußhygiene erforderlich. Einlagen vermögen nur passiv zu korrigieren, aber nicht zu heilen. Sie können also nie alleinige Heilmaßnahme sein. — Der *kontrakte Plattfuß* bedarf energischer Behandlung. Unter Bettruhe wird die Kontraktur durch feuchtwarme Wickel, Wärme, Massage und Kurzwellenbestrahlungen gelockert. Gelegentlich muß die Subluxation im unteren Sprunggelenk in Narkose redressiert werden. Anschließend gibt man einen Gehgips für 3 bis 4 Wochen und danach gut korrigierende Einlagen. Der veraltete, arthrotische kontrakte Plattfuß ist in vielen Fällen nur durch die Versteifung des unteren Sprunggelenks schmerzfrei zu machen.

Hochgradige Knickplattfüße entstehen durch Lähmungen und bei Muskeldystrophie. Sie bedürfen der Stabilisierung durch Schienen oder Operation.

Spreizfuß — Hallux valgus — Hammerzehe

Bei *Spreizfuß* ist der Vorfuß verbreitert. Die Metatarsalia weichen fächerförmig auseinander (Abb. 109a). Dadurch wird das Quergewölbe abgeflacht bzw. ganz aufgehoben. Die Zehen gehen in *Hammerstellung*. In dem Maße, wie die Mittelfußknochen beim Spreizfuß fächerförmig auseinanderweichen, werden die Zehen, besonders durch den Druck der Schuhe, zusammengedrängt, so daß sie konvergieren. Am aus-

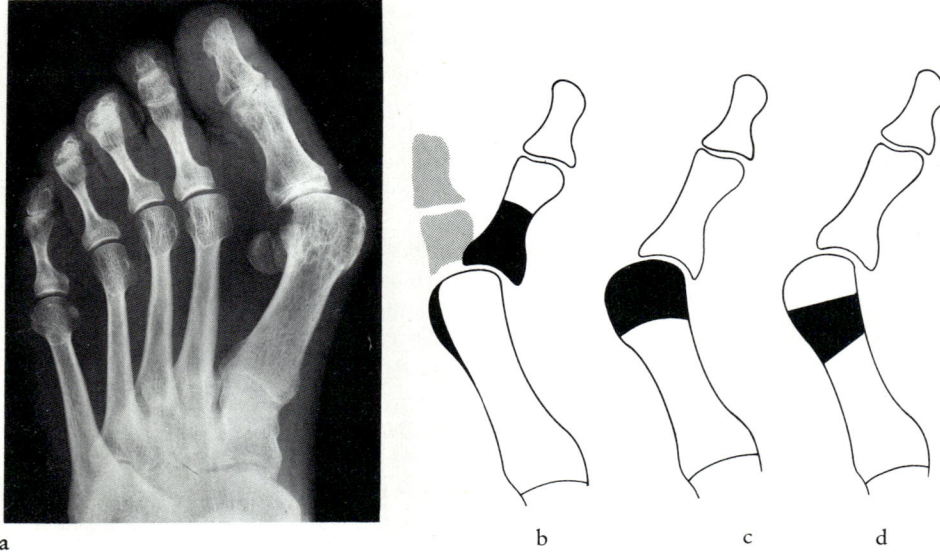

Abb. 109 a–d: *Spreizfüße und Hallux valgus.* – Subluxation im Großzehengrundgelenk, mediales Vorspringen des I. Mittelfußköpfchens (sogenannte Ballenexostose). Die Verlagerung der Sesambeine am I. Strahl kennzeichnet die Luxation der Beugesehne. 48 Jahre, weiblich. b) Operative Korrektur des Hallux valgus (schematisch) durch Resektion der Grundphalanx (Brandes), des Mittelfußköpfchens (Hueter-Mayo) oder durch subkapitale Osteotomie. In allen Fällen wird die Aufrichtung der Großzehe durch Verkürzung des 1. Strahles erreicht.

gesprochensten geschieht dies mit der Großzehe. Sie wird zum Hallux valgus. Dieser schiebt sich allmählich unter die 2. Zehe. Auf der Streckseite der Hammerzehen entwickeln sich durch Schuhdruck schmerzhafte Hühneraugen (Clavi). Auch der Spreizfuß kann kontrakt werden.
Gelegentlich klagen Spreizfußpatienten über heftige ausstrahlende Schmerzen zwischen die mittleren Zehen. Das 4., manchmal das 3. Mittelfußköpfchen ist extrem druckempfindlich. Der Zustand wird als Mortons Metatarsalgie bezeichnet. Die neuralgische Schmerzform ist durch eine Reizung des Interdigitalnervs zu erklären, an welchem häufig Neurome gefunden werden.
Die Behandlung entspricht der des Plattfußes. Eine Spreizfußeinlage muß ein ausgeprägtes Quergewölbe besitzen, welches die Mittelfußknochen vor den Köpfchen, welche Dauerdruck schlecht aushalten, abstützen soll.
Die Behandlung des *Hallux valgus* ist im Beginn konservativ durch intensive Übungen, Vermeidung einengender Schuhe und gelegentlich durch korrigierende Schienen. Die ausgesprochene Deformität muß operativ behandelt werden. Die Vielzahl angegebener Methoden zeigt, daß keine eine Ideallösung ist. Bei jüngeren Patienten kann die Korrektur unter Erhaltung des Großzehengrundgelenks durch Osteotomie am Metatarsale erfolgen. Später besteht in diesem Gelenk regelmäßig eine stärkere Arthrose, welche die Resektion der Basis der Grundphalanx nach Brandes oder bei sehr starkem Spreizfuß die Resektion des 1. Metatarsalköpfchens nach Hueter-Mayo

notwendig macht. Die Abmeißelung der sogenannten Exostose allein führt zu keinem befriedigenden Dauerresultat.
Hammerzehen werden nach der Methode von HOHMANN durch Resektion des Grundgliedköpfchens behandelt.

Hallux rigidus

Unter dem *Hallux rigidus* versteht man eine schmerzhafte Beugekontraktur der Großzehe im Grundgelenk, welche schon bei Jugendlichen auftreten kann. Die Abwicklung des Fußes über die Spitze ist erschwert, wenn nicht unmöglich. Schon frühzeitig sieht man im Röntgenbild arthrotische Wulstbildungen dorsal am Metatarsalköpfchen. Die Ursache dieser primären Arthrosis deformans am Großzehengrundgelenk ist noch nicht geklärt; Parallelerscheinungen an den übrigen Zehen sind nicht bekannt. An eine chronisch entzündliche, rheumatische Genese muß gedacht werden. Häufig entsteht der Hallux rigidus durch eine posttraumatische Arthrose des Grundgelenks nach Frakturen und Quetschungen.
Die *konservative Behandlung* des Hallux rigidus ergibt meist keine befriedigenden Dauerresultate. Außer Wärmeanwendung, Massage, Kurzwellen und Röntgenbestrahlung kommt die Mobilisation in Narkose mit anschließendem Gehgips für 3 bis 4 Wochen in Frage. Zur Erleichterung der Abwickelung des Fußes beim Gehen wird die Schuhsohle mit einer sog. *vorderen Rolle* versehen. In Fällen mit fortgeschrittener Arthrose muß operiert werden. Am besten bewährt hat sich die auch beim Hallux valgus erfolgreiche Resektion der Grundgliedbasis nach BRANDES.

Hackenfuß

Der *Hackenfuß* zeichnet sich durch extreme Steilstellung der Ferse aus. Er ist vorwiegend Folge der Wadenmuskellähmung, besonders bei der Poliomyelitis. In hochgradigen Fällen steht die Ferse senkrecht. Die Weichteile der Fußsohle sind dabei stark verkürzt (Abb. 110). Es gibt auch einen angeborenen Hackenfuß in Verbindung mit Plattfußdeformität durch extreme Dorsalflexion des ganzen Fußes, wahrscheinlich infolge intrauteriner Zwangshaltung. Auch hier ist der Wadenmuskel durch Überdehnung in seiner Funktion geschädigt. Der angeborene Hackenplattfuß wird sofort durch redressierenden Gips behandelt. (Die Therapie des paralytischen Hackenfußes wurde im Kapitel »Kinderlähmung« besprochen.)

Der Spitzfuß

Der *Spitzfuß* entsteht gewöhnlich durch Lähmung der Fuß- und Zehenstrecker, häufig nach traumatischer Schädigung des N. fibularis, der entsprechenden motorischen Wurzeln oder nach Poliomyelitis. Außerdem ist er eine typische Deformität bei Spastikern (Halbseitenlähmung, Littlesche Krankheit usw. – Abb. 111). Als ange-

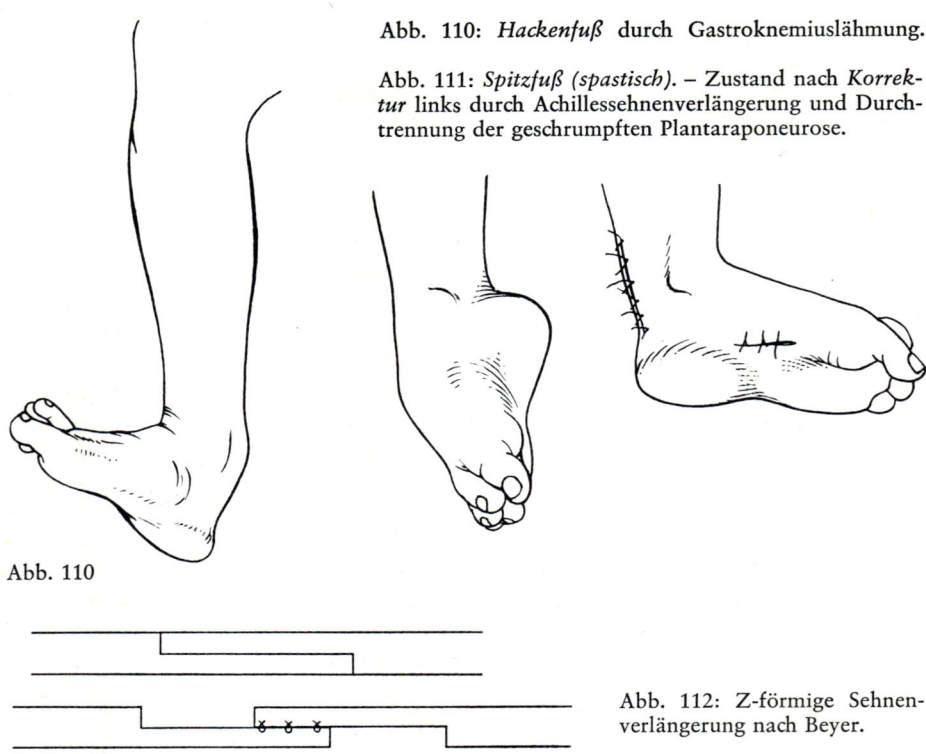

Abb. 110: *Hackenfuß* durch Gastroknemiuslähmung.

Abb. 111: *Spitzfuß (spastisch)*. – Zustand nach *Korrektur* links durch Achillessehnenverlängerung und Durchtrennung der geschrumpften Plantaraponeurose.

Abb. 110

Abb. 112: Z-förmige Sehnenverlängerung nach Beyer.

borene Kontraktur ist er eine regelmäßige Teilerscheinung bei Klumpfuß. Funktionell ist der Spitzfuß wesentlich günstiger als der Hackenfuß, da sich der Kranke beim Gehen vom Boden abstoßen kann, was beim Hackenfuß unmöglich ist.

Die konservative Behandlung verwendet redressierende Übungen, orthopädische Schuhe mit hohem steifem Schaft, Spitzfußzügel oder Schienenapparate mit gesperrter Plantarflexion im Knöchelgelenk. – Bei Lähmung der Fußstrecker ist stets für Korrektur der Fehlstellung zu sorgen, um eine zusätzliche Schädigung dieser Muskeln durch passive Überdehnung zu verhüten. Das klassische Verfahren der operativen Spitzfußkorrektur ist die Verlängerung der Achillessehne durch die Z-förmige offene Tenotomie nach Beyer (Abb. 112) oder durch die subkutane Durchschneidung nach STROHMEYER.

Diese um 1830 in der vorantiseptischen Ära entwickelte Methode war ein bedeutender Ausgangspunkt der modernen orthopädischen Chirurgie.

Der Hohlfuß

Der *Hohlfuß* zeichnet sich durch übertrieben hohe Längsgewölbe aus. Vorstufen sind der Fuß mit hohem Spann und der sogenannte Ballenfuß. Das erste Mittelfußköpfchen liegt abnorm tief, bei starker Dorsalflexion der Großzehe. Die Ferse steht leicht varisiert, und der Vorfuß ist adduziert. Die Deformität entsteht häufig nach Lähmungen, oder sie entwickelt sich als progredienter neurotischer Hohlfuß auf der Grundlage von Wirbel-Rückenmarksmißbildungen (Spina bifida, Myelodysplasie). In Verbindung mit ausgeprägten Hammerzehen spricht man auch vom Klauenhohlfuß. Der Hohlfuß ist immer eine sehr starre Deformität. – Die Behandlung ist in leichten Fällen und in der Kindheit konservativ durch Dehnungsübungen und Massagen. Sonst muß operiert werden (Fußwurzelosteotomie, Sehnenverpflanzung, Verlängerung der plantaren Weichteile).

Klumpfuß

Der *Klumpfuß* kann angeboren oder erworben sein. Die kongenitale Form ist die weitaus häufigere und ist nach der angeborenen Hüftgelenksverrenkung die wichtigste konnatale Skelettdeformität.

Der *angeborene Klumpfuß* kommt einseitig und doppelseitig vor. Knaben überwiegen. Häufig ist Erblichkeit nachweisbar. Er kann aber auch spontan durch intrauterine Zwangslage entstehen. Der angeborene Klumpfuß ist eine Kontraktur in Adduktion des Vorfußes, Supination des Rückfußes und Spitzfußstellung (Pes equinovarus et adductus). Die Fußwurzelgelenke stehen in Subluxationsstellung. Der Spitzfuß beruht auf einer Kontraktur des Wadenmuskels mit Verkürzung der Achillessehne, wodurch der Fersenhöcker extrem hochgezogen wird. Auch die Weichteile der Innenseite sind häufig geschrumpft, während die fibulare Muskelgruppe überdehnt ist. Im Beginn fehlen Formveränderungen am Fußskelett. Bleibt die Deformität bestehen, so kommt es allmählich zur Versteifung in Fehlform mit skelettärem Fehlwuchs (Abb. 113 a und b).

Die *Behandlung beginnt in den ersten Lebenstagen* und besteht in schrittweiser, schonender manueller Korrektur der Fehlhaltung. Die einzelnen Etappenresultate werden durch ungepolsterten Gipsverband, der bis zur Oberschenkelmitte reicht und jede Woche gewechselt wird, gesichert. Wir beginnen mit der Korrektur der Adduktion. Dann folgt die Beseitigung der Varusstellung durch Hebung des äußeren Fuß-

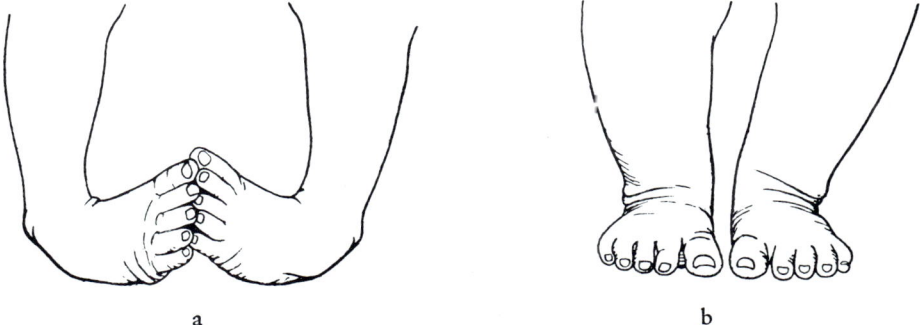

Abb. 113 a: *Angeborener Klumpfuß* bds. b: Zustand nach Korrektur durch manuelles Etappenredressement und Gipse.

randes vom Kuboid her. Erst wenn diese beiden Komponenten korrigiert sind, darf der Spitzfuß ausgeglichen werden, wobei es darauf ankommt, die Ferse herabzuziehen und nicht den Fuß aufzubiegen. Sonst entsteht ein funktionell schlechter Walzenplattfuß. Gibt die Ferse nicht nach, so muß die Achillessehne operativ verlängert und die geschrumpfte Sprunggelenkkapsel durchtrennt werden. Gegen eine hartnäckige Supinationstendenz bewährt sich die temporäre Versetzung der Sehne des M. tibialis ant. auf den äußeren Fußrand, etwa zwischen dem 2. und 4. Lebensjahr.

Nach völligem Ausgleich der Klumpfußdeformität ist die Sicherung des Ergebnisses durch korrigierende Nachtschienen bis zum Laufbeginn des Kindes und noch darüber hinaus erforderlich, da oft starke Rückfallneigung besteht (rebellischer Klumpfuß). Von größter Wichtigkeit ist die konsequente und über Jahre durchgeführte Übungstherapie zur Erlangung einer möglichst normalen Funktion. Das obere Sprunggelenk muß mehrmals täglich von der Mutter passiv mobilisiert werden.

Die operative Klumpfußkorrektur am Skelett soll nicht vor Abschluß des Wachstums ausgeführt werden. Vorher sind nur Eingriffe an den Weichteilen (Sehnenverpflanzung oder Tenotomie) erlaubt.

Im Kleinkindesalter kann die radikale Durchtrennung der geschrumpften Bänder und Gelenkkapseln auf der Fußinnenseite (medial release) zu guten Ergebnissen führen.

Die wichtigste Ursache der Klumpfußentstehung nach der Geburt sind Lähmungen. Der *paralytische Klumpfuß* entwickelt sich bei Ausfall der fibularen Muskelgruppe, wenn der den Fußinnenrand hebende M. tibialis ant. erhalten ist. Dies ist bei der unvollständigen traumatischen Wadennervenlähmung und sehr häufig nach spinaler Kinderlähmung der Fall. Auch bei der spastischen Lähmung kann ein Klumpfuß entstehen. Die Behandlung des paralytischen Klumpfußes ist eine operative durch Arthrodese des unteren Sprunggelenks und Versetzung der Sehne des M. tibialis ant. auf den äußeren Fußrand. Die damit erzielten Ergebnisse sind gut. Es wird jedoch nicht vor dem 12. Lebensjahr operiert. Bei Kindern gibt man bis dahin zur Überbrückung eine Schieneneinlage (vgl. Abb. 5).

Der *traumatische Klumpfuß* entsteht nach Verrenkungsbrüchen der Fußwurzel, gelegentlich auch bei Jugendlichen durch Epiphysenstörung nach supramalleolärer Unterschenkelfraktur. — Selten ist ein Klumpfuß durch Narbenzug an der Innenseite des Unterschenkels bei altem Krampfadergeschwür. Der Narbenklumpfuß verbietet wegen der meist schlechten Durchblutungsverhältnisse die Operation, so daß man sich auf die Versorgung mit orthopädischem Schuhwerk beschränken muß. Der traumatische Klumpfuß wird durch Keilosteotome korrigiert.

Fersensporn — Haglund-Ferse

Der *Fersensporn* ist ein zapfenförmiger Vorsprung der vorderen plantaren Kante des Fersenhöckers (Abb. 114). Er stellt eine sekundäre Verkalkung resp. Verknöcherung der Einstrahlung der Plantaraponeurose in das Tuber calcanei dar. In vielen Fällen ist er ohne klinische Bedeutung. Gelegentlich verursacht er jedoch durch anhaltenden Druck auf die plantaren Weichteile einen lokalen Gewebereiz mit Schmer-

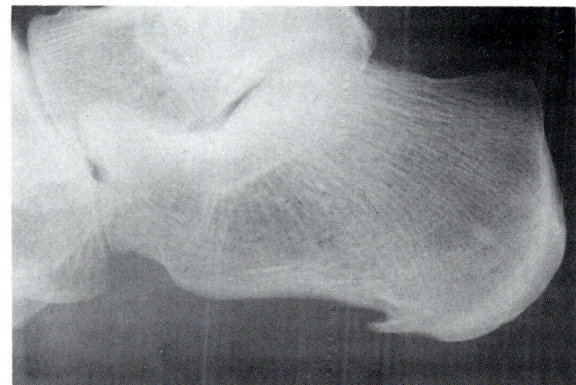

Abb. 114: Fersensporn an der Einstrahlung der Plantaraponeurose in den Fersenbeinhöcker.

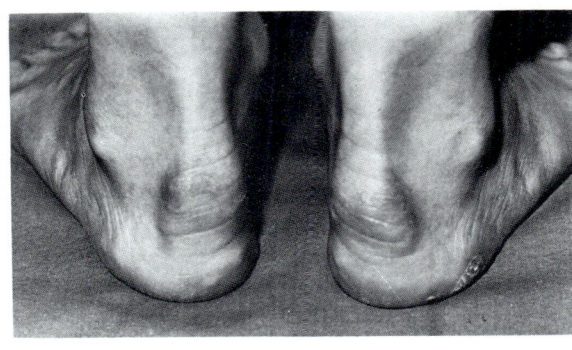

Abb. 115: *Haglund-Ferse,* fibröse und knöcherne Verdickung am Achillessehnenansatz des Fersenhöckers, vorwiegend lateral; 18 Jahre, männlich.

zen bei Belastung. Der Kranke vermeidet es, mit der Ferse aufzutreten, und man findet einen umschriebenen Druckschmerz an der Vorderkante des Fersenhöckers. Die Behandlung ist konservativ und besteht in Entlastung der empfindlichen Stelle durch ein ringförmiges Fersenpolster, das in den Schuh eingeklebt wird, oder in einer Einlage, bei der der schmerzhafte Bezirk entsprechend ausgespart ist. – Die Operation hat sich nicht bewährt. In hartnäckigen Fällen kommt Infiltration eines Kortikoids oder Röntgenreizbestrahlung in Betracht.

Der Beginn von Fersenspornschmerzen geht meist parallel mit einer Senkung der Fußgewölbe, da mit zunehmender Horizontalstellung des Fersenbeins der Sporn die plantaren Weichteile stärker irritiert.

Die sogenannte *Haglund-Ferse* wird meist bei Jugendlichen beobachtet. Es handelt sich um eine harte Verdickung der hinteren oberen Partie des Fersenhöckers an der Einstrahlung der Achillessehne. Durch Druck und Scheuern des Schuhs entstehen entzündlich gereizte Schwielen (Abb. 115). Wahrscheinlich wirken exogen-mechanischer Reiz und eine besondere Formvariante des Tuber calcanei zusammen. Im Röntgenbild erkennt man bei positivem Befund eine Steilstellung der dorsalen Fersenbeinkante und einen stärkeren oberen Wulst, dagegen keine echte Exostose. Die Therapie ist bei leichteren Fällen konservativ und besteht in konsequenter Druckentlastung durch ein hufeisenförmiges Fersenpolster. Drückende und scheuernde harte Schuhkappen müssen vermieden werden (Riemensandale). — Bei anhaltenden und rezidivierenden Beschwerden muß der *Haglundhöcker* hinter der Achillessehne operativ verkleinert werden.

Erkrankungen am Schultergürtel und Oberarm

Bei den orthopädischen Erkrankungen des Schultergürtels stehen Verletzungsfolgen und neurogene Funktionsstörungen im Vordergrund. Arthritische Prozesse und die degenerative Arthrose spielen am Schultergelenk in der Praxis nicht die große Rolle wie an den Gelenken der unteren Extremität, welche ständig die Körperlast zu tragen haben und daher Funktionsstörungen stärker in Erscheinung treten lassen.

Die *akute unspezifische Arthritis* des Schultergelenks ist relativ selten. Wie andere Gelenkinfektionen verläuft sie mit hohem Fieber, Senkungsbeschleunigung, lokaler Schmerzhaftigkeit und Bewegungssperre. Unter ähnlichen Erscheinungen tritt der akute Gelenkrheumatismus der Schulter auf. Durch den gleichzeitigen Befall anderer Gelenke ist er aber von der Infektarthritis leicht zu unterscheiden. — Chronische bakterielle Entzündungen des Schultergelenks werden neben unspezifischen Erregern durch Lues und Tuberkulose verursacht. Die Tuberkulose des Schultergelenks tritt häufig in der Form der »Caries sicca« auf, bei der synoviale Ergüsse und Abszesse fehlen. — Die chronische Polyarthritis am Schultergelenk ist keine Seltenheit.

Die entzündlichen Prozesse des Schultergelenks führen praktisch nie zu einer vollständigen Ankylose, regelmäßig aber zur Addukationskontraktur und zu einer Sperrung der Drehbewegungen. Hierfür sind Schrumpfungen der axillären Kapselanteile und sekundäre Verklebungen der periartikulären Schleimbeutel verantwortlich. Die funktionell sehr ungünstige Adduktionssteife der Schulter muß auf jeden Fall vermieden werden. Die Behandlung erfordert Fixation der erkrankten Schulter im Thorax-Abduktionsgips bis zum Abklingen der entzündlichen Erscheinungen. Nur bei Polyarthritis muß aus Abduktionslage heraus möglichst frühzeitig schonend mobilisiert werden. Gegen die Infektion werden Antibiotika und Sulfonamide gegeben. Abszesse und Phlegmonen muß man inzidieren. Bei Tuberkulose und fortgeschrittener Gelenkzerstörung nach Eiterungen empfiehlt sich die extraartikuläre Spanarthrodese in 60–70° Abduktionslage des Armes. Die verbleibende Schultergürtelbeweglichkeit ergibt gute funktionelle Resultate für die obere Extremität (s. Abb. 45).

Schmerzhafte Schultersteife — Periarthritis humeroscapularis

Die *schmerzhafte Schultersteife* oder sog. *»Periarthritis humeroscapularis«* nimmt unter den Erkrankungen der Schulterregion einen hervorragenden Platz ein. Nach heutiger Auffassung handelt es sich um einen neurogenen Reizzustand mit sekundären, entzündungsähnlichen Veränderungen an den periartikulären Geweben der Schulter. Die primäre Störung sitzt nicht in der Schulter, sondern beruht auf einer Reizung bestimmter Wurzeln des Armnervengeflechts, vorzugsweise vegetativer Fasern, welche in der Mehrzahl der Fälle durch eine Osteochondrose der Halswirbelsäule ausgelöst ist (vgl. S. 86 ff.).

Das Syndrom ist durch Schulterschmerz und -steife gekennzeichnet. Es kann akut mit großer Heftigkeit, aber auch schleichend einsetzen. Gelegentlich wird es durch relativ leichte Traumen, wie Prellung oder auch schulterferne Stauchung ausgelöst (Duplaysche Kontraktur). Der geringfügige Unfall und die sich später oft entwikkelnde schwere Funktionsstörung der Schulter stehen in einem krassen Gegensatz zueinander. Die schmerzhafte Schultersteife tritt besonders oft zusammen mit dem Sudeckschen Syndrom der oberen Extremität in Erscheinung. Klinisch besteht meist am vorderen oder hinteren Rand des Deltamuskels, über der langen Bizepssehne, zwischen Akromion und Tuberculum majus humeri oder über dem Rabenschnabelfortsatz lebhafter Druckschmerz. Die Gelenkbewegungen sind besonders bei Abduktion und Rotation eingeschränkt. Diese Sperre ist im Beginn eine durch den Schmerz bedingte reflektorische Schonhaltung, wird aber bald zu einer echten Steife in Adduktionsstellung infolge Schrumpfung der Gelenkkapsel und Verklebung der Gleitflächen der großen Schulterschleimbeutel. – Während die Röntgenaufnahmen der Schulter an den Gelenkkörpern selbst meist keinen krankhaften Befund ergeben, treten gelegentlich bei der akuten Form der Periarthritis humeroscapularis, besonders bei jüngeren Kranken, Kalkherde im Weichteilschatten zwischen Akromion und Tuberculum majus humeri auf (Abb. 116). Hierbei handelt es sich um Kalkniederschläge in und um die Supraspinatussehne, nicht aber um Schleimbeutelverkalkungen, wie früher immer angenomenm wurde. Man spricht daher richtig von einer »Peritendinosis calcarea« anstatt von der »Bursitis calcarea«. Die Kalkniederschläge sind meist flüchtig. Sie verschwinden rasch unter Novocaininfiltrationen und Röntgenbestrahlungen. – Die Beziehungen der schmerzhaften Schultersteife zur Osteochondrose der Halswirbelsäule lassen sich klinisch durch die Schmerzausstrahlungen gegen die seitliche Halsgegend, Druckschmerz der Plexuswurzeln und gleichzeitige bis in die Finger ziehende typische Neuralgien feststellen. Der positive Röntgenbefund an der HWS ist wichtig. Nicht immer ist ein begleitender Wurzelschmerz vorhanden. Echte entzündliche Erscheinungen gehören nicht zum Krankheitsbild der Periarthritis humeroscapularis. Bei pathologisch-anatomischen Untersuchungen werden nur degenerative Veränderungen gefunden.

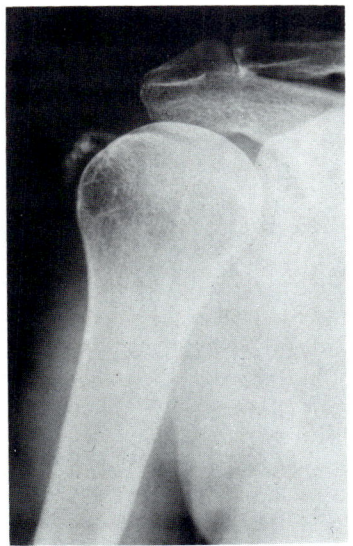

Abb. 116: Kalkniederschlag in der Sehne des M. supraspinatus (= Peritendinosis calcarea) bei Periarthritis humeroscapularis.

Die *Therapie* der schmerzhaften Schultersteife ist konservativ. Die akute Periarthritis erfordert Ruhigstellung auf einer Abduktionsschiene. Örtliche Injektionen mit 25–40 mg Kortikosteroid und einem Lokalanästhetikum sowie Röntgenbestrahlungen bringen rasch Linderung. Sehr gut wirkt die Stellatumblockade. Bei der chronischen Form ist eine energische krankengymnastische und physikalische Behandlung notwendig. Fibröse Gelenksperren werden vorsichtig in Narkose gelöst. – Medikamentös können Antirheumatika, B-Vitamin und durchblutungsfördernde Mittel versucht werden. – Gleichzeitig ist die *Halswirbelsäule zu behandeln* (vgl. S. 91).

Supraspinatussehnenerkrankung und -ruptur

Schmerzen und Bewegungsstörungen der Schulter können ihre Ursache in einer Erkrankung der Sehne des M. supraspinatus haben. Diese zieht unter dem Akromion über den Oberarmkopf hinweg zum Tuberculum majus humeri. Sie bildet den Boden der Bursa subacromialis und liegt direkt auf der Schultergelenkskapsel. Ihre besondere Lage gibt Anlaß zu mechanischen Schädigungen. Degenerative Veränderungen, die offenbar durch Druck und Reibung begünstigt werden, wenn die Sehne bei Abduktion des Oberarms unter das Akromion gleitet, führen zu Auffaserung und Arrosionen. Typisch ist ein lebhafter Schmerz, wenn bei passiver Abspreizung des Armes der größere Kopfhöcker unter das Akromion tritt. Der Schmerz tritt dagegen nicht auf, wenn der Arm bei starker Außenrollung abduziert wird, da dann das Tuberculum majus das Akromion umgeht. Die degenerierte Supraspinatussehne neigt in besonderem Maße zur Spontanruptur. Diese tritt schleichend oder plötzlich auf. Beim kompletten Riß ist die vollständige aktive Abduktion des Armes eingeschränkt. Behandelt wird konservativ durch Lagerung in Abduktion und Außenrotation für 4 bis 5 Wochen mit Gips oder einer entsprechenden Bandage. In leichten Fällen bringt die wiederholte lokale Infiltration des Sehnenansatzes bzw. der Bursa subacromialis mit einem Anästhetikum oder mit Hydrocortison-Kristallsuspension (20–40 mg) vielfach Abklingen des Syndroms.

Bizepssehnenriß

Der Riß der langen Bizepssehne ist eine typische Spontanruptur. Ursache ist eine Arrosion des Caput longum im Sulcus intertubercularis, welcher durch entzündlich-degenerative Veränderungen rauh und eingeengt ist. Die Ruptur, von der hauptsächlich ältere Männer betroffen werden, tritt gewöhnlich beim Anheben einer Last ohne besondere Kraftanstrengung auf. Schmerzen können dabei völlig fehlen. Klinisch auffällig ist die durch den retrahierten Muskelbauch hervorgerufene weiche, etwa apfelgroße Geschwulst dicht oberhalb der Ellenbeuge. Funktionell ist die aktive Unterarmbeugung bei Supination beeinträchtigt. Die Therapie ist in frischen Fällen operativ, wobei die lange Bizepssehne mit der kurzen vernäht oder am Humeruskopf fixiert werden kann.

Habituelle Schulterverrenkung

Die gewohnheitsmäßige Schulterverrenkung geht häufig aus einer traumatischen Luxation hervor, wenn die Kapsel stark ausgeweitet bleibt und der vordere Pfannenrand durch Abriß des knorpeligen Limbus abgeflacht ist. Die Reluxation erfolgt dann bereits bei geringen Anlässen, häufig schon bei Elevation und Außenrotation des Armes (Ausrecken im Bett!); dabei stemmt sich der Oberarmhals am Akromion an, und der Kopf wird über den vorderen Pfannenrand hinweggehebelt. Manchen Kranken gelingt es, die Luxation selbst zu reponieren. – Die habituelle Schulterluxation muß *operativ behandelt* werden. Unter den zahlreichen Operationsverfahren, die eine Fesselung des Oberarmkopfes durch Kapselraffung, Faszienzügelaufhängung, Hemmung der Außenrotation oder Verstärkung des vorderen Pfannenrandes bezwecken, hat sich die Kombination der Knochenspanimplantation am vorderen Schulterpfannenrand nach EDEN-HYBINETTE mit der Versetzung der Subscapularissehne nach lateral als das zuverlässigste erwiesen.

Manchmal liegt der habituellen Schulterverrenkung eine Anomalie der Pfanne oder eine abnorme Kapselschlaffheit auf konstitutioneller Basis zugrunde. Besonders häufig sind Epileptiker betroffen.

Schultereckgelenkverrenkung

Die Verrenkung im Akromioklavikulargelenk ereignet sich durch Sturz auf Arm oder Schulter. Voraussetzung ist die Sprengung des starken Bandes zwischen Schlüsselbein und Rabenschnabelfortsatz. Das Schlüsselbein springt nach kranial aus seinem Lager. Die frische Luxation wird häufig übersehen und als Schulterprellung mißdeutet. Die veraltete Luxation verursacht beträchtliche Beschwerden infolge der sekundären Arthrose im Schultereckgelenk und einer nicht unerheblichen Funktionseinschränkung bei der Armkreiselung. *Therapeutisch* ist die exakte Reposition des Schlüsselbeins erforderlich. In frischen Fällen kann mit einem kräftigen Pflasterzügelverband für 4–6 Wochen Heilung erzielt werden. Zuverlässiger ist die temporäre Nagelfixation des reponierten Gelenks. Veraltete Fälle bedürfen der plastischen Rekonstruktion des Lig. coracoclaviculare.

Sternoklavikulargelenk

Traumatische Sprengungen des Sternoklavikulargelenks sind wesentlich seltener als die Schultereckverrenkung. Die *Luxation* des sternalen Schlüsselbeinendes erfolgt nach ventral. Sie macht die operative Wiederherstellung durch Bandnaht oder Bandplastik erforderlich. Ungestörte Funktion dieses wichtigen Gelenks des Schultergürtels ist für die freie Beweglichkeit des Armes unerläßlich. – Eine kolbige Verdickung des Gelenks wird bei chronischer Arthritis und der häufigen Arthrose gefunden.

Schulterblattkrachen

Bei manchen Menschen tritt bei Bewegungen des Schulterblattes ein reibendes oder krachendes Geräusch auf, welches mitunter willkürlich ausgelöst werden kann und deutlich hörbar ist. Meist verursacht dieses Phänomen keine Beschwerden. Treten dabei Schmerzen auf, so findet sich umschriebene Druckempfindlichkeit am inneren, oberen Skapulawinkel. Der M. levator scapulae und der M. rhomboideus minor sind dabei oft von schmerzhaften Strängen und Muskelhärten durchsetzt. Die betroffenen Patienten haben meist einen Rundrücken. Als Ursache des schmerzenden Schulterblattkrachens nimmt HOHMANN eine Störung im Gleitmechanismus der Muskeln des inneren, oberen Schulterblattwinkels an. Die Störung kann aber auch im Zuge eines Zervikalsyndroms auftreten. – Die Therapie ist in leichten Fällen konservativ (Wärme, Massage, Novocaininfiltration). Bei hartnäckigen Fällen ist die von HOHMANN empfohlene Einkerbung der schmerzhaften Muskelansätze am Schulterblatt ein erfolgreicher kleiner Eingriff. – Manchmal wird das Schulterblattkrachen durch eine Exostose der Scapula verursacht.

Schulterblatthochstand

Der Schulterblatthochstand (Sprengelsche Deformität) ist ein angeborener Stellungsfehler der Skapula. Durch eine Entwicklungshemmung bleibt das Schulterblatt

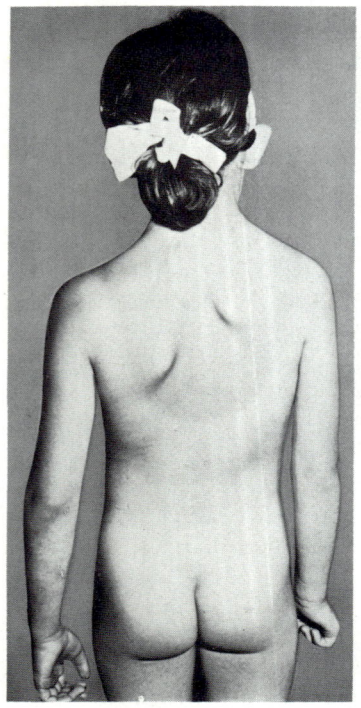

a

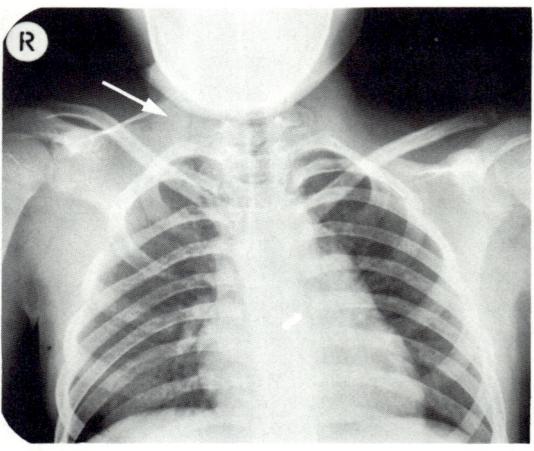

b

Abb. 117: Angeborener Schulterblatthochstand re. (Sprengelsche Deformität), Bogenspalte D 1; 6 Jahre, weiblich.

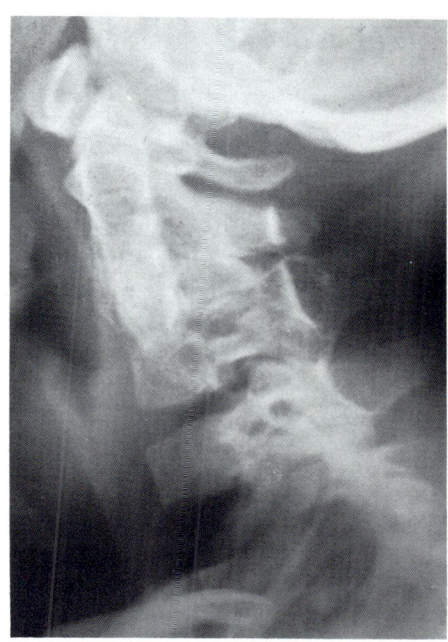

Abb. 118: Klippel-Feil-Syndrom; Kurzhals infolge Verschmelzung und mangelhafter Differenzierung mehrerer Halswirbel.

am Ort seines Ursprungs stehen. Die Mißbildung ist meist einseitig und häufig mit anderen Fehlbildungen der WS und des Thorax, wie Skoliose, Kurzhals (Klippel-Feil-Syndrom), Halsrippen, Wirbelspalten, Pektoralisdefekt und anderem kombiniert (Abb. 117 und 118). Die das Schulterblatt haltenden Muskeln sind verkürzt, wodurch die Beweglichkeit des Armes meist eingeschränkt ist. Aus funktionellen und kosmetischen Gründen kann eine Indikation zur operativen Korrektur gegeben sein, wobei der kraniale Teil der Skapula bis zur Spina reseziert wird.

Epiphysenstörungen am Oberarm

Am Oberarm treten Epiphysenwachstumsstörungen verhältnismäßig oft auf. Die proximale Wachstumsfuge kann durch eitrige Einschmelzung bei Säuglingsosteomyelitis oder durch direkte Verletzungen, aber auch durch die hier vorzugsweise zur Entwicklung kommenden Knochenzysten (vgl. Abb. 16!), beeinflußt werden. Stillstand des Längenwachstums ist die Folge.
Eine typische epiphysäre Wachstumshemmung tritt nach frühkindlichen Armlähmungen, besonders bei der Erbschen Geburtslähmung, auf.
Noch häufiger kommt es aber zu traumatischen Epiphysenschädigungen am distalen Humerusende durch suprakondyläre Frakturen im Kindesalter. Die daraus entstehende Wachstumsstörung ist meist asymmetrisch und führt zu winkliger Abknikkung des Unterarms gegen den Oberarm (*Cubitus valgus* oder *varus*). Diese sind gewöhnlich mit einer Lockerung des seitlichen Bandapparates am Ellbogengelenk ver-

bunden und daher funktionell ungünstig. Ein ausgeprägter Cubitus valgus führt manchmal zu einer schleichenden Ulnarisparese. Cubitus valgus oder varus müssen operativ durch suprakondyläre Osteotomie korrigiert werden (Abb. 119 a u. b).

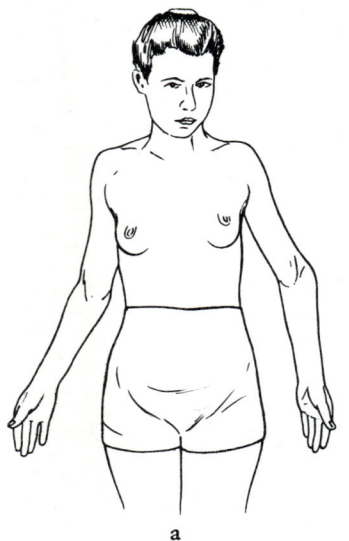 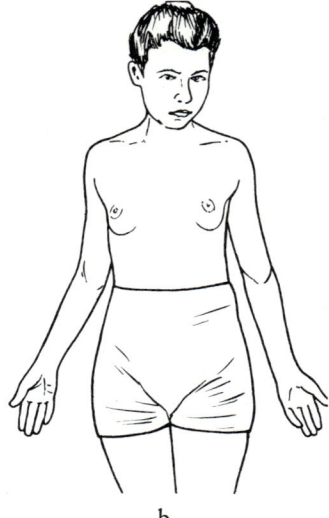

a b

Abb. 119 a u. b: *Cubitus varus* links durch Epiphysenstörung nach suprakondylärer Oberarmfraktur vor 5 Jahren. – Zustand nach Korrektur durch suprakondyläre Osteotomie im Alter von 12 Jahren.

Erkrankungen des Ellbogengelenks

Entzündliche Prozesse am Ellbogengelenk

Entzündliche Prozesse am Ellbogengelenk ähneln in Entstehung, Verlauf und Ausgang weitgehend denen am Kniegelenk, so daß auf die dortigen Darstellungen verwiesen werden kann. Bei der Gelenktuberkulose steht der Ellbogen nach Knie und Hüfte an dritter Stelle. Für die Behandlung gelten die gleichen Regeln wie bei den Arthritiden der anderen großen Gelenke.
Bei Funktionsstörungen des Ellbogengelenks ist meist auch das proximale Radioulnargelenk in Mitleidenschaft gezogen, wodurch die Drehbewegungen des Unterarms eingeschränkt werden. Fixierende Verbände sollen deshalb in mittlerer Drehstellung des Unterarms angelegt werden, wenn mit einer bleibenden Steife im Ellbogengelenk gerechnet werden muß.

Osteochondrosis dissecans

Allgemeines zur *Osteochondrosis dissecans* siehe unter Kniegelenk S. 130 f.! Das Leiden ist am Ellbogengelenk des Jugendlichen recht häufig. Typischer Sitz des Herdes ist die Gelenkfläche des Capitulum humeri gegenüber dem Radiusköpfchen (Abb. 120). Klinisch besteht schmerzhafte Streckhemmung des Gelenks und lokale Druckempfindlichkeit vorn proximal vom Radiusköpfchen. Nach Ausstoßung freier Körper kommt es zu rezidivierenden Einklemmungen. Doppelseitige Erkrankung ist keine Seltenheit. Die Therapie entspricht der bei *Osteochondrosis dissecans* am Kniegelenk.

Freie Körper im Ellenbogengelenk, die Einklemmungen verursachen, treten multipel bei der Chondromatose auf, einer Erkrankung der Gelenkinnenhaut.

Die gleiche Bezeichnung wird übrigens gelegentlich auch für die multiplen Enchondrome des Knochens gebraucht.

Das Ellenbogengebiet ist häufig Sitz der *Myositis ossificans* (vgl. S. 52 f.!).

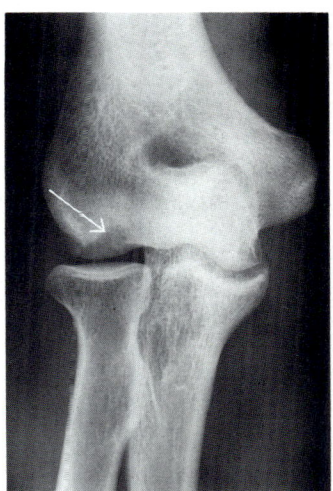

Abb. 120: *Osteochondrosis dissecans*. – Halbmondförmiger Defekt an der Gelenkrolle gegenüber dem Speichenköpfchen; leeres Bett nach Ausstoßung des freien Körpers. Typische Lokalisation! 24 Jahre, männlich.

Epicondylitis humeri

Als *Epikondylitis* wird ein Symptomenkomplex bezeichnet, bei dem sich an den Muskelursprüngen des radialen, seltener auch des ulnaren Epikondylus ein lebhafter Druckschmerz auslösen läßt. Die Beschwerden treten spontan und bei kräftiger Anspannung der Hand- und Fingerbeuger auf (Händedruck, Koffertragen), oder bei aktiven Drehbewegungen des Unterarms. Das Leiden ist auch unter dem Namen »Tennisellenbogen« bekannt. Fast immer geben die Kranken ein Ausstrahlen der Schmerzen bis in die Finger an. Häufig ziehen die Beschwerden auch zur Schulter und in die seitliche Halsregion. *Es handelt sich um eine der häufigsten Erscheinungsformen bei zervikaler Osteochondrose.* (Vgl. Abschnitt Halswirbelsäule!) Durch anhaltenden muskulären Hypertonus kommt es zu Reizerscheinungen der Sehnenansatzzone am Epicondylus humeri. – Therapeutisch bewähren sich neben Wärmeanwendung und Massage Infiltrationen der schmerzhaften Muskelursprünge mit Novocain und Hydrocortison (1:1). – In sehr hartnäckigen Fällen kann man auch nach dem

Vorschlag von HOHMANN die kontrakten Muskelstränge am Epikondylus durch kleine Einkerbungen entspannen und damit den Circulus vitiosus unterbrechen. Gleichlaufend wird die zervikale Osteochondrose behandelt.

Suprakondyläre Humerusfraktur

Ischämische Kontraktur (Volkmann)

Die *suprakondyläre Humerusfraktur* ist eine typische Verletzung des Kindesalters. Sie entsteht durch Fall auf den gestreckten, bzw. überstreckten Arm. Nach dem Frakturmechanismus handelt es sich um einen Überstreckungsbruch. Die Fragmente stehen in nach hinten offenem Winkel geknickt; das proximale Bruchstück ist meist gegen die Ellenbeuge zu verschoben. Dadurch kann es zu einer Schädigung des N. medianus und radialis und zu einer Verletzung oder Kompression der Blutgefäße kommen. Bei der Erstuntersuchung müssen daher stets der Radialispuls und die Fingerdurchblutung der verletzten Seite kontrolliert sowie aktive Beweglichkeit und Sensibilität der Hand geprüft werden. Gelegentlich ist der Puls zunächst nicht tastbar und kehrt erst nach Reposition des Bruches zurück.

Die Mitbeteiligung von Gefäßen und Nerven in der Ellenbeuge ist die Ursache einer gefürchteten Spätkomplikation, der Volkmannschen *ischämischen Muskelkontraktur*. Infolge Sauerstoffmangels kommt es zu bindegewebiger Entartung und narbiger Schrumpfung der Beugemuskeln des Vorderarmes (Abb. 121). Es entwickeln sich fortschreitende Beugekontrakturen der Finger und des Handgelenks. Die Finger sind bläulich verfärbt und fühlen sich kalt an. Gelegentlich besteht auch Gefühlsstörung. In der erkrankten Muskulatur lassen sich derbe Narbenstränge tasten. Die Kontraktur entwickelt sich 3–6 Wochen nach der Verletzung und schreitet langsam weiter vor. Die ischämische Kontraktur kann auch nach zu langer Dauer künstlicher Blutleere und durch einschnürende Verbände entstehen. Sie kommt praktisch nur im Kindesalter vor.

Die *Behandlung* der suprakondylären Humerusfraktur muß auf diese schwere Komplikation Rücksicht nehmen. Die beste Prophylaxe ist die sofortige Beseitigung der Dislokation. Die Reposition erfolgt unter Zug am gebeugten Unterarm. Der fixierende Gipsverband, der den Thorax mit umschließen soll, muß nach dem Erstarren sofort bis auf die Haut durchgespalten werden, um jede Einschnürungsmög-

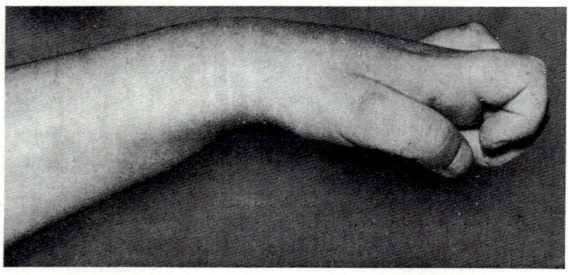

Abb. 121: Ischämische Muskelkontraktur, 6 Wochen nach suprakondylärer Humerusfraktur. Beugestellung von Hand und Fingern infolge narbiger Schrumpfung der volaren Unterarmmuskeln. 5 Jahre, männlich.

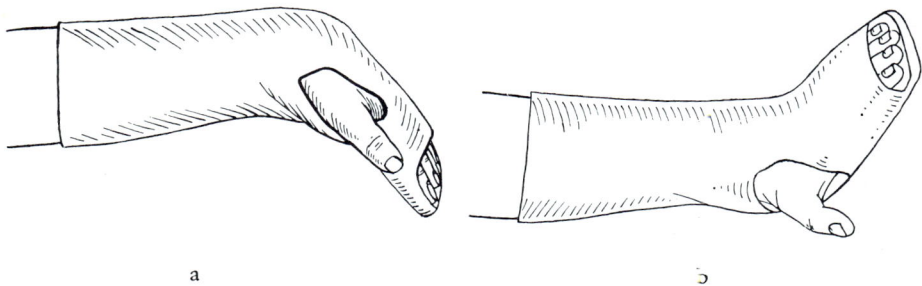

Abb. 122: Konservative Behandlung der ischämischen Kontraktur durch schrittweise Dehnung im Umstellgips.

lichkeit, auch bei nachträglicher Schwellung des Bruchbereiches von vornherein auszuschalten. Farbe, Temperatur und Gefühlsempfindung der Finger sind laufend zu kontrollieren. – Die suprakondyläre Humerusfraktur kann auch durch Dauerextension mit Kirschnerdraht am proximalen Ulnaende (cave N. ulnaris!) behandelt werden.
Gegen die ischämische Kontraktur werden Quengelverbände, Dehnungsübungen, Massagen und Elektrisieren angewandt. Unter Umständen sind Myotomien und Tenotomien erforderlich. Die konservative Behandlung muß früh einsetzen und intensiv und lange durchgeführt werden, da die Rezidivneigung groß ist. Siehe Abbildung 122 a u. b!

Hand und Finger

Deformierungen und Funktionsstörungen der Hand

Angeborene Mißbildungen an Hand und Fingern treten als Differenzierungsstörungen, als Defekte und Überschußbildungen auf (vgl. Dysmeliesyndrom S. 19). Eine typische Differenzierungsstörung ist die Syndaktylie, bei welcher zwei oder mehrere Finger unvollständig oder gar nicht getrennt sind, so daß im extremen Fall die »Löffelhand« besteht (Abb. 123). Bei der Syndaktylie kann die Brücke nur durch Weichteile gebildet sein, oder die Fingerstrahlen sind knöchern miteinander verschmolzen. Der leichteste Grad ist die sogen. Schwimmhautbildung. Die Behandlung ist immer operativ. Das funktionelle Ergebnis hängt von dem Entwicklungszustand der Sehnen, Muskeln und der Fingergelenke ab, bei denen häufig gleichfalls Mißbildungen bestehen. – Defekte treten in verschiedener Form auf. Eine symmetrische schwere Mißbildung, die gewöhnlich auch noch die Füße betrifft, ist die Spalthand. Hierbei fehlt meist der mittlere Handstrahl. – Strahlendefekte kommen besonders häufig radialseitig vor und betreffen den Daumen, den ersten Mittelhandknochen, nicht selten auch die Speiche mit den radialen Handwurzelknochen. Der Daumen kann in anderen Fällen als dreigliedriger Langfinger ausgebildet sein. Diese Mißbildung und die Daumenaplasie erfordern plastische Operationen, da die daumenlose Hand funk-

156 Spezielle Orthopädie nach Körperregionen

tionell erheblich beeinträchtigt ist. – Überschußbildungen treten hauptsächlich als Mehrfingrigkeit (Polydaktylie) auf. Selten ist der partielle Riesenwuchs an einzelnen Fingern. Überzählige Finger werden amputiert, wobei darauf zu achten ist, daß das funktionstüchtigere Glied erhalten bleibt.

Als *Klumphand* wird eine Stellungsabweichung der Hand gegen den Unterarm im Sinne der radialen Abduktion bezeichnet. Die angeborene Form beruht meist auf einem Speichendefekt. Häufig besteht gleichzeitig eine Aplasie des Daumenstrahls. – Die Funktionsstörung ist erheblich (Abb. 124).

Als *Madelungsche Deformität* wird eine seltene Fehlstellung der Hand bezeichnet, bei der diese gegen den Unterarm bajonettförmig abgeknickt und verschoben ist. Die Deformität entwickelt sich um das 10. Lebensjahr, bevorzugt das weibliche Geschlecht und ist meist erblich. Klinisch auffallend ist das starke Vorspringen des Ulnaköpfchens. Dadurch sind Dorsalflexion und ulnare Abduktion der Hand eingeschränkt. – Eine ähnliche Deformität entsteht als traumatische Klumphand durch Verletzung oder bei Entzündung im Gebiet der distalen Radiusepiphyse während des Wachs-

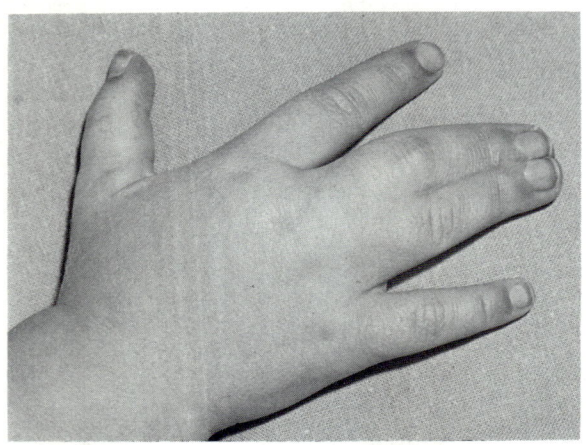

Abb. 123: Syndaktylie des 3. und 4. Fingers mit teilweiser Synostose der Endphalanx.

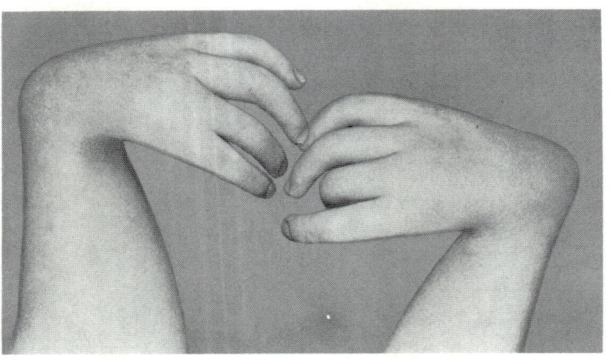

Abb. 124: Doppelseitige Klumphand durch Radiusaplasie mit Daumendefekt (Dysmeliesyndrom).

Hand und Finger 157

tumsalters. In beiden Fällen kommt es zur Luxationsstellung der überlangen Elle am Handgelenk (Abb. 125). Klumphand und Madelungsche Deformität sind nur durch korrigierende Operation erfolgreich zu behandeln.
Durch *Erkrankung der Sehnen und Sehnenscheiden* entstehen häufig Schmerzen und Funktionsstörungen an Hand und Fingern. Die Einzelheiten wurden bereits zusammenhängend besprochen (vgl. S. 48 ff.!). Die unspezifische Tendovaginitis bzw. Peritendinitis crepitans befällt vorzugsweise die Hand- und Fingerstrecksehnen. Der Hauptdruckschmerz und das typische Reibegeräusch liegen dabei über dem Lig. carpi dorsale und dem distalen Drittel der Unterarmstreckseite. Der Schmerz verstärkt sich bei aktiver Fingerstreckung. – Auf der Beugeseite ist die unspezifische Sehnenscheidenentzündung viel seltener. Sie wird hier oft mit Muskelschmerzen verwechselt, die im Zusammenhang mit der Epicondylitis humeri (vgl. zervikale Osteochondrose!) auftreten. Die Tendovaginitis der Beugesehnen im distalen Unterarmdrittel und in der Hohlhand mit nachweisbarem Erguß ist immer verdächtig auf ein tuberkulöses Sehnenscheidenhygrom.
Als *Karpaltunnelsyndrom* werden Schmerzen, Parästhesien und Muskelatrophien an Hohlhand und Fingern im Bereich des N. medianus bezeichnet, die auf einer Stenose des Canalis carpi beruhen. Ursachen sind Tendovaginitis, Hämatome, Bindegewebswucherungen oder Ganglien. Druck auf das Lig. carpi transversum verstärkt die Symptome. Die Therapie besteht in operativer Spaltung des Bandes.
Schwellungen des Handgelenks treten vor allem bei *rheumatischer Entzündung*

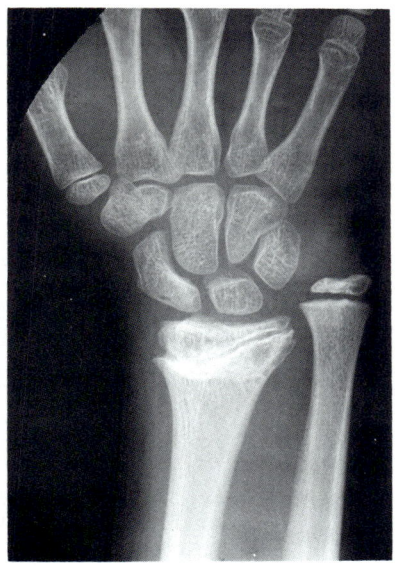

Abb. 125: *Epiphysenwachstumsstörung* am distalen Speichenende nach Fraktur im Alter von 12 Jahren; Zustand 7 Jahre später. Klinisch Klumphandstellung.

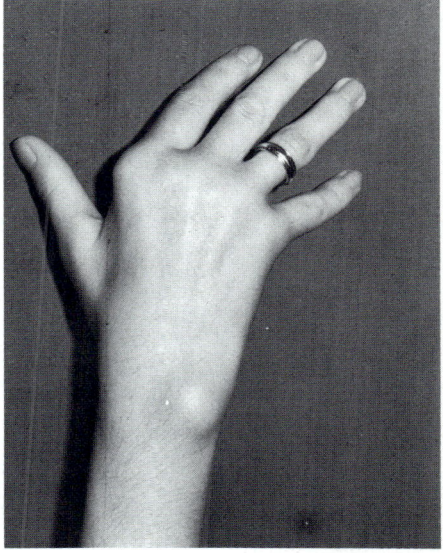

Abb. 126: *Chronische Polyarthritis.* – Versteifung der Finger in Beugestellung, Verdickung der Gelenke; charakteristische Abweichung der Finger nach ulnar.

(Polyarthritis) auf. Es muß auch an eine tuberkulöse Arthritis gedacht werden, die sich hier nicht selten lokalisiert. Die Unterscheidung ist nicht immer leicht. Bei Polyarthritis hilft der Verlauf, der Befall anderer Gelenke und das Ansprechen auf Antirheumatika. Die schwersten Funktionsstörungen und Deformierungen der Hand und Finger entstehen durch den chronischen Gelenkrheumatismus (Abb. 126). Frühzeitiges Erkennen und Eingreifen ist daher notwendig. (Vgl. Behandlung der chron. Polyarthritis S. 44!)

Bei allen schmerzhaften Entzündungsprozessen der Hand besteht Neigung zur Beugekontraktur des Handgelenks. Diese Stellung ist funktionell ungünstig, da der Faustschluß erschwert und kraftlos wird. Die notwendige Ruhigstellung, die immer besser mit Gips, Kunststoff- oder Walklederhülse als mit einer Cramerschiene erfolgt, muß daher in leichter Dorsalflexion der Hand vorgenommen werden. Auch bei der Arthrodese des Handgelenks wird diese Stellung gewählt.

Die *Arthrosis deformans der Handwurzel* ist meist die Folge von Gefügeverschiebungen der proximalen Handwurzelreihe. Diese entstehen gewöhnlich durch Verletzungen. Hier rangiert an erster Stelle die typische Radiusfraktur, die häufig mit bajonettförmiger Abknickung und Verkürzung der Speiche verheilt. Danach folgt die Navikularefraktur, die oft in eine Pseudarthrose übergeht (Abb. 127). Prognostisch ungünstig ist auch die aseptische Mondbeinnekrose (Kienböcksche Lunatummalazie; vgl. S. 33!), die fast immer eine Gefügeverschiebung durch Zusammensintern des Knochens verursacht. Die Arthrosis deformans der Handwurzel führt zu Schmerzen und Greifstörungen, meist abhängig von der Beanspruchung. Hiernach ist die Therapie einzurichten. Bei starker beruflicher Beanspruchung erfordern schwerere Fälle die Arthrodese, oder wenigstens die Ruhigstellung des Handgelenks durch eine schienenverstärkte Walklederhülse. Bei leichteren Fällen genügt manchmal eine einfache Hand-

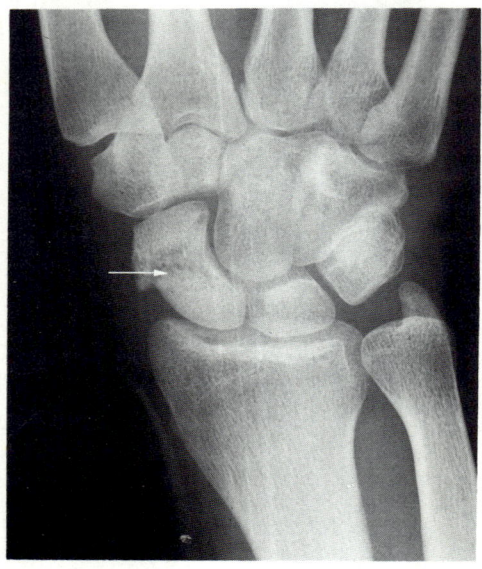

Abb. 127: Navikularepseudarthrose.

gelenkbandage oder ein sogenannter »Kraftriemen«. Im übrigen kommen die bekannten physikalischen Methoden zur Anwendung.

Eine fixierende Bandage oder auch die operative Versteifung erfordert die Arthrosis deformans im 1. Karpometakarpalgelenk (= Sattelgelenk des Daumens), welche zu sehr lästigen Schmerzen bei der Spreiz- und Oppositionsbewegung des Daumens führt.

Fingerkontrakturen

Fingerbeugekontrakturen können desmogen, myogen, tenogen, neurogen und arthrogen entstehen.

Dupuytrensche Kontraktur

Der »Dupuytren« ist eine typische, chronisch progrediente Beugekontraktur der Finger, die durch Schrumpfung der Palmaraponeurose verursacht wird. Die Hohlhandsehnenplatte degeneriert unter Bildung derber Stränge und Knoten, welche mit der Haut verbacken sein können. Bevorzugt sind der 4. und 5. Finger. Es können aber auch die übrigen einschließlich des Daumens betroffen sein (Abb. 128). Die Kontraktur führt zunächst zu einer Beugestellung im Grundgelenk des Fingers; später krümmt er sich noch im Mittelgelenk, während das Endgelenk stets frei bleibt. Die Beugesehnen sind nicht direkt beteiligt. Es erkranken überwiegend Männer jenseits des 50. Lebensjahres; in seltenen Fällen auch schon früher. Das Leiden tritt zuweilen symmetrisch auf. Die Ursache konnte bisher nicht einwandfrei geklärt werden. Familiäres Auftreten ist nicht selten. Beobachtungen über häufiges gleichzeitiges Bestehen einer Osteochondrose der Halswirbelsäule läßt an eine trophische Störung auf neurovaskulärer Basis denken. Die Vergesellschaftung mit der *Induratio penis plastica* welche in älteren Lehrbüchern als häufig genannt wird, ist eine Ausnahme.
Die Behandlung kann im Anfang der Kontrakturen durch konsequente Dehnungsübungen konservativ erfolgreich sein. Bei ausgeprägter Fingerkontraktur muß operiert werden. Nach Kocher-Lexer wird die Palmaraponeurose radikal exstirpiert. Für leichtere Fälle kommt die multiple subkutane Durchtrennung der Knoten und Stränge mit dem Tenotom in örtlicher Betäubung mit anschließender intensiver Übungsbehandlung unter Zuhilfenahme einer Fingerstreckschiene nach Hohmann während mehrerer Wochen in Betracht.

Kamptodaktylie, Klinodaktylie

Dem äußeren Erscheinungsbild der Dupuytrenschen Kontraktur ähnlich ist die als *Kamptodaktylie* bezeichnete angeborene Beugekontraktur des Kleinfingers im Mittelgelenk. Sie ist häufig symmetrisch, bevorzugt das weibliche Geschlecht und wird dominant vererbt.
Klinodaktylie heißt die Abweichung eines Fingergliedes nach der Seite. – Die Er-

160 Spezielle Orthopädie nach Körperregionen

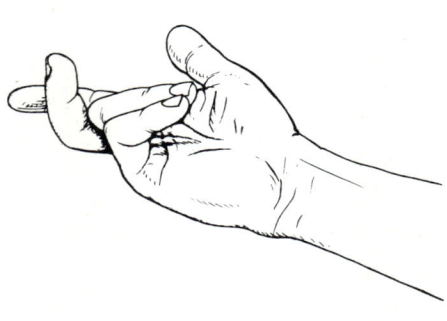 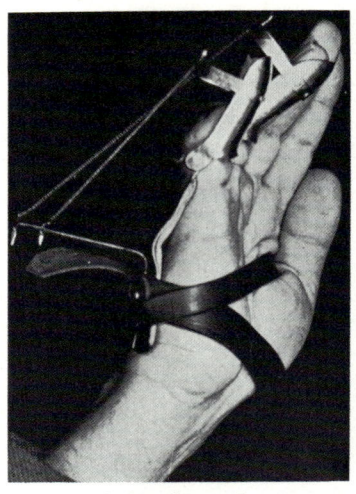

Abb. 128: *Dupuytrensche Fingerkontraktur* durch strangförmige knotige Schrumpfung der Palmaraponeurose. – Bevorzugter Sitz an den ulnaren Fingern.

Abb. 129: Dauerbehandlung der Dupuytrenschen Kontraktur nach subkutaner Strangdurchtrennung mit gelenkigen Fingerschienen nach *Hohmann*.

gebnisse operativer Korrekturen bei angeborener Fingerbeugekontraktur sind nicht sehr günstig. Deshalb sind konservative Maßnahmen wie Streckschienen, Quengelverbände und korrigierende Übungen zu bevorzugen.
Weitere *Fingerkontrakturen* entstehen durch Narbenzug nach Verletzungen und Verbrennungen, nach Ulnarislähmung, durch Erkrankungen der *Sehnen und Sehnenscheiden* sowie durch Prozesse an den *Fingergelenken*, vor allem bei der primär chronischen Polyarthritis, und schließlich nach Verletzungen und Erkrankungen der knöchernen Phalangen. Vgl. auch ischämische Muskelkontraktur auf Seite 154 f.! Die Behandlung richtet sich jeweils nach der Entstehungsursache und muß operative und konservative Methoden wohlabgewogen miteinander verbinden.

Schnellender Finger

Beim *schnellenden Finger* handelt es sich um eine Behinderung der Sehnenpassage der Fingerbeuger in Höhe des Grundgelenks.
Entweder ist das Sehnenfach selbst durch Verdickung der Wandung eingeengt, oder die Profundussehne ist durch eine derbe, spindelförmige Auftreibung verbreitert. Diese ist meist druckempfindlich und von außen als Knötchen leicht tastbar; besonders, wenn der Patient aufgefordert wird, seinen Finger aktiv zu beugen und zu strecken. Dabei entsteht bei einem bestimmten Punkt in Beugestellung ein typisches ruckartiges Schnapp-Phänomen. Gelegentlich ist der Finger auch in Beuge- oder Streckstellung völlig arretiert. Die Veränderung wird an sämtlichen Fingern beobachtet. Besonders bevorzugt scheint der Mittelfinger zu sein. – Als Sonderform muß der

Schnellender Finger

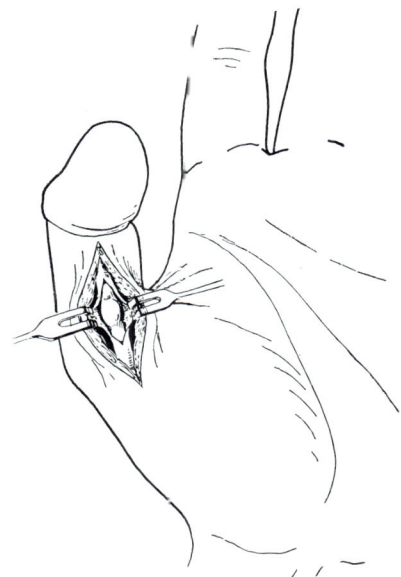

Abb. 130: Schnellender Finger. – Pollex rigidus Behinderung der Sehnenpassage im Beugerfach durch spindelförmige Sehnenanschwellung. Behandlung durch operative Längsspaltung der Sehnenscheide (Längsöffnung der Haut auf der Skizze wegen der besseren Übersicht; bei der Operation querer Hautschnitt!).

Pollex rigidus der Kinder angesehen werden, wo aus gleicher Ursache der Daumen in Beugestellung federnd fixiert ist. Die Veränderung tritt gelegentlich doppelseitig schon im Säuglingsalter auf (Abb. 130).

Die Entstehungsursache ist nicht sicher geklärt. Es werden entzündliche Erkrankungen der Sehnenscheide, traumatische Reizzustände und rheumatische Prozesse angenommen; letzte wegen der nicht selten multipel auftretenden »schnellenden Finger« bei Polyarthritis.

Die Behandlung erfolgt operativ durch Längsspaltung der Beugesehnenscheide in Lokalanästhesie, gegebenenfalls unter Exzision des Sehnenknötchens.

Literaturempfehlungen

HOHMANN, G.: Fuß und Bein, 5. Aufl. Bergmann, München 1951.
HOHMANN/HACKENBROCH/LINDEMANN (Hrsg.): Handbuch der Orthopädie, Bd. I–IV und Reg.-Bd. Thieme, Stuttgart 1957–1962.
KÖHLER/ZIMMER: Grenzen des Normalen und Anfänge des Pathologischen im Röntgenbild des Skeletts. 11. Aufl., Thieme, Stuttgart 1967.
LANGE, M.: Orthopädisch-chirurgische Operationslehre, 2 Aufl und Ergänzungsband. Bergmann, München 1962, 1968.
SCHMORL/JUNGHANNS: Die gesunde und die kranke Wirbelsäule in Röntgenbild und Klinik. 5. Aufl., Thieme, Stuttgart 1968.

Sachverzeichnis

Achillessehnenverlängerung 142
Adoleszentenkyphose 75 f.
Akromioklavikulargelenk 149
Akroparästhesie 89
Albright-Syndrom 29
Altersrundrücken 77
Amputationen 15 ff.
Andry 1
Antetorsionen (Hüfte) 105
Apophysitis calcanei 33
Apoplexie 68
Apparate 11, 14 f., 82 ff., 96, 103 f., 160
Arteriosklerose 57 f.
Arthritis 39 f., 41 f.
Arthrodese 13
Arthromyogryposis 56
Arthrorise 13
Arthrosis deformans 46 f.
Ataxie 65
Athetose 65
Axillarislähmung 60

Bäckerbein 124
Bandscheibenschaden 83 ff.
Bauernbein 110
Bechterewsche Erkrankung 77 ff.
Beckengürtelform (Muskeldystrophie) 54 ff.
Beschäftigungstherapie 67
Beinlängendifferenzen 134 f.
Bizepssehnenriß 148
Blaue Skleren 22
Blutergelenk 45
Bobath-Methode 67
Brachialgie 89 f.
Brauner Tumor 24
Bursitis 50

Calvé 33
Carpaltunnelsyndrom 50, 158
Chiropraxis 91
Chondrodystrophie 20
Chondromatose 38, 153
Chondropathia patellae 129 f.
Coxarthrose 115 f.
Coxa valga 105 f.
Coxa vara 109 ff.
Coxitis 112 ff.
C. P. (Cerebralparese) 63 ff.
Cubitus valgus 150 f.
Cubitus varus 150 f.
Cushing-Syndrom 23

De Quervain 49 f.

Digitus mortuus 57
Diplegia spastica infantilis 65
Diskusprolaps 84 ff.
Drehgleiten der Lendenwirbelsäule 81, 93
Dreipelottenmieder 15
Duplaysche Schulterkontraktur 146
Dupuytrensche Fingerkontraktur 91, 159
Dyschondroplasie 38 f.
Dysmeliesyndrom 19, 155
Dystrophia myotonica 55

Einlagen 12
EMG– Elektromyogramm 54
Enchondrale Dysostose 19 ff.
Enchondrom 38 f.
Endangitis obliterans 57
Endoprothese 116 f.
Entartungsreaktion 58
Epicondylitis humeri 89, 153
Epiphysenlösung (Hüfte) 110 f.
Epiphysenstörung 23, 150, 156
Erbsche Lähmung 59
Etappenredressement bei Klumpfuß 143
Exostosen, multiple kartilaginäre 37 f.

Fallhand 60
Femurdefekt, kongenitaler 119
Fersensporn 144 f.
Fettkörper s. Hoffascher Fettkörper
Filzkreuz (Knie) 121, 129
Fischwirbel 23, 77
Flache Pfanne 95
Freie Gelenkkörper 46, 47, 123, 130, 145, 153
Froschversuch 94
Fungus 41, 127

Gallertkern 84, 85
Ganglien 51
Gelenkrheumatismus 42 ff., 157
Gelenksteife, angeborene 40
Gelenktuberkulose 41, 113 f., 127 f.
Genu recurvatum 126
Genu valgum 124 f.
Genu varum 125
Gibbus 74, 93, 95, 97
Gicht 46
Glissonschlinge 87, 91 f.
Gnomenwaden 54
Gonitis 126 f.

Habituelle Luxation 40, 130 f., 149
Hackenfuß 134, 141 f.

Sachverzeichnis

Haglundferse 145
Hallux rigidus 141
Hallux valgus 140
Halsrippe 74, 90
Hammerzehe 139 f.
Hexenschuß 85
Hoffascher Fettkörper 131 f.
Hohlfuß 142 f.
Hüfte, schnappende 50
Hüftgelenktuberkulose 113
Hüftkopfnekrose 119
Hüftverrenkung, angeborene 99 ff.
Hühnerbrust 72
Hutkrempenthorax 72
Hydrozephalus 74
Hyperparathyreoidismus 25

Innenbandschaden, Knie 121 f.
Ischämische Kontraktur 154 f.
Ischiadikuslähmung 61
Ischias 85 f.

Jaffé-Lichtenstein-Uehlinger-Syndrom 29

Kamptodaktylie 159 f.
Karpaltunnelsyndrom 50, 157
Kausalgie 90
Kienböck 33, 158
Klappsches Kriechen 82
Klinodaktylie 159 f.
Klippel-Feil-Syndrom 150
Klumpfuß 143 f.
Klumphand 156
Klumpkesche Lähmung 59
Knickfuß 138 f.
Kniearthrose 128 f.
Knieerguß 120 f.
Kniegelenkentzündung 126 ff.
Kniegelenktuberkulose 127 f.
Knochengeschwülste 35 f.
Knochenzysten 24 ff.
Köhler I und II 31 f.
Kongenitale Muskeldystrophie 55
Kopflappenlösung 110
Körperbehindertenfürsorge 1
Krallenhand 60
Krampfadern 135 f.
Kreuzband 7, 122 f.
Kreuzschmerz 85
Kyphose 74 ff.

Lange-Stellung 104
Larsen-Johansson-Sinding-Syndrom 33
Lendenwulst 4
Littlesche Krankheit 63 f.
Lorenz-Stellung 103
Lunatummalazie 33, 158
Luxationperthes 105

Madelungsche Deformität 156
Medianuslähmung 60
Meniskus 123

Metatarsalgie (Morton) 140
Michaelissche Raute 4
Migräne, zervikale 90
Milchkaffeeflecken 133
Mondbeinnekrose 33, 158
Multiple Sklerose 68
Muskeldefekt, angeboren 51
Muskeldystrophie 54 f.
Muskelhärte, Myogelose 53
Muskelplastik 63
Muskelrheuma 53
Myasthenie 56
Myelozele 69, 74
Myositis ossificans 52 f.
Myatonia congenita 55
Myotonie 56 f.

Navikularepseudarthrose 158
Neurofibromatose 133
Nucleus-pulposus-Hernie 85 f.

O-Bein 132 ff.
Offene Beine 135
Okzipitalneuralgie 90
Olliersche Wachstumsstörung 39
Osteochondrose 31, 86
Osteochondrosis dissecans 130, 152 f.
Osteodystrophia fibrosa generalisata 25
Osteofibrosis def. juven. 29
Osteogenesis imperfecta 22
Osteoklase 13
Osteomalazie 31, 77
Osteomyelitis 26
Osteoporose 23
Osteopsathyrose 22
Osteotomie 13
Ostitis deformans Paget 26 f.

Paget 26 f.
Patella 129 ff.
Patella, tanzende 122
Periarthritis humeroscapularis 89
Peritendinosis calcarea 147
Perthessche Krankheit 107 f.
Pfannendachplastik 106
Pfannendysplasie 99 ff.
Pfannenwanderung 113
Plasmozytom 35
Plattfuß 138 f.
Plexuslähmung 59 f.
Pneumatische Prothese 18
Poliomyelitis 61 ff.
Pollex rigidus 161
Polyarthritis 42 ff., 157
Polydaktylie 156
Polyostotische fibröse Dysplasie 29
Progredienz der Skoliose 79
Prothesen 16 f.
Protrusio acetabuli 114 f.

Quengelung 10 f.
Querschnittslähmung 68 f., 74, 95, 97

Sachverzeichnis

Rachitis 29 f.
Radialislähmung 60
Radiusfraktur 158
Raynaud 57
Recklinghausen 25, 133
Reflexkriechen 67
Rehabilitation 1
Retroversion 110
Rheumafaktoren 43, 113
Rheumatisches Fieber 43
Rippenbuckel 79
Röntgenuntersuchung 8 f.
Rosenkranz, rachitischer 30

Säuglingskoxitis 107
Schenkelhalsbruch 117 ff.
Schenkelhalspseudarthrose 117 f.
Scheuermannsche Krankheit 75 ff.
Schiefhals 71
Schieneneinlage 14
Schlatter 33
Schleimbeutel 50 f.
Schmorlsche Knötchen 75
Schnappende Hüfte 50
Schnellender Finger 160
Schubladenphänomen 7, 122
Schuhe, orthopädische 12
Schulter-Armschmerz 89
Schulterblattkrachen 150
Schultereckgelenk 149
Schultergürtelformen (Muskeldystrophie) 54 ff.
Schultersteife 146 f.
Schulterverrenkung, habituelle 149
Schusterbrust 72
Schweizersperre 14
Schwurhand 60
Sehnen, Sehnenscheiden 48 ff.
Senkungsabszeß 95
Sitzbuckel, rachitischer 30, 74
Skalenussyndrom 57, 90
Skoliose 78 ff.
Spastische Hemiplegie 67 ff.
– Lähmung 65
Spina bifida 73 f.
Spinale Kinderlähmung 61 ff.
Spitzfuß 141 f.
Spondylarthritis ankylopoetica 77 ff.
Spondylitis 94 ff.
Spondylolisthesis 92 f.
Spondylolyse 92 f.
Spondylosis deformans 83 ff.
Spreizfuß 139 f.
Sprengelsche Deformität 150

Steinmannsches Zeichen 123
Stellatumblockade 92, 148
Sternoklavikulargelenk 149
Stieda-Schatten 122
Strahlenschäden 9
Subluxation, angeborene der Hüfte 99
Sudeck 23, 69 f., 139
Supraspinatussehnensyndrom 148
Syndaktylie 155 f.
Synovektomie 44
Syringomelie 45, 68

Tabische Arthropathie 45
Tendovaginitis crepitans 48
Tenodese 13
Tenotomie 13
Tetraplegie, spastische 63 f.
Thomasschiene 14, 108
Thrombose 135 f.
Tibialislähmung 61
Tomographie 9
Torsion bei Skoliose 79
Trendelenburgsches Phänomen (Hüfte) 7
Trendelenburgsches Phänomen (Vene) 135
Trichterburst 71

Überbrückungsmieder 15
Ulcus cruris 136 f.
Ulnarislähmung 60
Umstellgips 10 f.

Van Neck-Syndrom 99
Variköser Komplex 135
Venenentzündung 135 f.
Vertebra plana Calvé 33
Vorsorgeuntersuchungen 67

Wackelknie 121
Wadennervenlähmung 60 f.
Watschelgang 100
Winiwarter-Buergersche Krankheit 57
Wirbelbruch 96 f.
Wirbelgleiten 92 f.
Wirbelmißbildungen 72 ff.
Wirbelosteomyelitis 94
Wirbeltuberkulose 94 ff.

X-Bein 124 f.

Zerebralparese 63 ff.
Zervikalsyndrom 86 ff.
Zinkleim 10, 137
Zwergwuchs 21

Thieme belegen:

Pathophysiologie

Ein kurzgefaßtes Lehrbuch in zwei Bänden
Herausgegeben von
Prof. Dr. Dr. h. c. H.-E. BOCK, Tübingen
Redaktion: Prof. Dr. W. Kaufmann, Tübingen
und Dr. G.-W. Löhr, Freiburg/Br.
Unter Mitarbeit von Fachgelehrten
Band I: 1972. XVI, 540 Seiten, 123 Abbildungen
47 Tabellen
‹flexibles Taschenbuch› DM 15,80
ISBN 3 13 **4784**01 7
Band II: 1972. XVI, 443 Seiten, 112 Abbildungen
29 Tabellen
‹flexibles Taschenbuch› DM 15,80
ISBN 3 13 **4785**01 3

Hygiene

Ein Leitfaden für Studenten und Ärzte
Von Prof. Dr. J. BORNEFF, Mainz
1971. X, 296 Seiten, 30 Abbildungen
19 Tabellen
‹flexibles Taschenbuch› DM 9,80
ISBN 3 13 **4679**01 9

Säure-Basen-Regulation

Grundlagen für Studenten und Ärzte
Von Prof. Dr. H. W. DAVENPORT, Ann Arbor, Michigan
Übersetzt von Dr. St. W. Bender und
Dr. S. M. Bender, Frankfurt/M.
1973. VI, 124 Seiten, 51 Abbildungen
19 Tabellen
‹flexibles Taschenbuch› DM 9,80
ISBN 3 13 **5011**01 1

Innere Medizin

Ein kurzgefaßtes Lehrbuch in zwei Bänden
Herausgegeben von Prof. Dr. G. SCHETTLER, Heidelberg
Mit Beiträgen von Fachgelehrten
3., überarbeitete und erweiterte Auflage
Band I: 1972. XVI, 544 Seiten, 62 Abbildungen
30 Tabellen, 4 Farbtafeln
‹flexibles Taschenbuch› DM 16,80
ISBN 3 13 **4443**03 1
Band II: 1972. XVI, 645 Seiten, 83 Abbildungen
72 Tabellen, 6 Farbtafeln
‹flexibles Taschenbuch› DM 16,80
ISBN 3 13 **4444**03 8

Georg Thieme Verlag Stuttgart

Thieme belegen:

Gynäkologische und geburtshilfliche Prüfungsfragen

Von Prof. Dr. H. K. BREHM, Frankfurt/M.
1972. IV, 168 Seiten, 8 Abbildungen
‹flexibles Taschenbuch› DM 9,80
ISBN 3 13 483801 X

Gynäkologie

Ein kurzgefaßtes Lehrbuch
Von Prof. Dr. G. KERN, Siegen/W.
2., überarbeitete und erweiterte Auflage
1973. XVI, 536 Seiten, 196 meist zweifarbige Abbildungen
Zeichnungen von K. H. Seeber, Tübingen
‹flexibles Taschenbuch› DM 17,80
ISBN 3 13 460602 X

Neurologie

Ein kurzgefaßtes Lehrbuch für Ärzte und Studenten
Von Prof. Dr. M. MUMENTHALER, Bern
4., neu bearbeitete Auflage
1973. XIV, 429 Seiten, 69 Abbildungen in 90 Einzeldarstellungen, 32 Tabellen
‹flexibles Taschenbuch› DM 14,80
ISBN 3 13 380004 3

Dermatologie und Venerologie

Für Ärzte und Studenten
Von Prof. Dr. G. K. STEIGLEDER, Köln
1972. XIV, 577 Seiten, 242 Abbildungen 53 Tabellen
‹flexibles Taschenbuch› DM 19,80
ISBN 3 13 487301 X

Arbeitsmedizin

Ein kurzgefaßtes Lehrbuch für Ärzte und Studenten
Von Prof. Dr. H. VALENTIN, Erlangen
Prof. Dr. W. KLOSTERKÖTTER, Bochum
Priv.-Doz. Dr. G. LEHNERT, Erlangen
Dr. H. PETRY, Nürnberg
Prof. Dr. Dr. J. RUTENFRANZ, Gießen
Dr. H. WITTGENS, Frankfurt/M.
1971. XII, 499 Seiten, 146 Abbildungen
‹flexibles Taschenbuch› DM 15,80
ISBN 3 13 463901 7

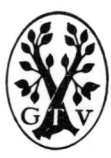 Georg Thieme Verlag Stuttgart